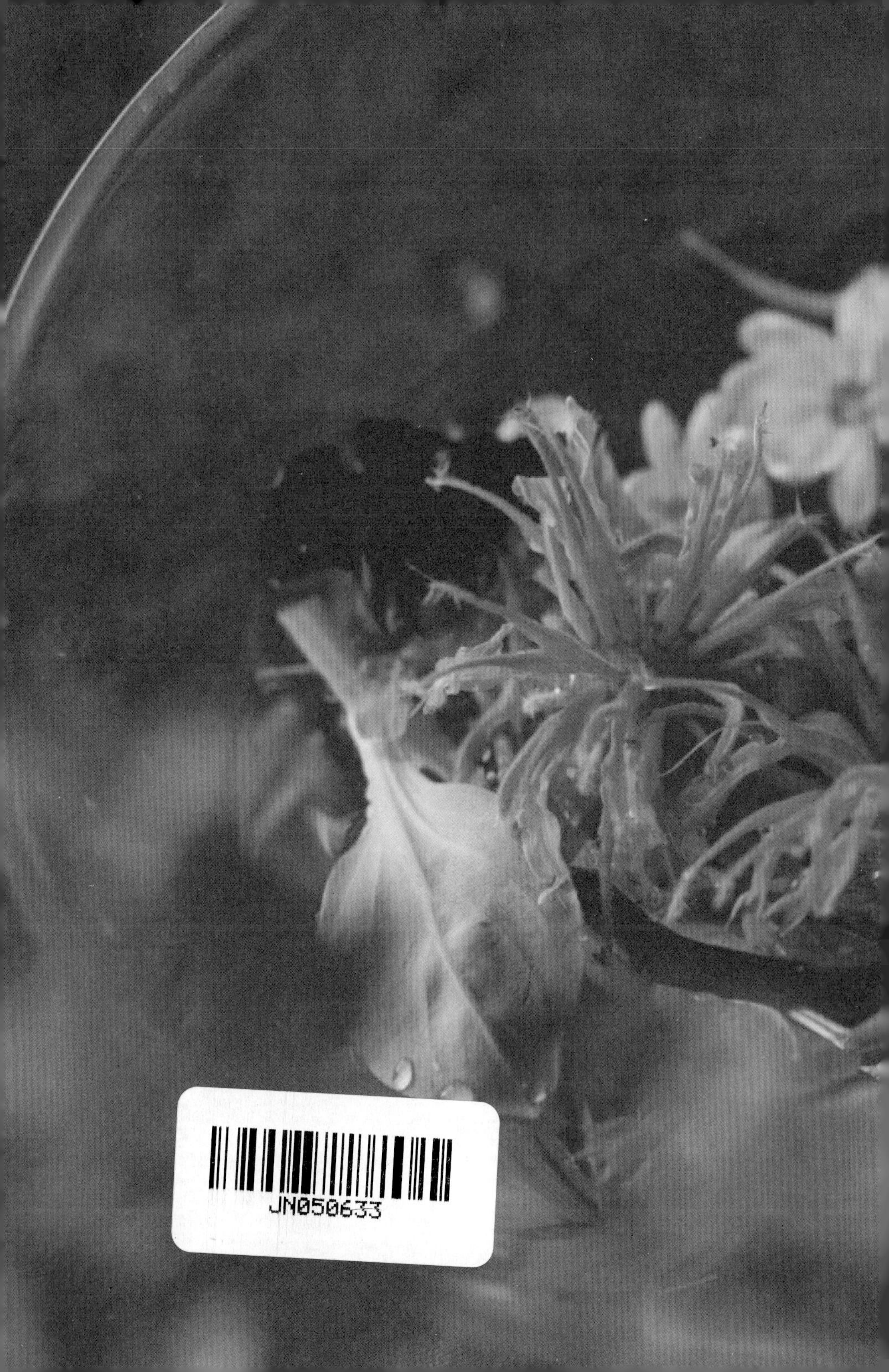

# ゆるめる 温める 巡らせる

自然のちからで『治る』わたしをつくる、
簡単セルフケアの本

鈴木七重

X-Knowledge

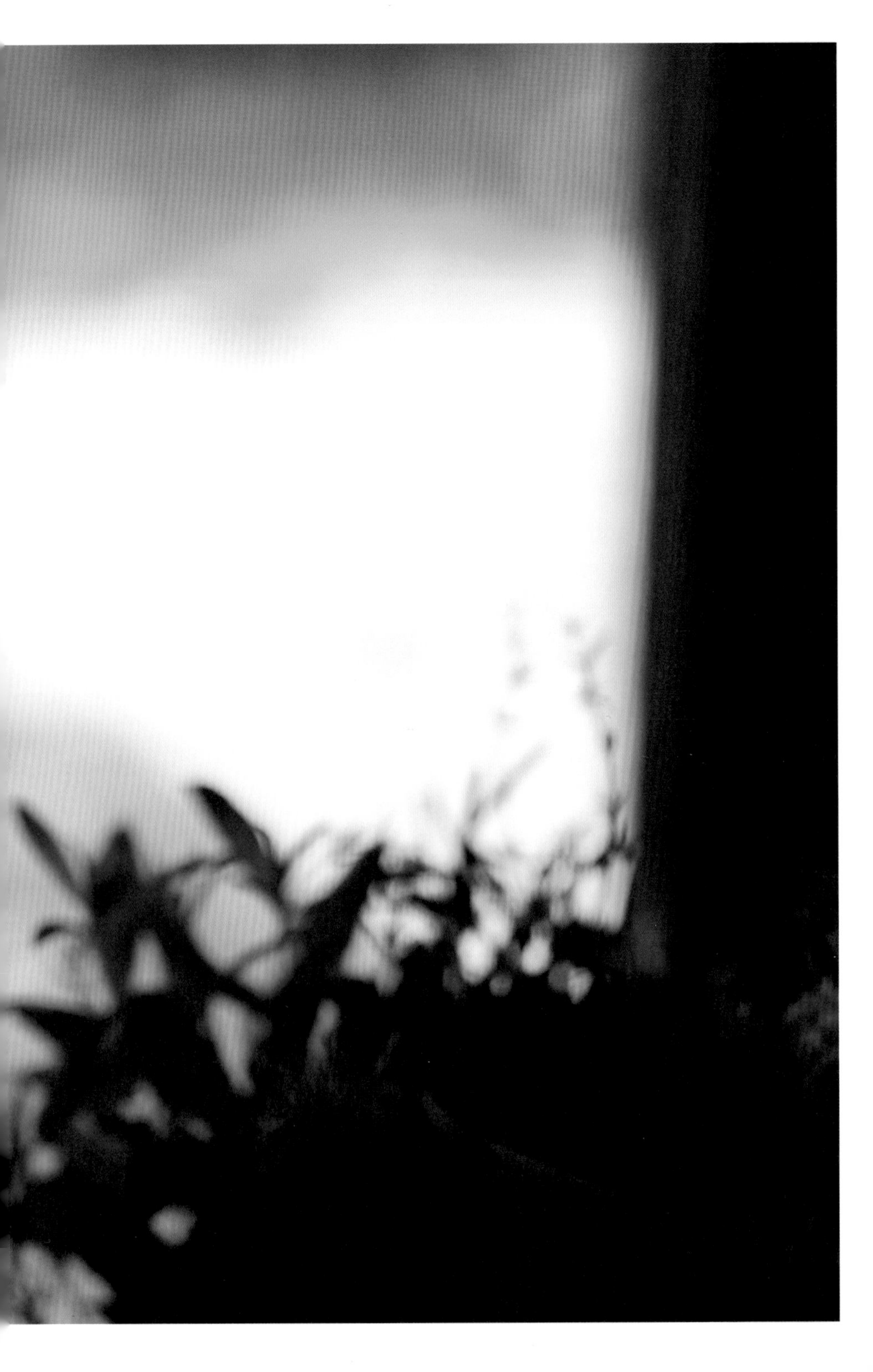

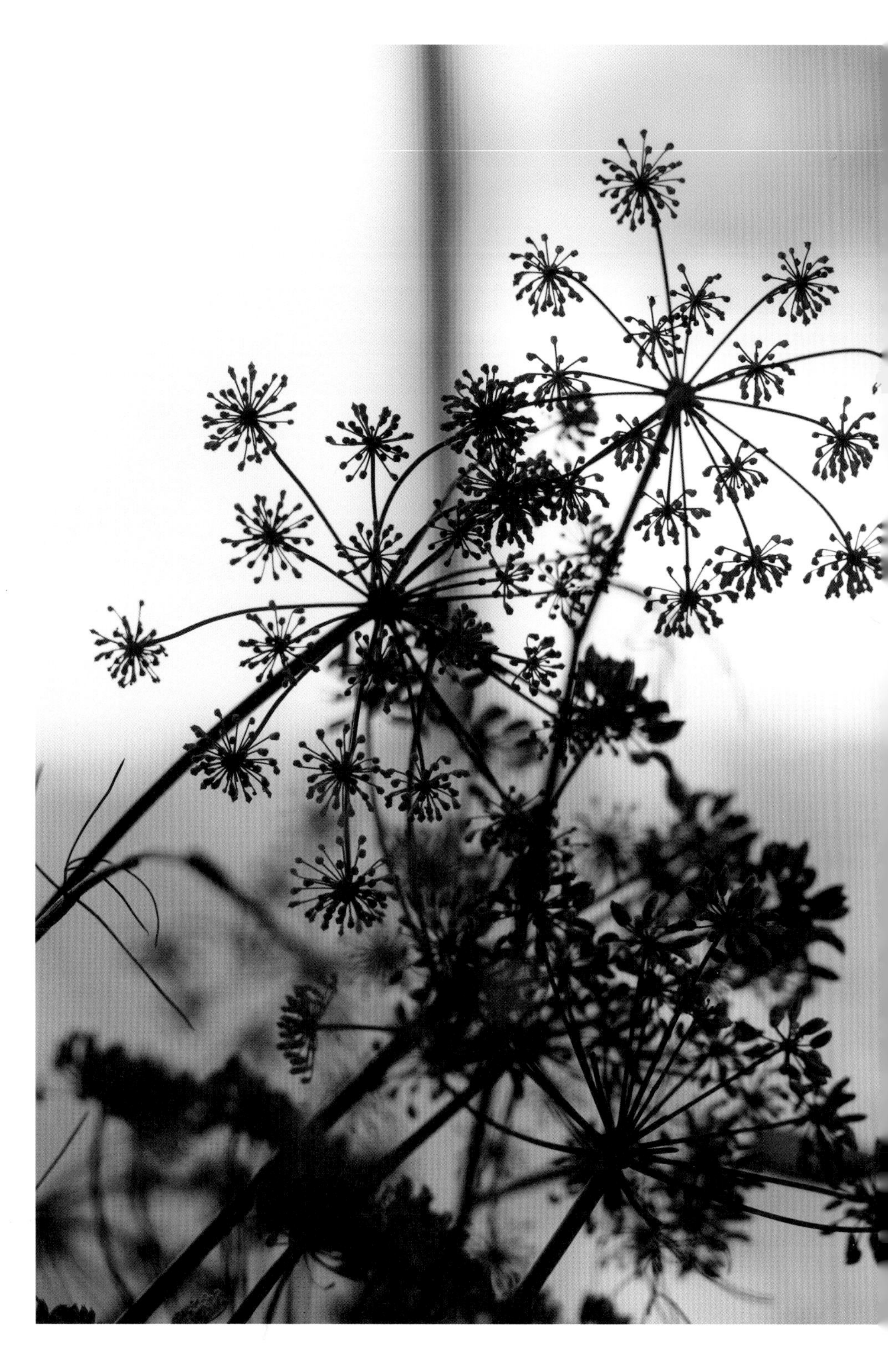

# 目指すのは、「ゆるんで、温かく、巡りのいいからだ」

「日々感じるからだやこころの不調を軽くしたい」

「病院に行く程じゃないけれど、なんとなくの不調がいつもある」

「慢性の不調に、できれば薬じゃなくて自然なもので対処したい」

「精油やハーブを取り入れてみたけど、いまいち効果を感じられない」

「植物療法に興味があるけれど、むずかしそうで実践できない」

「何からどう手をつけていいのかわからない」

「できるだけ簡単な方法でからだを整えたい」

……この本は、そんな方たちへ向けた本です。


はじめまして。鈴木七重です。

ハーブや薬草、精油を使いこころやからだを整える植物療法を始めて20年、その方法を皆さんにお伝えする仕事に携わってからは約10年になります。

もともとは私自身の不調がひどく、長年薬を飲んでもなかなか治らず、それをなんとかしたくて自分のためにからだを整えることを始めました。植物療法だけでなく、ヨガや呼吸法、生理学や心理学、食事や身の回りをなるべく自然にシンプルにすることなど、さまざまなことを学び取り入れていくうち、当時の不調は今やすっかりよくなりました。

講師の仕事を始めてからは、本当にたくさんの方とご一緒し、こころとからだの変化を見せていただきました。延べ人数で3000人以上になります。

ハーブや薬草、精油の力はすばらしく、毎日のセルフケアで使っているとからだやこころが本当に整うので、できるだけたくさんの方たちにそのよさと使い方をお伝えしたいと思いながら日々仕事をしています。

例えば、ちょっとしたやけどにはラベンダー精油がものすごくよく効きますし、虫刺されや抗菌にはティーツリー精油が威力を発揮します。風邪にはエキナセアやエルダーフラワーのハーブがパワフルに効きますし、食べ過ぎて胃もたれした時にはペパーミントのお茶を飲むと即落ち着きます。

このように、日常のちょっとした不調にも植物はもちろんとても役に立つのですが、私自身がずっと悩まされていたアレルギーやあらゆる不定愁訴（ふていしゅうそ）を克服した経験、それから多くの生徒さんの変化を見せていただいた経験から、植物のちからが本当の意味で本領発揮するのは、「慢性の不調が出ないからだになっていくこと」、そして「からだと一緒にこころも整い全体が調和していくこと」だと感じています。

この本では、〝根本から〟からだとこころを整えていくセルフケアのひとつの方法として、「ゆるめる」「温める」「巡らせる」ためのケアをお伝えしています。

それぞれの症状に個別に対処するのではなく、「『私のからだ』がいつも〝ゆるんでいて、温かくて、巡りのいい状態〟でいるように植物を使ってケアをしましょう」という提案です。あまり細かくむずかしく考えずに、からだ全体をおおらかにとらえるくらいが効果は出やすいので、知識が少なくても大丈夫。自宅でのセルフケアに最適です。

「ゆるんでいて、温かくて、巡りのいいからだ」とは、言い換えると「余分なちからが抜けていて、血流がよくて、滞りのないからだ」です。そして、治癒のちからが発揮できる「治るからだ」です。

この状態を続けるうちに生徒さんに起きてきた変化は、ある方はＰＭＳが軽くなり、ある方は花粉症がなくなり、ある方は冷えが治り汗がかけるようになり、ある方は更年期の症状が軽くなり、ある方はリウマチが改善されラクに動けるようになり、ある方は長年飲んでいた睡眠薬を手放せるようになり、ある方は何年も悩んでいた自律神経失調症の症状が消え……それぞれに必要なプロセスを経て、必要なことが自然に起きました。からだとこころを根本から整えることによって、治癒のちからが自然に発動したのです。

もうひとつ、この本でお伝えしたいとても大切なことがあります。
それは、「からだをよく観察して、からだからの声を聴きましょう」ということです。「からだ」という自然の仕組みは、本当にすばらしい知恵を持っています。そして、いつもいつも「よくあろう」という方向に向かおうとしています。唯一無二のあなたのからだの内側に、あなたに最適な答えがあります。

自然療法とは、ケミカルなものをナチュラルなものに入れ替えるということではなく、「自然界すべてに流れている調和に向かおうとする（治ろうとする）流れを自らの内側に見つけて、邪魔することなくそれに添うこと」です。

からだの声を聴いているうちに、奇跡や魔法はどこか遠くの特別な場所にあるのではなく、いつも私たちのすぐそばに、常に共にあることに気付くはずです。

さぁ、それを見つける旅に、一緒に出かけましょう。

鈴木七重

からだとこころを根本から整える

# 3つの循環ケア

余分なちからが抜けていて血流がよくて滞りのない
からだの状態にすると、治癒のちからが自然に発動。
3つのセルフケアで、「治るからだ」へ。

## ゆるめる

からだとこころの緊張をほぐし、穏やかでリラックスした状態に導きます。自律神経を整え、ストレスをリリース。不眠、不安、神経疲労、気分の落ち込みなどを改善へ。気分が安定し、昼は元気に活動的に、夜はゆったりと深く休息できるようになります。胃や腸の不調もやわらげ、ホルモンバランスを調整。免疫力もアップする〝治癒力の要〟のケアと言えます。

# 温める

からだの中と外、両側から温めることで隅々にまで血液を行き渡らせ、全身の細胞ひとつひとつを元気に。冷えを解消し、特に下半身を温めることで「頭寒足熱」「上虚下実（じょうきょかじつ）」の状態をつくり、からだもこころも安定させます。婦人科系の不調のある人には必須のケア。

# 巡らせる

余分な物が入りにくく、溜めてしまった要らないものをスムーズに排出できる巡りのいいからだをつくります。むくみや疲労を取り除き、便秘やアレルギー体質、自己免疫性疾患の改善、精神の安定にも。腸内環境を整え、リンパの流れをよくして、すっきりとした滞りのないからだにするケアです。

# Contents



## Lesson_1 不調がどんどん改善した話

### 自然治癒力の存在を体感する

# Lesson_2

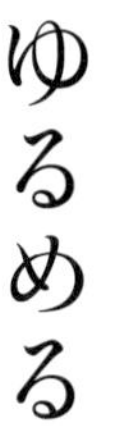


## 自律神経を整える、深いリラックスとストレスケア



### ゆるめる実践

## Lesson_3
# 温める
### 冷えをなくして女性ホルモンケア

## 温める実践

Lesson_4

# 巡らせる

デトックスと
パワーチャージ



## 巡らせる実践

## Lesson_5
# 大きな自然につながる小さなわたし
常に寄り添ってくれている大きなちから

植物療法をもっと知るために ——



Staff

写真　松村隆史
デザイン　川村哲司（atmosphere ltd.）
　吉田香織（atmosphere ltd.）
DTP　村上幸枝（Branch）
モデル　後関麻里奈
編集　別府美絹（エクスナレッジ）
編集協力　名嘉あゆみ

［注意事項］
●ハーブやハーブティ、精油は医薬品のような有効性を保障するものではありません。使用にあたっては、自己責任で楽しんでください。●本書で紹介する効能や作用には個人差があります。また、同じ人が使っても体調によって違う反応がでることがあります。症状が悪化したときは使用をやめ、不安があるものは、専門家や専門医に相談することをおすすめいたします。●持病がある場合、治療中の方、薬を服用されている方は必ず医師に相談してください。●本書で紹介されているハーブや精油の使用前には、必ずP.258～の注意事項をご確認ください。●本書の著者、制作関係者、ならびに出版社は、この本を使用して生じた一切の損傷、負傷、そのほかの不具合についての責任は負いかねます。

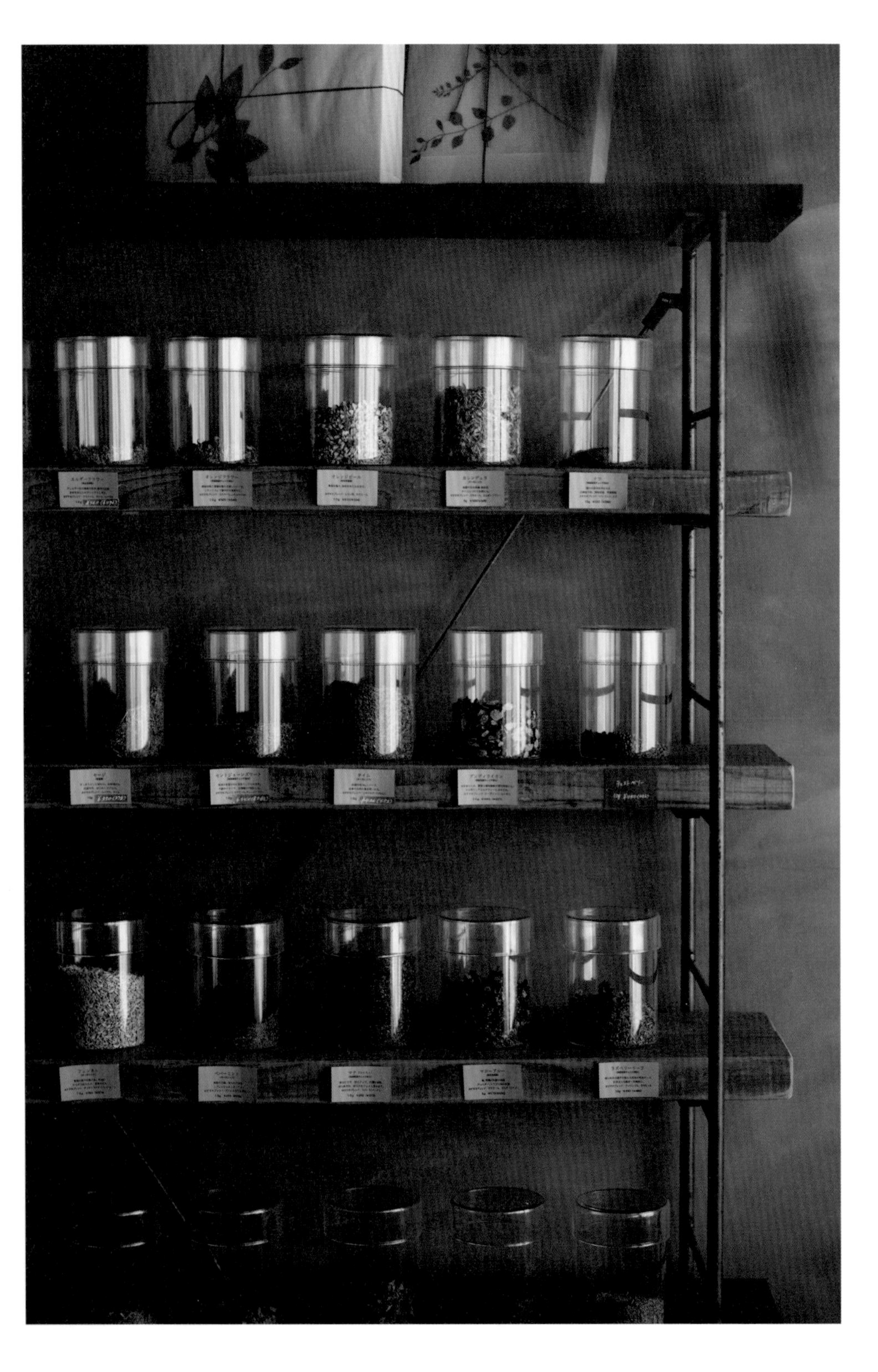

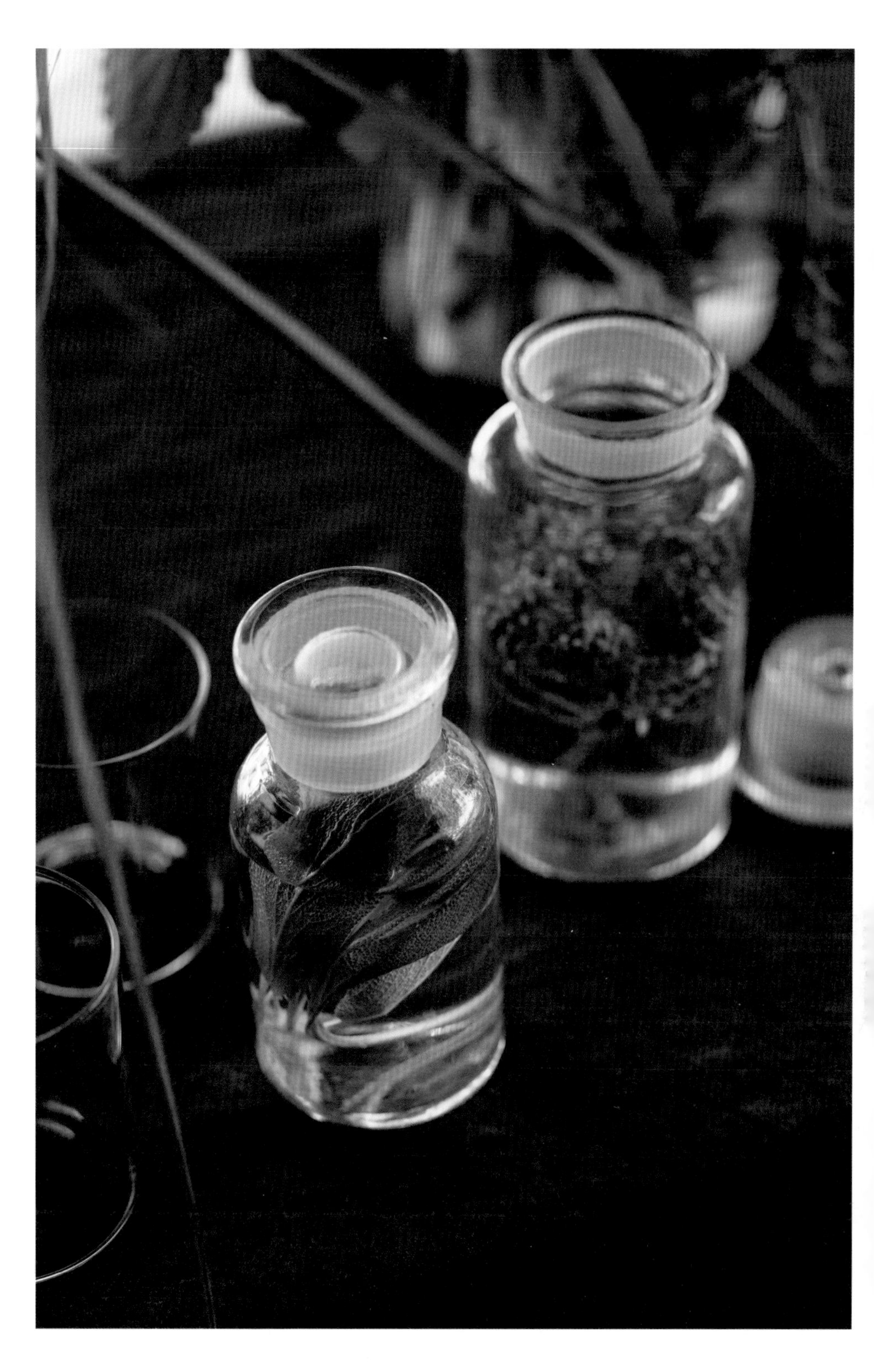

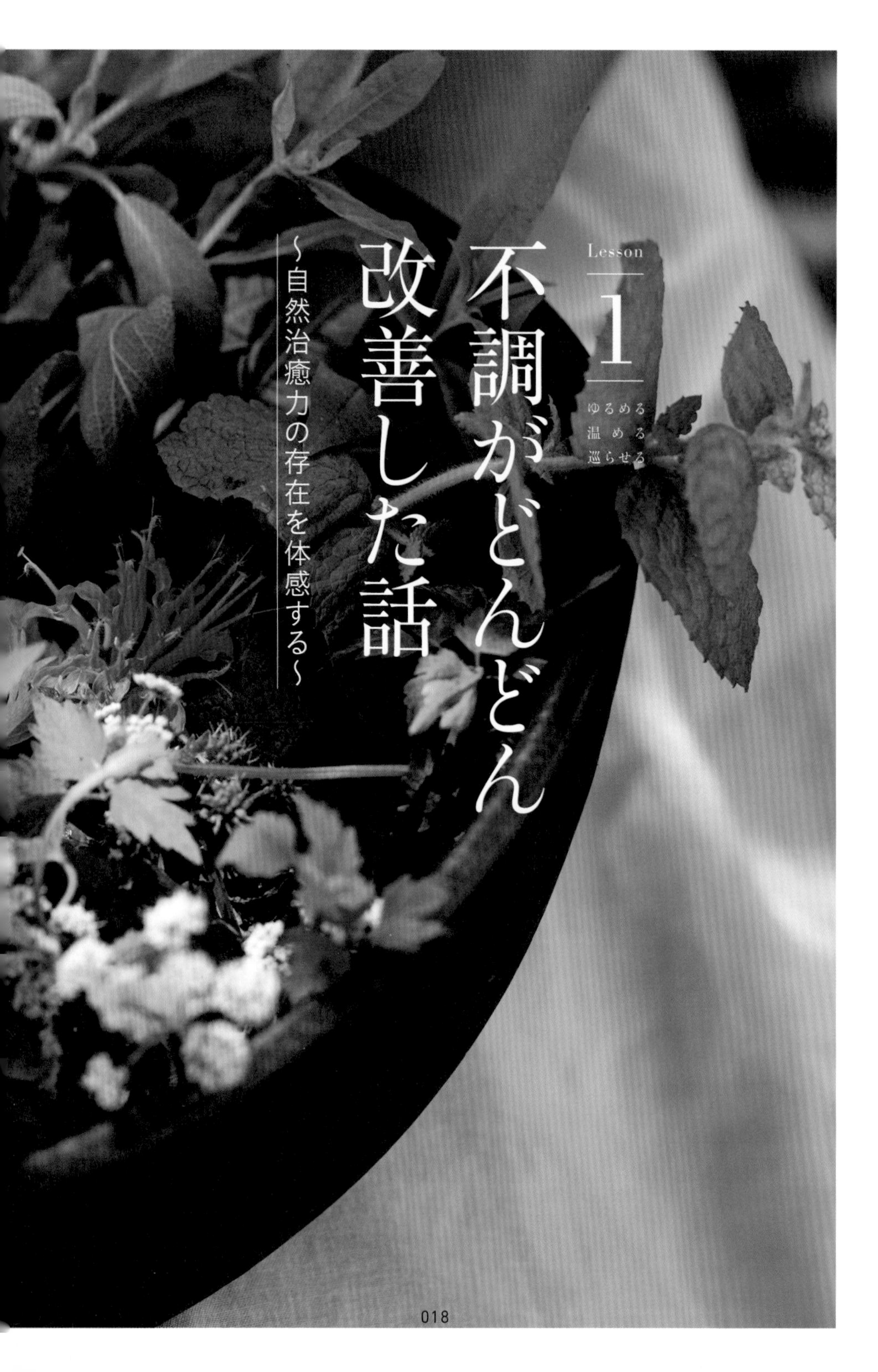

Lesson 1

ゆるめる
温める
巡らせる

# 不調がどんどん改善した話

〜自然治癒力の存在を体感する〜

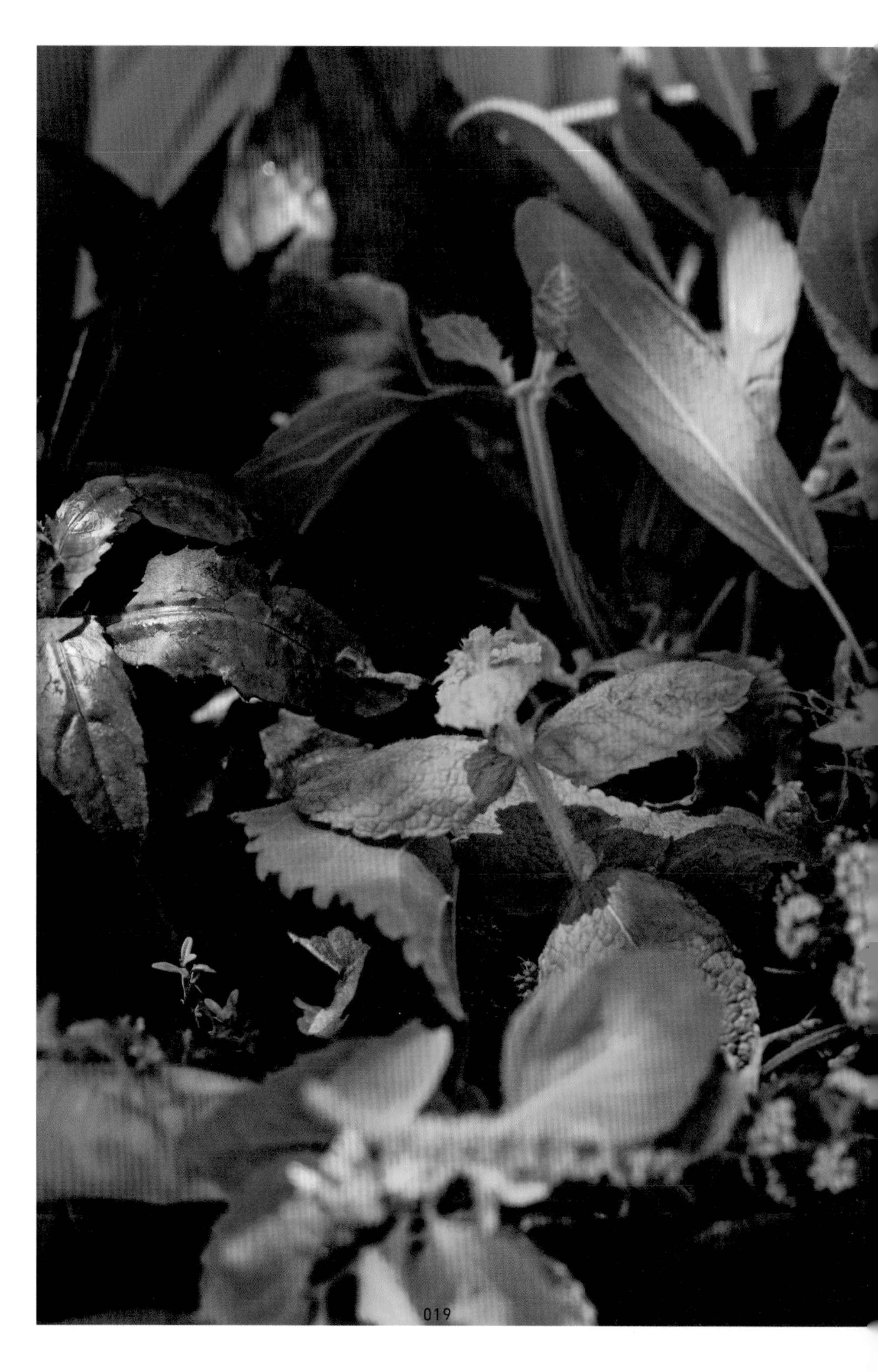

# アレルギーと肌荒れ、体調不良に悩んだ日々

子どもの頃からアレルギー持ちの私でしたが、それは18歳で1人暮らしを始めた頃からどんどんひどくなり、20代半ばには絶不調でした。今の私なら、その不調がどうして起きているのか、どうすればいいのかがわかるのですが、当時はそんな知識もなく悩む日々。

例えば、フェイスライン全体にびっしりとできた、痛みをともなう大きな赤いニキビ。これには20歳から30歳くらいまで、10年近く悩まされました。有名ブランドものから無名な口コミのものまで、よいと言われるあらゆるスキンケア用品を使って手入れをしたり、「とにかく清潔に！」と、洋服はもちろん枕カバーやシーツなどを何度も洗ったり……。でも、ニキビはよくなるどころか赤みを増し、肌は敏感になるばかり。「若くてお肌が一番美しい時代に、なんてもったいなかったんだろう」と、今つくづく思います。

そしてガリガリに痩せて冷えたからだ。とにかくいつも寒くて夏でもエアコンの効いた場所では厚手の長袖が必須だし、一年中すぐに喉がやられるのでストールやタートルネックが手放せない。冬はそれはそれは辛い季節で、本当はずっと「冬眠していたい」と毎年思っていました。20代なのに、ぎっくり腰で寝込んだことも3、4回あります。

膀胱炎にもすぐなるし、こじらせて腎盂炎までいって高熱を出すこともしょっちゅう。生理痛や生理不順も当たり前。周期ぴったりに生理が来たことがないので、そういうものだと気にしてもいませんでした。

そして何より辛かったのは花粉症！　7歳からのベテラン花粉症でしたが、症状は年を追うごとにひどくなり市販の薬が効かなくなっていきました。お正月が過ぎたらまずは病院でステロイドの注射を打ち、その上で処方された薬を飲めばなんとか社会生活が営める程度に。それでも薬が切れる時間になると、連続するくしゃみと水のような鼻水に苦労し、目は真っ赤に腫れてコンタクトもできないし、粘膜全体が炎症を起こしているので、なんとなく顔全体がいつも腫れている。肌は一番敏感な時期で化粧もできず、ノーメイクに度の厚いメガネ姿。当時勤めていたデザイン会社の同僚たちからは、「別人みたいな七重が現れると春が来る」と風物詩的な冗談を言われた程です。花粉症に限らず、肌のことももちろん病院に通い、薬も処方していただいていました。

なんとか薬でおさえながら、残業の多い職場で働いたり友人たちと夜通し遊んだり、それなりに楽しく過ごせていたのは若さ故だなぁと思います。でも、薬を飲んで少しよくなったように見えても、薬をやめるとさらにひどい症状が出てきてしまう……の繰り返し。

「このままずっと薬を飲み続けるのだろうか」と思っているうちに、まだ20代なのに頭頂部にごっそりと白髪のかたまりが出てきました。そして婦人科系の不正出血が3回続いた頃になると「これはまずいのではないだろうか」と、さすがの私も不安を感じてきたのです。

# からだは素直な反応をしていただけだった

今の私は、当時悩まされた症状をつくっている（自分でつくっていた！）原因が全て思い当たります。コンビニ食や外食が多い食生活、就寝時間はバラバラで徹夜もザラ。冬でも冷たいものを取り、夜中に食べることもしょっちゅう。生活習慣やいろいろな選択を思い返すと「それはそうなるよね」という感じ。からだは素直な反応を示していただけでした。

今なら、セルフケアをすることで数カ月でかなりの改善、1年くらいで症状がほぼ出ないところまで変化させられると思います。それらの症状は、ひとつひとつバラバラに起きているのではなくつながり合っているので、植物を取り入れて生活習慣を改善すればすべての症状が一緒におさまっていくからです。

当時の私は自然療法も植物療法も、食事やからだのことも知識はほぼゼロ。手探りで試行錯誤しながら対処していたので、無駄もまわり道も多く、すっかりよくなるまでに何年もかかりました。本当に、タイムマシンに乗って若かった私に教えに行きたいくらいです。

でも、苦労したお陰で、不調に悩んでいる方の気持ちや、自然療法をむずかしく感じる方の気持ち、いろいろ挑戦しているのになかなか効果が見えないもどかしさ、我慢して頑張っているのに結果が見えない時の切なさ、「他の人には効果があっても自分はダメなんじゃないか」と諦めたくなってしまう気持ち……すべて痛い程わかります。

大丈夫です。「治るちから」は全ての人に標準装備された〝神様からのギフト〟です。頑張らなくても我慢しなくても、そのまま、ありのままで「在る」だけで発揮されます。それどころか、本当は今この瞬間にもそれは働いています。邪魔しているものを取り除くだけでいいのです。

# 薬を飲まなくても どんどんよくなる、からだとこころ

そんな絶不調の20代の終わり頃、結婚し実家を出て夫とふたりで暮らすことになりました。今から20年も前のことです。忙しかった仕事も自宅でのフリーランスに変わり、時間に余裕ができていました。そんなある日、インターネットで「純せっけん」の存在を知りました。

なんでも「アトピーやアレルギーのある肌の敏感な人たちが、昔ながらのシンプルな〝せっけん〟で頭から足の先まで洗っていて、それはからだにやさしいだけでなく環境負荷も少ない」とのこと。ただ、水の温度や水質によって泡立ちが悪かったり髪がゴワついたり、多少使い勝

手が悪いので、愛好家の人たちの間で使い方のよりよい工夫などを教え合うサイトがありました。そこには、私と同じような超敏感肌の人たちがたくさん集い、それはそれは詳しい知識を披露し合っていました。

今まで、ありとあらゆるものを試しても徒労に終わっていた私ですが、皆さんの口コミを読んで「使ってみようかな」という気になりました。さらに、からだだけでなく、洗濯にもお風呂やトイレの掃除にも全て石けんが使えるということが判明。ちょうど家庭を持ったばかりで家事一切が自由になるというタイミングもあって、初めての「せっけんライフ」を試してみることにしました。

当時は、そういうものを買えるところが少なかったので、街の自然食品店や無添加用品専門のオンラインショップをよく見て回るようになりました。すると、普通のスーパーやドラッグストアでは見たことのない調味料や生活雑貨がいっぱい。興味を持ってお店の方に聞いてみたり自分でも調べてみると、食に関しても私の知らない〝もっと自然でシンプルな方法〟があり、衣食住、暮らし全般においてからだにも環境にも負担のない自然な選択肢があるのだということがわかってきたのです。

初めて訪れる国を探検するような気持ちで、ワクワクしながらそれらを暮らしに取り入れ、使ってみました。簡単に手に入らなかったり、少し便利さに欠けたりする部分もありましたが、野菜たっぷりで無添加の調味料を使ったごはんはとてもおいしかったし、洗剤の数も種類もシンプルになって、スキンケアも簡単になって、どんどん自分が自由に、ラクになっていくような気がしました。

その中で出会ったのが、ハーブや薬草、精油を使った「自然療法」です。植物も自然と私の暮らしの中に溶け込んでいきました。ヨガも習い始めました。呼吸の仕方が変わり、上手にちからを抜くことや、完璧を求めるのではなく自分にとっての〝ちょうどいい〟を見つけること、ありのままを観察することを学びました。

からだだけでなく、こころのことにも興味が湧いて、カウンセリングや心理学を学びに行き、今まで読まなかったような本も読むようになりました。

それから3年くらいが過ぎた頃。気が付けばあれだけ悩まされていた肌のトラブルはすっかり治り、からだのいろいろな不調がずいぶん軽くなっていました。そして、なんだかこころまで軽やかに、自由になっていたのです。これは、ものすごく大きな体験でした。ずっと不調があった私は、〝弱くてダメなこのからだ〟に薬や特別な化粧品などを〝加える〟ことによって何とかよくしようとしていました。でも、それはいつも失敗に終わっていました。なかなかよくなってくれませんでした。

ところが、からだに負担になっているものを〝取り除いて〟いったら、勝手にどんどんよくなったのです。悪いのはからだではなく、からだを取り巻く環境でした。からだは、その環境に呼応してありのままの反応を示していただけでした。

そしてからだとこころは連動していて、つながり合っているということを実感したのもこの頃。ずっとそうだったことに初めて気付いた、という方が正確でしょうか。

もうひとつ衝撃だったのは、無自覚に消費していると敏感な人のからだには負担になるものが世の中にはたくさんある、ということでした。当時は、今のようにインターネットが一般的に普及していなかったので、情報のほとんどは雑誌やテレビからのもの。生活や買い物の基準は、無意識にコマーシャルからの影響を大きく受けていました。

「本当にからだにも環境にもよい情報は、自分から意識して調べて取りに行かなければずっと知らないままなのだ」ということにも気付きました。これが、それまで携わっていた広告デザインの仕事から今の仕事にシフトチェンジするきっかけとなったのです。

## 昔の女性は皆植物療法士だった⁉

植物療法と出会うきっかけも、せっけんでした。昔ながらの白い純せっけんで全身洗えると言っても、当時の若かった私にはなんだか味気なく感じられました。そんな時に「上質な植物油を使って、ていねいに手作りしたせっけんのしっとりとした洗い心地はとてもいい」との情報を得て、本を参考に自宅で作ってみることにしました。

するとその本には、せっけんだけでなく、ハーブや精油を使って化粧水やクリームまで作れると書いてあります。早速作って使ってみると、とてもいい香りだし、何より敏感な肌も赤くならずとても調子がいいのです。さらに興味が湧いて、アロマセラピーの本で勉強すると、スキンケアだけでなく、風邪やちょっとしたけが、やけど、消化不良や筋肉痛など、日常のよくある不調への対処もできることがわかりました。

ちょうどその頃、薬断ちをしていたこともあり、アロマセラピーを本格的に勉強し始めました。少し不調を感じたら、まず精油やハーブ、薬草などを試してみる……。すると、喉の痛みや風邪や腹痛、虫刺されなど日常によくある小さなトラブルがすぐによくなっていきました。体調もひと昔前のひどい時と比べるとだいぶ改善し、結婚して5年後、妊娠・出産にも恵まれました。産後に大きく変化する自分のからだやこころの対処にも、植物のちからは効果的でした。子どもの何かしらの症状に対しても、病院や薬に頼る前に植物のちからを借りて乗り切ることも多くありました。

ハーブや精油を試してその効果を実感するたびに、私はなんだかとてもすごい秘密を知ってしまったような、新しい世界の扉が開いたような気持ちになりました。それと同時に、祖母のことを思い出しました。「そういえば子どもの頃一緒に住んでいた祖母は、転んで傷ができた時も、鼻血が止まらない時も、アロエや緑茶を使ってなんとかしてくれたなぁ。ドクダミやヨモギのこともよく何か言ってたなぁ」と。

私の母くらいの世代から「道端の草花よりも病院の薬や薬局に売っているものの方がすぐれ

ている」という価値観になってしまったけれど、祖母の世代くらいまでは自然のものを薬として使うのが当たり前だったのでしょう。考えてみたら〝女性は遥か昔からずっと、植物を使って自分や家族のからだを整えるのが日常で、みんなその知恵を普通に持っていたのだ〟ということに気が付きました。それは暮らしの中で自然に伝承され、民間療法として受け継がれて来たのです。

しかし、戦後数十年のライフスタイルが激変する中で途絶えてしまい、私たちはその知恵をすっかり失った世代になってしまいました。これは、とても不自然なことなのではないかと感じ、「私が植物と触れた時に感じているこの満たされた気持ちは〝女性が本来持っていた知恵や担っていた役割を取り戻した〟という安心感なのではないか」と感じたのです。それに気付いた時、植物療法にもっと興味が湧き、それを伝える仕事がしたいと強く思うようになりました。

## 症状はこころとからだからのメッセージ

アロマセラピーの資格を取ってからさらにもう数年経った頃、「フィトセラピー（植物療法）」という言葉に出会いました。植物の精油成分だけを抽出して使うアロマセラピーもとても役立ち大好きでしたが、植物そのものが持つちからにも魅力を感じていた私は「これだ！」という直感と共に、東京の学校に通い、学び始めました。

そこでは、ハーブ療法とアロマセラピーを中心に、植物を使って心身を整える方法や植物自体の力、自然治癒力などについて学びました。以前より植物がより生活の中に根付いて、私の不調はさらに減っていき、生理不順や生理痛、腰痛に頭痛、そしてあの手強いアレルギーまできれいさっぱり症状がおさまっていきました。その後、植物療法士の資格を取り、気が付いたら10年に渡って「植物を使いこころとからだを整える方法」をたくさんの方たちにお伝えすることを生業とすることになりました。

頭痛がする時に短時間で痛みを消すのは、西洋医薬が得意です。でも鎮痛剤には、全体を整えて頭痛の起きない薬いらずのからだにすることはできません。植物をはじめとする自然療法は、これができます（脳腫瘍や脳血管などの重篤な症状からくる頭痛はこの場合除きます）。

ただ、「じゃあ何をいつ、どれくらい使えば頭痛が起きなくなるのか」というのが人によって違うというところが、みなさんがむずかしく感じるところではないかと思います。すぐに改善する人もいれば、効果が出るまでに時間がかかる人もいる。誰かにはこのハーブが効いたのに、他の人にはそのハーブは効かなかった、という場合もあります。

同じ頭痛という症状でも、人によって原因はさまざま。首や肩のこり、目の疲れ、冷え、ストレス、精神的疲労、自律神経の乱れ、体液の滞り、からだの歪み、ホルモンバランス、水分不足、ミネラル不足……それが複合的に重なっていることも多くあります。ただ、間違いなく共通して言えるのは、からだが痛みが起きる必要がある〝場〟になっているから頭痛が起きている、ということ。「痛み」という不快なシグナルは、大切なサインです。「今のあなたの日々の積み重ね方は、からだとこころに不調和を起こしていますよ」というメッセージです。

目の前にある痛みを消すだけの対処だと、からだ全体が変わっていないので、また次の痛みがやってきます。そして不調和がどんどん大きくなっていきます。受け取ってもらえなかったメッセージは、もっと大きな声を出す必要があるので、もっと強い痛みとなって現れます。これは痛みだけではなく、生活習慣が関係するあらゆる慢性症状に同じことが言えます。

自然療法は、症状に対してもう一歩奥の原因にアプローチします。そのために、専門家はいろいろな質問をします。食生活や生活習慣、冷えの有無、ストレスの度合い、その人の体質や他の症状なども聞いて全体像をつかみます。漢方でもアーユルヴェーダでも、言葉での質問はもちろん、脈診や舌を見るなど、さまざまな方法で情報を得ます。その上で、その人に適応するであろう植物と使い方を選択したり、食や生活習慣全体をアドバイスして、最終的に「症状が起こる必要のないからだ」に整えていきます。ですので、現れている症状は同じでも、人によって使う植物や治療法が違うことがあります。これが的確に選べるようになるまでには、やはり長年の経験と豊富な知識が必要です。

イベントなどで各地に伺うと、参加者の方に「頭痛には何がいいですか?」「生理痛には?」

「ニキビには？」などご質問をいただくことがあります。それぞれ、「パッションフラワー」「チェストベリー」「ローズヒップ」などと即座に答えることもできます（そしてこれがピタッと効くこともあります）。でも、本当に効果を出すためには、もっとカウンセリングをして、ひとりひとりに最適なものを見つけ出す必要があります。単純に薬からハーブへ切り替えるだけだと「飲んでみたけどイマイチだった」「やっぱり自然療法は西洋医薬よりも効かないのね」とか、「私には効果がなかった」と思われてしまうのが、とても歯がゆいのです。

知っていただきたいのは、からだや生活習慣は人それぞれ違うということ。自分のからだの声を聴き、自分に合った植物や使い方を見つけることが大切なのです。

## からだの声を聴き〝治るわたし〟になっていく

植物と同じくらいすごいのが、私たちの〝こころとからだという自然〟です。知れば知るほど、本当に素晴らしい仕組みでできていることに感動します。

からだには「自然治癒力」というものが生まれながら備わっています。これは、すべての人の内側に標準装備されているものです。

植物を取り入れて効果を感じると、その植物が治してくれたような気がするかもしれませんが、実はそうではありません。植物のちからで、からだが元々持っている治癒力が発揮できるような状態になり、その結果、症状がなくなるのです。

「ストレスケア」の講座の時、あることに気付きました。不眠や緊張、ストレス性の消化不良などに適応するハーブを何種類もずらっと並べるのですが、パッと見た時のテーブルの上の印象から、何か共通のものを感じます。なんというか、とてもやさしい雰囲気なのです。カモミールやローズ、オレンジフラワー、ラベンダーなどの香りのよい花系のハーブにレモンバームなどの緑のもの、パッションフラワーやセントジョーンズワートも含め「ゆるめるちから」がとても強いものたちです。

それから「婦人科系を整える」講座の時にも、やはり特徴を見つけました。カモミールやローズなどの女性らしい華やかなものを中心にアンジュエリカやラズベリーリーフ、パッションフラワーやセントジョーンズワートなどは、からだの血を増やしたり血流をよくして「温める」と「リラックスさせる」という共通項がありました。

「アレルギー対策」の講座をした時には、アレルギーによいと言われているハーブを並べると、ネトルやルイボス、ハトムギやクマザサ、ローズヒップなど、ビタミンやミネラルも豊富で「デトックス力が高い」という共通項がありました。

そしてそれはそれぞれ、他の自然療法での整え方とも共通する特徴でした。例えば、ヨガでもストレスケアのために、深い呼吸をして副交感神経を優位にし、からだの緊張をゆるめます。日本の昔からの自然療法でも、婦人科系の不調は特に温めることを大切にして、薬草でもヨモギを使って血を増やしたり、血流をよくしたりします。民間の自然療法でも、アレルギーの改善には食事に気を付けたり、腸内環境を改善してデトックスしていきます。

つまり、パッションフラワーを飲むから眠れるのではなくて、パッションフラワーを飲んだ結果、からだの緊張が取り除かれ、〝ゆるんだから〟眠れるのです。アンジェリカを飲んだから生理不順が治るのではなくて、アンジェリカを飲んだ結果、血が増えて血流がよくなってからだが〝温かくなったから〟生理が順調にくるのです。ネトルを飲んだからアレルギーが治るのではなくて、ネトルを飲んだ結果ミネラルがたっぷり補給され、からだの中の〝巡りがよくなったから〟アレルギーの症状がおさまるのです。

そしてそれらのケアはそれぞれ、からだの根本にアプローチするケアでした。

「ゆるめる」ケアは自律神経を整えます。「温める」ケアは血流をよくし、細胞に酸素や栄養素、ホルモンを届けます。「巡らせる」ケアはリンパの流れと腸内環境をよくし、免疫力を高めます。

自律神経、内分泌（ホルモン）、免疫は、ヒトのからだに備わっている「ホメオスタシス」の3大要素です。ホメオスタシスは〝恒常性〟とも呼ばれ、私たちのからだの内部環境を一定の状態に保とうとする働きのことです。外界がどんな状況であろうと、およそ一定の体温、脈拍、血圧、血糖値、ホルモンの種類や量などをいつも同じくらいに保つように働き、多少変化しても戻るちからがあるから、私たちは健やかでいられます。

この〝元に戻れるちから〟が「自然治癒力」です。これは脳の中の視床下部という部位でコントロールされ、

◎からだの機能を司る自律神経系
◎ホルモンの分泌を司る内分泌系
◎免疫細胞の働きを司る免疫系

の3つのシステムがバランスよく保てているとホメオスタシスが維持でき、治癒力の高い状態だと言えます。

また、東洋医学では「気」「血」「水」という三大要素があります。「気」は精神活動や生命活動のエネルギーの巡りのこと、「血」は血液の巡りのこと、「水」はリンパ液などを含む体液の巡りのことで、これらが過不足なくバランスよく体内を巡っていることで健康が維持されます。「ゆるめる」「温める」「巡らせる」ケアは、生理学的にも東洋医学的にも、どちらの3大要素とも重なる部分があり、からだを根本からサポートするケアなのです。

頭では理解していたことでしたが、「ゆるめる、温める、巡らせる」大切さに気付いた、本当の意味で腑に落ちた瞬間でした。

それからは、生徒さんの不定愁訴（ふていしゅうそ）や慢性の症状へのセルフケアの方法として、しっかりと「ゆるんで」「温まって」「巡りのいい」状態になってもらうことを、意識してお伝えするようにしました。つまりは、〝治す〟のではなく〝治る〟からだにするのです。生徒さんも、その「体感」を得ることが目的になると、からだの声を聴きながら自分でハーブや精油を選び、ケアをする

ことができるようになりました。夜仕事から帰ってきて緊張が残っているな、と思ったら、今自分がゆるめそうな香りのハーブを選んでブレンドして飲んでみる。こわばりがあるなと感じたら、お風呂に好きな香りの精油を入れてゆっくり呼吸してみる。それでもまだ肩こりがあれば、お風呂に入りながら肩のオイルマッサージをしてみる……というように、自分が「心地よくゆるんだな」と感じられるまでケアをしてもらいます。

ざっくりとゆるむハーブと精油を知っていれば、あとは自分の感覚で選ぶことができます。誰かに教えられた方法や回数、マニュアルではなく、答えは「自分のからだの声」です。からだが変化して全体の調和がとれた〝場〟になれば、症状は起きる必要がなくなります。からだの感覚が心地よく変わった時が、まさに〝場〟が変わった時なのです。

生徒さんに「ゆるんで」「温かくて」「巡りのいい」感覚をしっかりと味わいながらハーブや精油を使ってもらうようになった結果、からだとこころによい変化が出るまでの時間がとても早くなりました。そして皆、セルフケアがとても上手になり、自分で自分のからだやこころを整える方法を短期間でつかめるようになったのです。

# 必要なものは〝心地よさ〟が教えてくれる

セルフケアには力があります。よく、お医者さんやセラピストなどの専門家に比べたら、素人のセルフケアなんて大した効果はない、と思っている方がいらっしゃいますが、全くそんなことはありません。私は、皆さんがご自身を整えるのに毎日のセルフケア以上に効果のあるものはないのでは、とさえ思っています。どんなにすぐれたお医者様でも、セラピストでも、24時間、365日クライアントに張り付いて、一生、一挙一動を指導し続けるわけにはいきません。

からだとこころは、毎日の積み重ねの中で、食べたもの、飲んだもの、何をしたのか、こころの状態……そういう私たちを取り巻く全てのことが影響します。それがよい影響があるのか、悪い影響があるのかは「快」「不快」という感覚で教えてくれます。

今、からだがどんな状況で、何をしたら心地いいのか、それはからだの声が聴ける本人が一番よくわかります。

だから、ハーブティーを飲みながら、精油を使いながら、からだはどんな風に変化したかな？どこか気持ちがいいところはあるかな？　こわばっているところはあるかな？　冷えているところはあるかな？　滞っているところはあるかな？　と観察して欲しいのです。そしてからだの内側に、ゆるんで、温かくて、巡りのいい〝快〟の感覚が見つかったら、それを十分に味わってください。その感覚がまた戻ってくるように、常に意識して欲しいのです。
この後の章から、「ゆるめる」「温める」「巡らせる」ための、からだの仕組みについて詳しく書いていますが、しっかり頭で理解する必要も、ましてや覚える必要もありません。ただ、読みながら、あなたのからだの内側でこんなことが起きているんだな、ということをイメージしてください。

爬虫類の時代から受け継がれてきたいのちの仕組みが、
生命力の証のような真っ赤な血液が、
まるで生きているかのようなひとつひとつの細胞が、
今この瞬間にも、生まれてから命尽きるまで一瞬たりとも止まることなくからだの中で動いている、その営みを感じながら読んでみてください。

からだは征服するものでも、コントロールするものでもありません。何億年もの時間をかけて創られた自然の叡智（えいち）です。
「治る」ちからは外から与えられるのではなく、すでに内側にあり、それを邪魔するものを取り除けば、源から自然に湧き出してきます。あなたと常に一緒にいる、そのこころ強い〝絶対的な味方〟を感じながら、この本を読み進めてみてください。

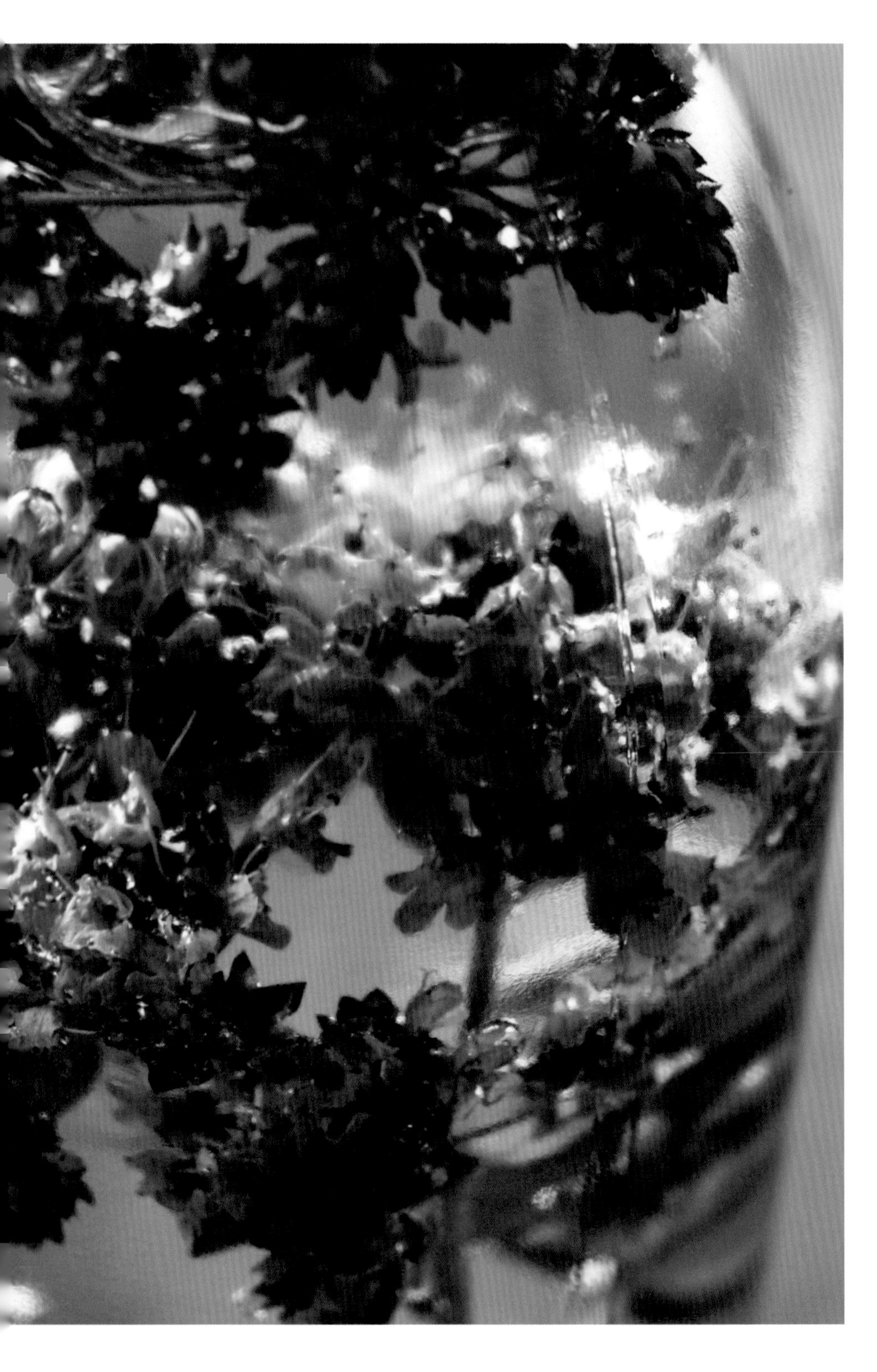

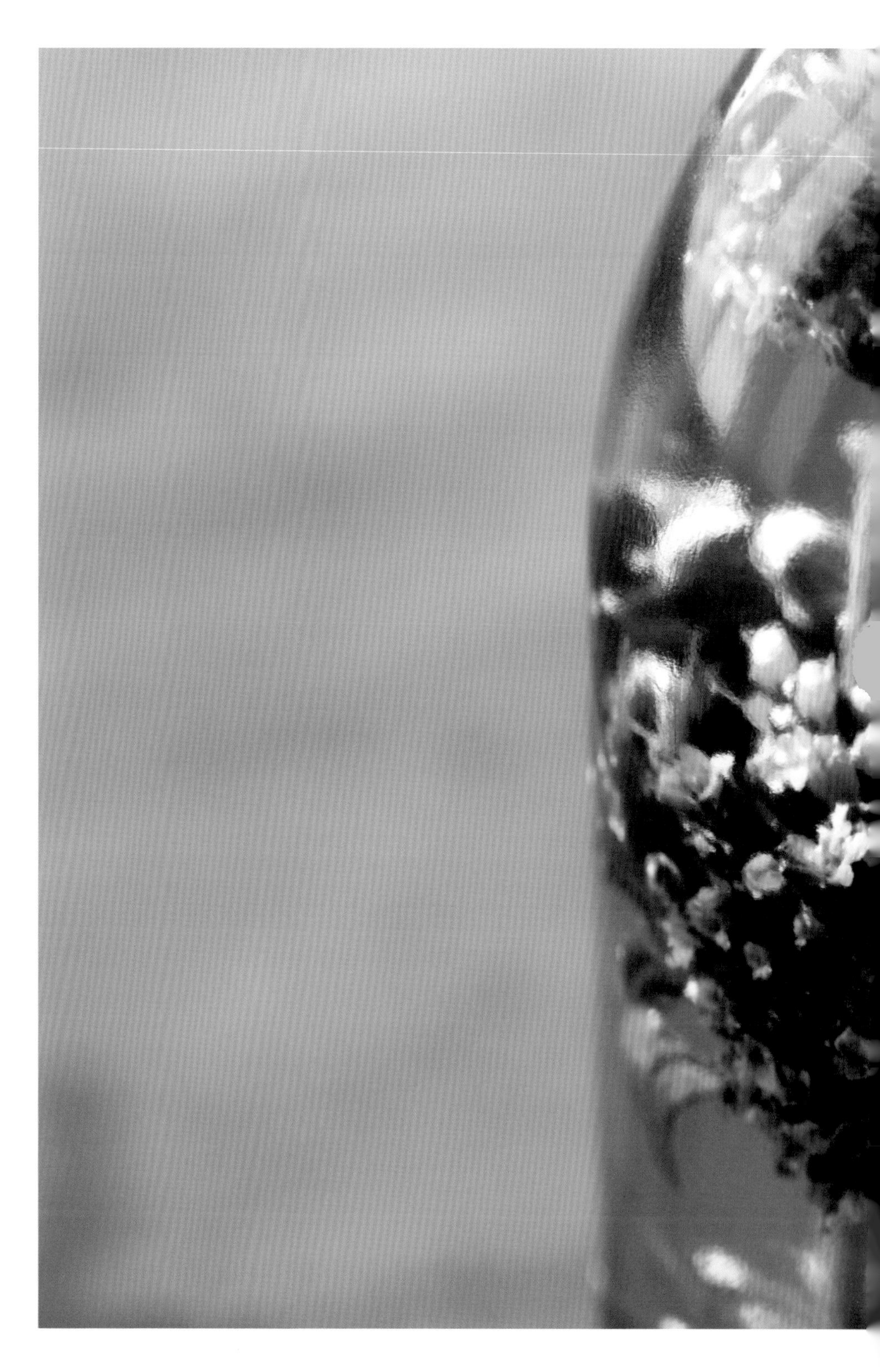

Lesson

2

ゆるめる
温める
巡らせる

# ゆるめる

自律神経を整える、
深いリラックスと
ストレスケア

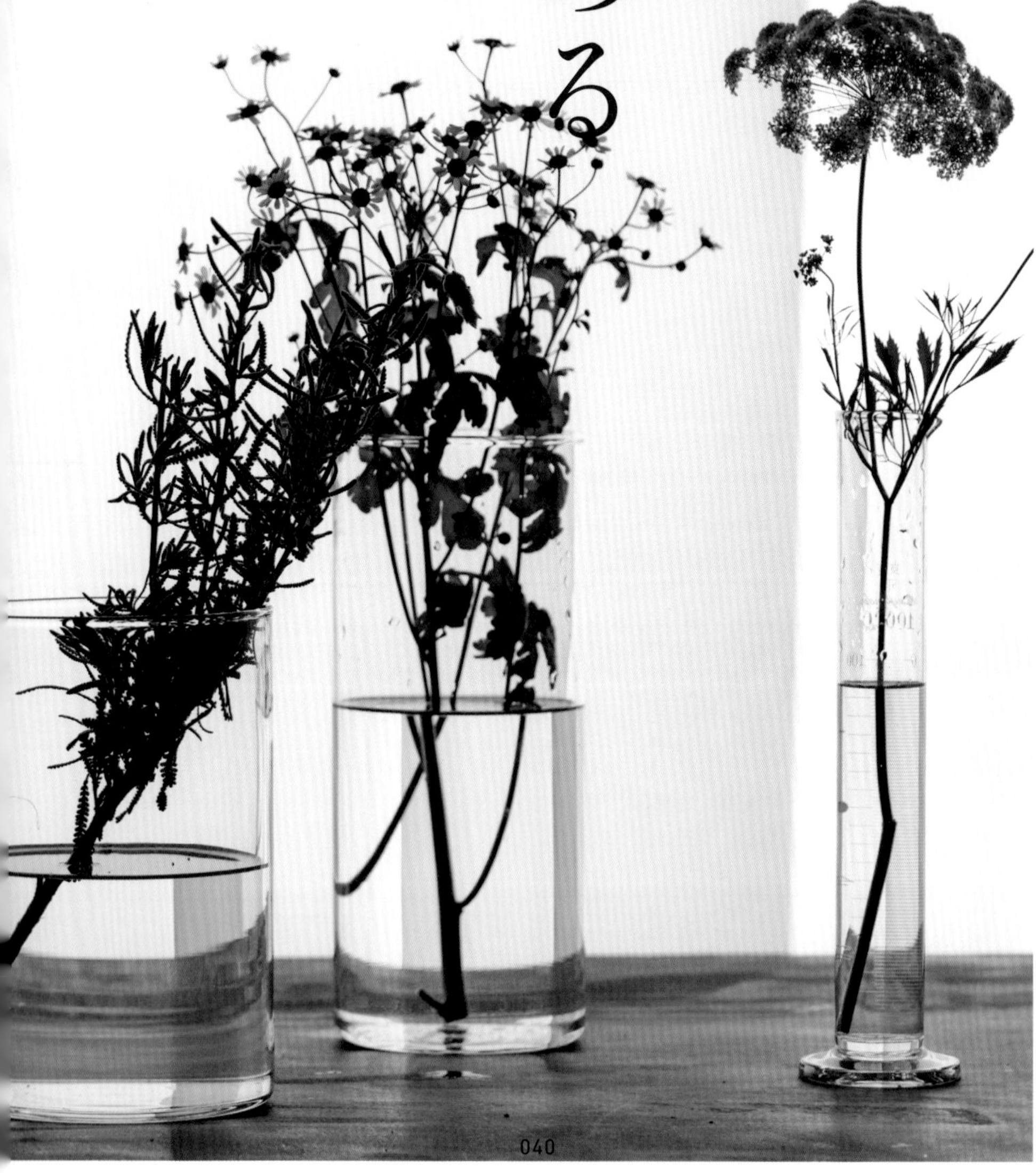

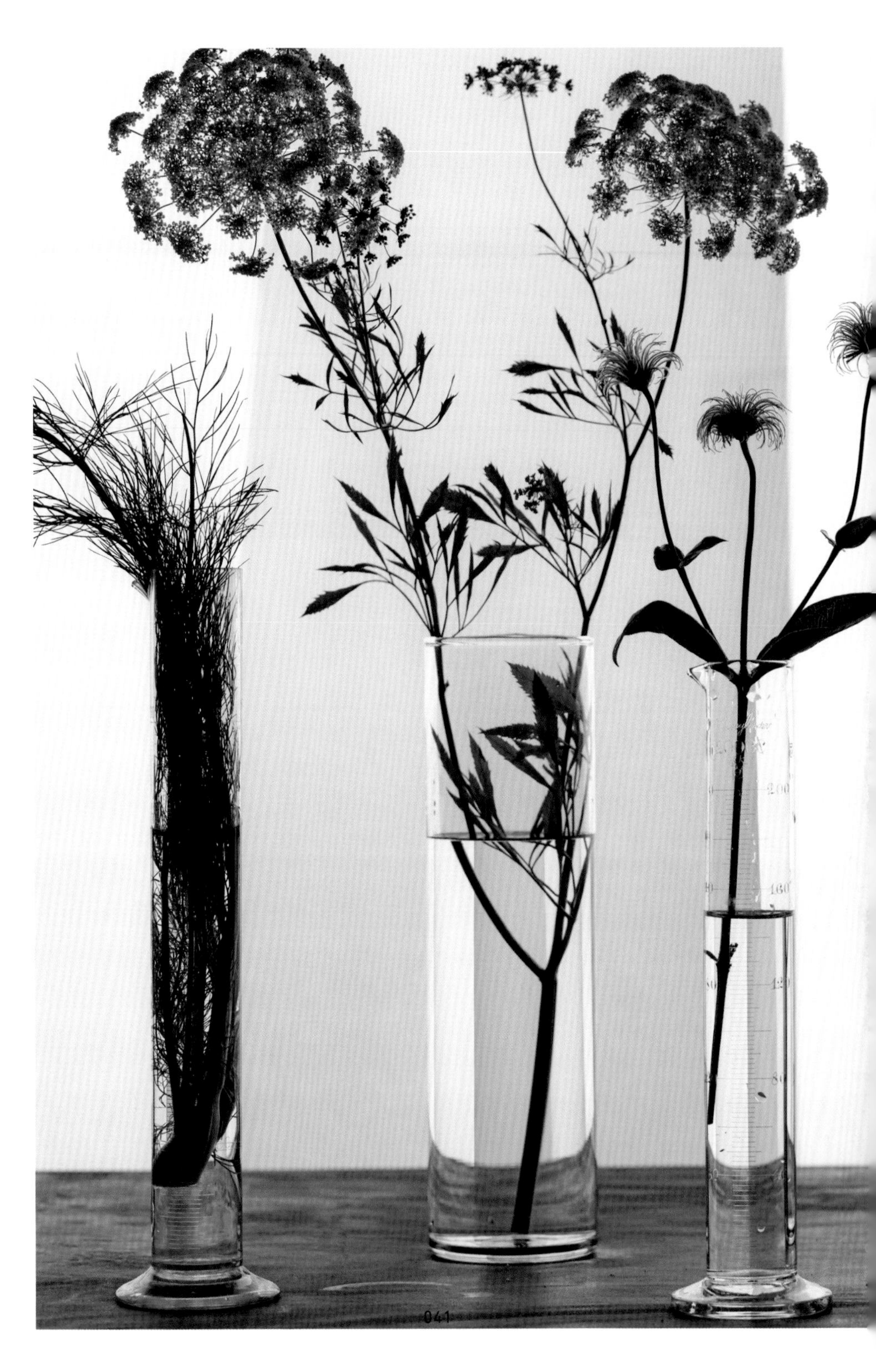

# 現代に欠かせないストレス&自律神経ケア

ストレス社会と言われる現代に暮らす私たちにとって、ゆるめるためのケアは必須です。努力や頑張ること、無理をすることに美学を見出す日本人の気質は、ゆるめることに罪悪感を覚えてしまう人が多いのですが、ゆるんだ状態というのは「だらけた」「怠けた」状態とは全く違います。

余分な緊張や肩の力が抜けて、穏やかでくつろいだ気持ち。
不安や心配、焦りの気持ちがなく、安全と安心を感じている状態。
手や足が温かくさらりとしていて、からだの隅々にまで意識が行き渡っている感じ。
頭の中がすっきりしていて、余裕と静けさを感じている状態。

講座の中で生徒さんたちがゆるんだときの感想は人によってさまざまですが、言葉にするとだいたいこんな感じでしょうか。ほとんどの皆さんが、ゆるんで初めて「今までこんなにからだもこころも緊張して硬くなっていたんだ」ということに気付きます。

ゆるんだ状態とは生理学的に言うと、自律神経系の副交感神経が優位になった状態。ゆるめるケアはそのままストレスケア、そして自律神経を整えるケアだとも言えます。

自律神経とは、交感神経系と副交感神経系の二つの神経系で構成されており、内蔵機能の調節と内臓からの情報を中枢神経に伝える役割があります。呼吸・血液循環・体温調節・消化・排泄・生殖・免疫などのいのちの維持には欠かせないことを、生まれてから死ぬまで24時間365日休むことなく管理してくれているのが自律神経なのです。それは無意識の領域で行われるので、私たちの意識で動かすことができません。

例えば、今きっと座ってこの本を読んでいると思うのですが、そのまま顔を右に向けてみてください。次に右手をグーパーグーパーと開いたり閉じたりしてみてください。これは運動神経の働きです。意識でコントロールができるので、思い通りに動かすことができます。

では次に、今のままの姿勢で心臓を早く動かしてみてください。または胃液を分泌させてください。ちょっと血液を素早く流してみてください。どれもできなかったことと思います（できた方がいたら教えてください！）。

これは私の自論なのですが、自律神経系がコントロールしているのはいのちに関わる大切な部分なので、意識では動かせないような仕組みになっているのでは、と思っています。もしも意識で動かすことができて、落ち込んだ時に自暴自棄になって心臓を止めてしまえ！　とか、疲れ過ぎた時に脈拍を間違えちゃったとか、うっかり息をするのを忘れてしまったとか、そんなことが起きたら大変です（私ならしょっ中うっかりする自信があります。笑）。

私たち人間の顕在意識は未熟なので、重要なところには触れられないように、いのちが守られるように神さま（かどうかわかりませんが、いのちをつなげようする何らかの意志）が意図的にそのような仕組みにしたのではないかと思うのです。もちろん真偽はわかりませんが、ともかく、今この瞬間にも、何をしている時でも、私たちが感知できない領域で、からだを正常に働かせようとするエネルギーが常に動いている、ということをなんとなく感じてみてください。

## 激変した環境と狩猟時代のままのからだ

自律神経には、交感神経と副交感神経の2種類があります。交感神経はアクティブに活動している時に優位に、副交感神経はリラックスして休息している時に優位になります。それはシーソーのように、どちらかが上がっている時はもう片方は下がっていて、そして必ずどちらかが上になっています。

交感神経が優位な時と、副交感神経が優位な時ではからだの状態がまるで違います。交感神経が優位な時のからだは狩猟時代でいう「狩り」に適した状態です。獲物に集中し素早く捕らえるために目の瞳孔が開き、全速力で走れるよう心臓の鼓動は速くなり、肺は広がってたくさんの酸素を取り込んでおける状態になります。狩りに集中するため、主要な大きな筋肉と瞬時に判断するための脳、速く走るための心臓に、できるだけ血液を送り込めるよう、血管を細くして末端に血を回さないようにします。おなかが空いた感覚や、消化に使うエネルギーは狩りには無駄なので、胃や腸の動きはストップし、唾液も分泌されません。尿意も邪魔になるので膀胱が拡大して、尿をためておけるようになります。脳も興奮して、集中力が高まり、血圧や血糖値も上がっている状態です。

この状態は、現代の私たちにも心当たりがあるかと思います。例えば、仕事にとても集中している時、気がついたら食事のこともトイレのことも忘れていた。全くおなかも空かないし、疲れた感覚も感じなかった……そんな経験が誰しもあるのではないでしょうか？

反対に副交換神経が優位な時は、無事に狩りが終わり安心してリラックスした時の状態。しとめた獲物を食べるために、消化器系が働き始めます。口から唾液が分泌し、胃や腸が動き出します。心臓はゆっくりと鼓動し肺も収縮するので、呼吸は深くゆっくりになります。筋肉、心臓、脳に回していた血液を全身に戻すため、毛細血管が広がり末端まで血液が流れ始めます。膀胱も小さくなり、動き始めた腸のおかげで、尿意や便意を感じます。目の瞳孔は小さくなってゆったりと全体が見渡せるようになり、血圧も血糖値も下がり、脳はリラックスした状態です。獲物をみんなで分け合い、おなかも満たされご機嫌で歌を歌ったりして、そのまま星空のもと寝転んで眠りにつく……そんな光景をイメージをしてもらうとわかりやすいでしょうか。

朝日とともに起き、交感神経を優位にして昼間に狩りをし、夕暮れとともに副交感神経が優位になりリラックスして食事をして夜の訪れとともに寝床につく……。人類が現れたおよそ500万年前から、基本的にヒトはこのシンプルな生活を繰り返してきました。私たちの祖先、ホモ・サピエンスが出現したのが20万年前、狩猟採取から農耕のスタイルに変わったのはおよそ1万2千年前です。それでもまだ昼に活動し、暗くなったら寝るというシンプルな生活だったことでしょう。

電気が日常生活で使われるようになったのは19世紀後半、たった120年程前です。そこから急速に生活が変化しましたが、500万年を24時間とすると120年前はおよそ2秒前。ついさっきです。たった2秒で私たちを取り巻く環境は激変しました。特にこの数十年、環境はさらにものすごいスピードで変化していますが、私たちのからだの仕組みは500万年前から変わっていません。からだの奥には原始の本能が力強く残っているのです。

## あの不調、この不調、自律神経のバランスが原因かも

夜でも電気が煌々と明るく、常にいろいろな刺激や情報が溢れ、昼夜問わず24時間活動できる複雑なライフスタイルの中では、興奮や緊張が続きがちです。特に、長時間頑張って働くビジネスマンやビジネスウーマン、丸一日子育てと家事を担うお母さん、スピード感と刺激が溢れる都会での暮らしなど、緊張感の続く環境にいる人は交感神経優位な時間が長くなります。

すると、からだはずっと「狩り」モードに。夜になっても呼吸は浅く、胃腸は働かず、瞳孔は開き気味で目は乾いた状態。血圧も血糖値も上がり、末端には血液が行かないので手足は冷えています。消化器系は動いてないのに、いつでも食べ物が手に入り、忙しいままあわてて食事を取ると胃炎や消化不良を起こすようになってきます。

交感神経優位な状態は決して悪いものではなく、はつらつと活動したり外界の変化に素早く対処するためには必要な機能です。でも、この状態が1日の間に長く続いて、副交感神経が優位なリラックスの時間があまりにも少ないと、だんだん自律神経のバランスが崩れてきます。そして自律神経失調症と呼ばれる症状が現れます。

例えば、からだの症状では、だるさ、めまい、動悸、ほてり、肩こり、首こり、頭痛、不眠、便秘、下痢、微熱、手足のしびれ、喉のつまり、息苦しさ、頻尿、慢性疲労などが。こころではイライラ、不安感、心配、落ち込み、憂うつ、焦り、情緒不安定、集中力低下などの症状が出てきます。

自律神経は全身に作用するため、その影響の現れ方は本当にさまざま。体質や体調によって、その人の弱いところに現れやすいのです。

自律神経は加齢も大きく関係します。男性は30代、女性は40代くらいから急激に副交感神経の働きが衰え始め、交感神経優位な状態に偏りがちになります。20代まではどんなに徹夜をしてもすぐに復活できていたのに、だんだんと無理がきかなくなって疲れが抜けにくくなった……。よく言われるこの状態は、自律神経の衰えが大きく関わっています。

20代までは副交感神経への切り替えのスイッチが感度よくすぐに反応していたので、短時間でも深く休息でき、その間にからだが修復されていたのが、スイッチがうまく切り替わらず、なかなか副交感神経が優位にならなくなってくるのが男性は30代、女性は40代に入った頃です。

交感神経優位な時間が長いということは、末端の血流が悪くなるということ。血流が悪いと細胞に栄養や酸素が運ばれないので、代謝が悪くなります。筋肉にも十分な栄養が運ばれず、筋力や体力が落ちてきます。女性は、ホルモンバランスが変化することで生理不順やＰＭＳ（月経前症候群）、その他の婦人科系の不調、免疫力の低下などにも影響があります。

更年期の症状も自律神経失調症の一種です。ただでさえ女性ホルモンが減ってくる時期にストレスが多い生活をしていると、更年期特有のからだの変化が日常に支障をきたす程にひどくなってしまいます。これが、更年期障害。更年期症状を軽くしたければ、自律神経を整えるケアが必須なのです。

# ストレスから解き放たれたゆるんだ時間を意識してつくる

ヒトは獲物などの脅威を感じるものが目の前に現れる(ストレスを感じる)と、瞬時に闘うか、逃げるかを判断します。この時にコルチゾールというホルモンが分泌されます。別名「ストレスホルモン」とも呼ばれ、交感神経を優位にし、代謝や免疫に影響を与えたり、血圧や血糖値を上げたりします。

これは、ヒトをストレスから守るために分泌されるので大切なものではあるのですが、脅威が目の前からなくなったら自然の中でリラックスできた昔のシンプルな生活と違い、現代のストレスは複雑です。

例えば、職場でのストレスを家に帰ってきてからも考えてしまいモヤモヤが続く、人間関係にストレスがあり四六時中考えてしまう、24時間事故や事件のニュースが目に入ってしまい落ち着かない、将来の心配が頭から離れない……。そのような精神状態があると、長時間にわたってコルチゾールが分泌され続けてしまいます。瞬時にいのちに関わるわけではないけれど、じわじわとしたストレスがずっと続いている状態です。

すると交感神経がずっと優位な状態が続いてしまううえに、コルチゾールが分泌される副腎という臓器が疲れてきます。副腎疲労が続くと、疲れやすい、不眠、無気力、朝起きられない、低血圧、集中力の低下、生理痛、ＰＭＳ、アレルギー、風邪をひきやすいなどの症状が現れやすくなります。

このように緊張やストレスが長く続き自律神経のバランスが崩れると〝不調〟という形でからだが表現をします。「からだにもこころにも、あまり好ましくない環境だよ」という無意識からのお知らせなのです。

これを解消する方法は、交感神経優位な時間を減らして、副交感神経優位な時間を1日の中に意図的につくること。緊張やストレスから解放されて、心地よく芯からくつろいだ気分の、こころもからだもゆるんだ状態を意識的につくるのです。その役に立てるのが、ハーブや精油を使った〝ゆるめる〟セルフケアです。

## 都会にいながら自然に還る植物療法のちから

「人間は、自然から遠ざかるほど病気に近づく」とは、古代ギリシャの医師・ヒポクラテスの言葉です。ヒポクラテスは病気が呪いやたたりなどにより引き起こるとされ、呪術を治療としていたそれまでの医療から、臨床と自然科学を重んじる医療の世界に発展させました。その功績から「現代医学の父」と呼ばれる偉人です。

そのヒポクラテスは2400年も前に、「環境や食事、生活習慣が自然とかけ離れ、不自然になればなるほど病気が発生する」と考えたのです。古代ギリシャの時代でさえ不自然な暮らしがあったということに驚きですが、ならば現代の私たちが病気にならないはずがない、とすら思ってしまいます。

とはいえ、すぐにみんなが引っ越して自然の中での田舎暮らしや自給自足ができるわけではないでしょう。今のライフスタイルの中で、なんとかからだを整えていくしかありません。もちろん、社会全体が自然と調和する方向に進まないと病気は増える一方だし、環境も壊れ続けてしまうので、長期的にはそれも必要ですが、それまでの間、都会暮らしの自分を放っておくわけにはいきません。

まずは今日、今ここにある自分のこころとからだです。そんな緊張しがちな都会での暮らしの中でも、自然に触れた時と同じくらいからだとこころをゆるませてくれるのが、ハーブや精油を使った植物療法です。

ゆるめる作用のあるハーブティーを飲み、ゆるめる作用のある精油の香りを嗅ぐ。72ページ～「ゆるめる実践」の中で紹介しているケアを、気になるものから試してみてください。首や肩に緊張があると気が頭に上ってしまい、焦りや心配の気持ちが増します。首こりや肩こりをほぐし肩の力を抜くことも、からだやこころをゆるめることにつながるので、余裕があればヨガのポーズや呼吸などのボディーワークも取り入れてみてください。

そして、〝くつろいだ心地のいい感覚〟があったら、その時のからだの様子、こころの様子をしっかりと味わってください。できるだけ毎日、寝る前にはそのリラックスした状態に戻れるように心掛けるのです。これを取り入れるだけで、副交感神経が優位になる時間が増え、自律神経のバランスが少しずつよくなっていきます。

しっかりとゆるむと消化器系が働き、栄養がきちんと消化吸収されるので必要な栄養素が血液に取り込まれます。腸内環境もよくなるので免疫力が高まります。血流もよくなり毛細血管まで血が流れるので、からだの細胞の隅々にまで栄養と酸素が運ばれ、手先足先まで温かくなります。

エネルギー代謝も新陳代謝もよくなります。呼吸が深くなり、こころが穏やかになり、余計な心配や焦りがなくなります。眠りの質がよくなるので、寝ている間にしっかりと細胞が修復され疲れが癒えます。気持ちよく眠れたからだは、翌朝すっきりと目覚め、1日が気持ちよく始められます。すると日中、元気に活動できるので夕方には心地よく疲れ、またゆるむことができます。

自律神経のバランスを取り戻せば、からだもこころもよい方に向かう流れが自然に発動するのです。

# 生命の中枢「植物神経」(自律神経)を野生の植物が整える

食べやすいように野生種から改良された野菜と違って、植物療法で伝統的に使われてきたハーブや薬草は野生のままです。日本の代表的な薬草、ヨモギもスギナもドクダミも、放っておいても自然にぐんぐん広がる、その雑草としての繁殖力はご存知の通り。西洋のカモミールやラベンダー、ローズマリーも気候さえ合っていればどこでもたくましく育つ、ヨーロッパの野草です。

ハーブにはおしゃれなイメージがあるかもしれませんが、私が20年携わってきて感じるのは、もっともっと根源的で、私たちの本能やからだ本来のちからを目覚めさせる、ということです。

実は自律神経は、別名「植物神経」と呼ばれています。知覚や運動を司る体性神経に対して、循環、消化、代謝、排泄、生殖など植物のような機能を司っているからです。

すべての生物は、40億年前に海の中で初めて産まれた生命体から枝分かれして進化しました。植物の出現は動物よりも早く、約5億年前に海藻のようなものが初めて海から陸上に進出し、コケのような植物となりシダ植物に進化しました。その後、3.6億年前に私たちの祖先である魚類も陸上に上がり両生類、爬虫類へと進化しました。

自律神経系の中枢は爬虫類時代から存在する古い脳にある視床下部（ししょうかぶ）という部位に位置し、視床下部には生きるために必要な機能が詰まっています。生命の中枢で、私たちのからだの〝生きるちから〟そのものです。

植物が発する香りの情報は、脳の中で感情や本能を司る大脳辺縁系（だいのうへんえんけい）という部位に伝達され、さらに自律神経系のある視床下部に届きます。そこで中枢神経系を刺激、またはリラックスさせるのです。

今、あまりにも自然とかけ離れた環境の影響で、不調和が起きているその自律神経（＝植物神経）を整えるのに野生の植物（ハーブ）が適しているのはただの偶然でしょうか？　私には、それは「今地球に存在しているすべての多様ないのちは、同じ一つの生命体から進化した仲間だ」という事実も関係しているのではないかと思えて仕方がないのです。

## 不調はありのままの反応。責めることなく慈しんで

ここまで自律神経の大切さと、私たちの今置かれている環境についてお伝えしてきました。

これは社会の良し悪しについて提言したいということではありません。狩猟採取の時代には今の私たちには考えられないような苦労もあるはずですし、現代の文明から享受している豊かさや安全ももちろんあり、一概に優劣などはつけられない話です。

ただ、私たちのからだは500万年前から変わることのない営みを粛々と続けています。現代の暮らしが未曾有のスピードで激変していて、このからだをもってこの環境下で暮らすのは未体験ゾーンである、という事実の中で、「からだとこころに大なり小なり不調和が起きるのは、ある意味当たり前のことなんだよ」ということをお伝えしたいのです。

というのも西洋医学において、自律神経系や心身症など原因がはっきりと定められない症状をお持ちの方は、繊細で真面目な方が多く不調が起きているご自分を「私が弱いからなんじゃないか」「根性が足りないんじゃないか」「私のからだがおかしいんじゃないか」と、責める傾向にあるからです。精神的にも不調になっているので、余計にそのような考えに傾きがちかもしれません。これには声を大にして言いたのですが、「本当にそんなことはありません！」。

何度も言いますが、これはからだという自然の仕組みと、現代の社会システムが産み出したギャップです。ある意味からだは自然な反応を示しているということで、誰もが何かのきっかけでバランスを崩したとしても全く不思議のない話です。ですので決して自分を責めることなく、むしろこの環境の中でまっすぐに反応を示し健気に働いているからだに、労わりと感謝の眼差しを向けて欲しいのです。

社会という大きなものは変えることができなくても、今自分がいる半径1mだけ、30分だけでも、自然の仕組みに沿った、からだとこころが心地よくくつろぐ場と時間を自分でつくりましょう。健やかさを保つには、無自覚に過ごしているとどうしても起きてしまうギャップを埋めるための調整が、今の世の中、誰にでも必要なのです。

どうかご自分を責めたりすることなく、こころとからだの声を聴き、まずはありのままのご自身を慈しみ、からだの喜ぶことに素直であって欲しい、と心から思います。

## 自分の〝心地よさ〟を大切に からだの声を聴く

ゆるめるケアをする時に大切にして欲しいのが、「からだの声を聴く」ということです。例えば、交感神経の亢進（こうしん）（＝気持ちや病勢が高ぶり進むこと）レベルが高く緊張感がとても強い人は、日中にゆるめるハーブティー（P.72～）を飲んでも「肩の力が抜けてちょうどよく仕事ができた」と感じるでしょうし、そこまで高くない人にとっては、日中は眠くなってしまい仕事に支障があるかもしれません。

日中飲んでも心地よく動ける人は、しばらくそのまま続けてみてください。そのうち、緊張がほぐれてきて、飲むと眠気を感じるようになったらストップしましょう。そして、ゆるめるケアは夕食後からにする、など夜に限定に。その方が、日中のアクティブな時間と夕~夜にかけてのリラックスの時間にメリハリをつけることができます。その分、日中は巡らせるハーブティーを飲んで栄養を補給したり代謝を上げるケアをしてください。

精油も同じです。ゆるめる精油（P.98~）を使って日中も心地よく感じるようなら、そのましばらく使ってください。でも、眠気やだるさを感じるようであればやはり夜限定にして、日中はレモンやグレープフルーツ、オレンジなどの柑橘系や、ローズマリーやサイプレス、ジュニパーベリーなどのさわやかな香りを使用して、リフレッシュしてください。

どれをどのタイミングで、どれくらい使ったらよいかの「正解」は〝自分の心地よさ〟です。からだが欲しているものは味もおいしく、香りも「好き」と感じるはずです。そして飲んだ時、使った時の体感が、からだがラクになったような感じがして心地がよいはずです。逆に、効能だけ見て頭で取り入れ、からだの声を聴くことなく使い続けるのはよい方法とは言えません。

交感神経と副交換神経はどちらも同じように大切で、肝心なのはバランス。日中、頭がスッキリして活動しやすい状態、夜はゆったり安心してくつろいだ状態、この体感を得るために、からだの声に耳を澄ませながら、まずは少しずつ試してみてください。

# 植物のちからを借りて こころとからだが喜ぶことをする

植物のすばらしいちからとからだの持つ「治るちから」を見せてくれた、忘れられない生徒さんがいます。初めて講座にいらした時のKさんは、顔色が悪くマスクをして咳き込んでいて、とても辛そうな様子でした。話をするたびに咳が出て、声も出づらく喋るのも本当にしんどそうでしたが、風邪ではなく心因性の咳ということで、夜は痰が溢れて眠れず、もう二年以上ずっとそんな状態とのこと。

もちろん病院にもかかられ、自律神経失調症と年齢的に更年期の影響でしょうと言われて精神安定剤を処方され、「なるべくストレスを溜めないように」とアドバイスされたそうです。しかしお薬は合わないようで副作用が辛く、ストレスを溜めない方法もわからず途方に暮れていた時に、なぜか植物療法に惹かれ、講座に来たとのことでした。

Kさんのお話を伺いながら、からだ全体を見せてたいただいた印象では、本当に真面目で、からだが辛くても一生懸命こらえて頑張っていらっしゃるのだろうな、ということ。確かに症状はすべて自律神経の影響が大きそうです。

私が最初にKさんに言ったことは「まずは植物に惹かれてこちらに来てくださった、ご自分の直感を褒めてあげてください」ということでした。私もなんとなく、Kさんの症状は植物療法でとても改善される予感があったのです。

それからKさんには、とにかく「自分を労わること」「心地いいと感じる時間を日常に取り入れること」の大切さをお伝えして、ハーブティーを飲んだり、蒸気吸入をしたり、精油でのマッサージなど、講座で学んだセルフケアを毎日おうちでも実践してもらいました。特に呼吸器にいいハーブや精油を選んだわけではありません。講座ではいろいろなものを学ぶので、その中でKさんが飲みたいと思うもの、からだが欲していると感じるものを自由に使ってもらいました。

2回目に現れた変化は、講座中には咳が止まってスムーズに喋れるようになったことでした。教室は精油やハーブの成分が充満するので、それを自然と吸入することになり、呼吸器の症状が落ち着くことがよくあります。3回目には「普段から咳が出なくなりました！」と報告してくれました。そして何より、Kさんの見た目がとても健やかそうに変化してきました。血色がなくくすんだ茶系の肌色だったお顔の色が、健康的なピンク色の頬の色白のお肌になり、表情も柔らかくなって、笑顔が本当にかわいらしいのです。髪にもツヤが出ているようです。

副交感神経優位な時間が増えて、血流がよくなり、肌の毛細血管まで血液や栄養、酸素が運ばれるようになったのでしょう。初回とても辛そうに座っていたKさんとのあまりの違いに、他の生徒さんがKさんだと気付かなかった程でした。

4回、5回と回を重ねてKさんはどんどん朗らかになり、リラックスした様子を見せてくれました。遠方から参加されていたのでホテルに宿泊しながら通われていたのですが、場所が変わるといつも眠れないのが、ラベンダーの入ったオイルでセルフマッサージをするとずいぶん眠れるようになってきたとも教えてくれました。

そして最後のレッスン7回目。その前の晩ついに一度も痰が出ることなく「2年ぶりに一晩ぐっすり眠ることができた！」と教えてくれました。最初にいらした時と比べても、本当にきれいになられて、美しさというのは内側から発せられるのだなぁとつくづく実感しました。たった2週間で、ずっと悩まれていた自律神経の症状がここまで改善し、いろいろなことが変化した例を見せていただいたのには私も感激しました。何よりKさんご自身が、ご自分と対話しながら「からだとこころが喜ぶことをする」という在り方を人生に取り入れたことが、一番大きな変化だったと思います。

きっとそれまでは、「辛くても苦しくても我慢して頑張らなければ」と努力されてきたと思うのです。それも尊い在り方のひとつですが、からだとこころにずっと緊張を強いてしまうことになります。もう精一杯頑張って、自律神経のバランスを崩してしまっている時には逆効果なのです。

Kさんとは講座が修了して以来お会いしていませんが、お元気にしていらっしゃるかな、と時々思い出します。長い人生の間にはいろいろな時期があるので、また体調が揺らぐことがあるかもしれないけれど、あの時学んだ「自分を大切にする在り方」を引き続きお役に立ててくださっていたらうれしいな、と思っています。

# 消化器系の不調にも自律神経ケアを

自律神経は消化器系の働きにとても関係が深い神経です（P．84参照）。ストレスや緊張が強くて交感神経優位な時は消化器系の働きが抑えられているので、胃も働いていません。その状態で食べ物が胃に入ると胃酸は分泌されますが、強い胃酸を中和するための消化液は分泌されないので胃酸過多になってしまい、胃炎、胃けいれん、胃潰瘍などが引き起こされます。

胃が痛む時は、腹部にラベンダーの精油を1滴原液で塗り込んだり、キャリアオイル10㎖に対してローマンカモミールとラベンダーを1滴ずつブレンドしたものをマッサージしながら塗り込みます。その上から温めパッド（P．146参照）をおなかに乗せてゆっくりすると痛みがやわらぎます。

また、「脳腸相関（のうちょうそうかん）」という言葉があるように、ストレスやプレッシャーが溜まると自律神経を通じて腸にも伝わり、蠕動（ぜんどう）の異常を引き起こします。これが過敏性腸症候群で、下痢型、便秘型、下痢便秘繰り返し型があります。大腸での水分吸収がうまく行われないと下痢になり、蠕動運動がうまくいかず腸内に便がたまり過ぎると便秘になるのです。現れる症状は反対ですが、原因は同じ自律神経の乱れです。

外出先や電車などで下痢症状が出るのが不安な時は、イランイランやオレンジなど「ゆるめる精油一覧」から自分がいい香りだなと感じるものを選んで持ち歩くといいでしょう。ハンカチやティッシュに1滴つけて香りを嗅いだり、ロールオンアロマ（P．82参照）にして手首などに塗り込んで香りを嗅ぐと、気持ちを落ち着かせてくれます。水筒に温かいハーブティーを入れて持ち歩きマメに飲むのも外でできるケアです。

ストレス性の消化器系の不調は、どの症状にもゆるめるケア全般が有効です。ゆるめるハーブティー（P．72〜）を夕方〜夜にかけて飲み、できるだけリラックスして過ごしてください。ジャーマンカモミールやローズは胃腸を整えますし、鎮静効果も高く、気持ちも落ち着けてくれます。

また、リンデンやマローブルーは粘液質という成分が消化器の粘膜の保護をしてくれます。消化器系ケアのブレンド（P．84）ももちろんおすすめです。

消化器系の不調は慢性化しやすいので、できるだけ温かく消化のいいものを食べる、食べた後はリラックスして（副交感神経を優位に）胃や腸に負担をかけないことも大切です。食後のハーブティーはそういう意味でも効果があります。冷たい飲み物、食べもの、刺激物や油もの、アルコールは避けましょう。

短期的なストレスからくる便秘なら、ハーブティーを飲むだけで簡単に解消することがよくありますが、何年も抱えている慢性の便秘の場合は腸内環境を改善するケアが必要になります。その場合は「巡らせる」の章も参考にしてください。

おなかに出る心因性の症状は、消化できていない感情、おなかにためこんだ気持ちなどがないかなども観察してみましょう。もし見つかったら、ただその感情を「そうなんだね」と受け止めます。いずれにしろ、頑張っているご自身を労り、精神的にゆっくり安心できる時間をつくる自律神経系のケアが根本的な改善につながります。

## 日常的にゆるめて頭痛の起きないからだに

頭痛は主に緊張型頭痛と偏頭痛の2つに分けられます。

緊張型頭痛は、首や肩の冷えや緊張により血流が悪くなることから引き起こされます。慢性頭痛に一番多いタイプで、パソコンなどを長時間使う仕事の人、首や肩がこりやすい人、目が疲れやすい人、ストレスが多い人に多くみられます。この場合は、痛みのある時に温めてゆるめた方がいいので、次の対処が向いています

◎鎮静、鎮痛作用のあるジャーマンカモミールやパッションフラワー、セントジョーンズワート、ラベンダーをブレンドしたハーブティーを飲む。

◎ラベンダー精油を1滴、痛む部分に直接塗る。
◎ペパーミントやローマンカモミールのロールオンアロマを作り、首や肩、こめかみに塗り込む。

偏頭痛は女性に多く、頭の片側（時に両側）がズキズキ痛み、吐き気を伴ったり光が刺激に感じたりすることがあります。ホルモンバランスの乱れや月経の周期に関係する場合も。収縮していた血管が拡張して神経に当たって痛みが起こるので、痛みのある箇所を冷やした方がラクになることが多く、その際は冷やしたタオルや凍らせた保冷剤を布でくるみ頭に当てます。

カフェインを取ると痛みが軽減することがありますが、普段の生活でのカフェインの取り過ぎは逆に偏頭痛の原因となることがあるので注意が必要。いずれにせよ、冷やすこととカフェインの摂取は、あくまでも偏頭痛が起きている時の対処療法的なアプローチです。

緊張型頭痛と偏頭痛、どちらも日常生活でできるケアとしては、やはり「ゆるめて、温めて、血流をよくして疲労物質を首や頭に溜め込まないこと」。

ローズゼラニウムやマジョラム、ラベンダーなどを使って首肩のマッサージ（P．80）を普段から頻ぱんに行ってください。目も温めパッド（P．146）を当てて温めます。ゆるめるストレッチ（P．94）も毎日することで、首や肩に溜まった疲労物質がスムーズに流れるようになり、頭痛の頻度を減らす助けになります。

生理周期と頭痛が関係する人は、温めるケアを特におすすめします。足湯（P．132）や婦人科系ケアのハーブティー（P．140）でホルモンバランスを整えていきましょう。

物理的な要因では、姿勢の悪さからくるからだの歪みや噛み合わせの悪さなどが頭痛を招くこともあります。その場合は整体などのボディーワークでからだの歪みを取り除いたり、歯科や口腔外科で矯正をすると劇的によくなります。

また、チーズや赤ワイン、チョコレートを毎日のように食べている人はそれを減らすと改善する場合があります。その分、マグネシウム（大豆製品、魚介類、海藻、ナッツ類）やビタミンB2（レバー類、うなぎ、大豆製品）を多く含む食品を食べましょう。

精神的、肉体的にキャパシティーを超えて無理をすることの積み重ねが、頭痛の原因となることもあります。いろいろなことが自分のこころとからだの適量に収まっているか、手放せることはないかを振り返ってみるのもいいでしょう。

## 不眠は「寝よう」とせず心地よくゆるませる

睡眠障害にはいろいろなタイプがあり、①寝付きが悪い ②眠りが浅い ③中途覚醒（途中で目が覚めてしまう）④早期覚醒（起きたい時間よりずっと早く目が覚めてしまう）などがあります。

このどれか1つでも当てはまったら、ぐっすり眠れているとは言いがたく、人によっては複数が重なっていることもあるでしょう。そうなるとせっかく寝たのに、朝になってもなんだか疲れが抜けずからだが重い、頭がボーッとするということになりがちです。

睡眠障害の主な原因は、寝る前になっても交感神経が働いてしまい、からだもこころもゆるんでいないこと。質のよい睡眠にとってまず大切なことは、「寝る前にいかにゆるんでいるか」ということなのです。

眠りに入る前の段階で副交換神経が優位になってリラックスしていると、そのまま深い眠りに入ることができます。むしろしっかりゆるんでさえいれば、その間に疲れが癒えますし、脳も休まるので、無理に寝る必要はありません。「眠ろう」「眠らなければ」といきまずに、眠れないその時間をいっそ「自分を心地よくゆるませるリラクゼーションタイムにしよう」と楽しんでください。

そんな時間には、ゆるめる実践編（P．70～）で紹介しているどのケアも適しています。ゆるめるハーブティーを飲み、精油も一覧の中から好きなものを使用してください。首肩が緊張しているとうまくゆるまないので、首肩のマッサージもおすすめです。呼吸法とゆるめるヨガ、シャバーサナ、ヨガニードラもどれもゆるむのに本当に効果があります。

これらは、最初は少しむずかしく感じることもあるかもしれませんが、回数を重ねれば重ねるほど上手になってきて、からだとこころの緊張がほぐれてきます。ゆるめる精油の香りを焚きながら行うと、とても心地のいい感覚が得られるでしょう。眠れないことにとらわれず、呼吸やシャバーサナの練習時間だと思って楽しんでみてください。

ほかにも、灯りは横からの間接照明に&色はオレンジ系の電球色にする、部屋の温度は心地よい温かさに、服は気持ちのいい天然素材で締め付けないものを、お風呂は38~40度程度のぬるめのお湯に20分以上つかる半身浴を、必ず午前中の光を浴びる、筋トレなどの激しい運動は夕飯前までに終わらせる、カフェインの入っているもの(コーヒー、紅茶、緑茶、烏龍茶など)は寝る6時間前までに……なども取り入れてみてください。

「眠らなくてもいいか」と思っていても、いつのまにかぐっすり眠れるようになるはずです。

## 朝・昼・夕それぞれの光を浴びて体内時計を調整

地球上のほとんどの生物はサーカディアンリズム(生体リズム)という体内時計を持ち、リズムを刻んでいます。ヒトの心臓の鼓動も、女性の生理周期も、思春期になるとホルモンが分泌され始めるのも、動物が繁殖期を迎えたり餌や散歩の時間になると催促するのも、植物がある時期になると芽を出したり花を咲かせるのも……すべてこのサーカディアンリズムが関係しています。

サーカディアンリズムは地球の自転が一周する24時間と呼応し、自律神経系の交感神経と副交換神経の切り替えにも連動しているのですが、ヒトの場合は24時間ぴったりではなく、それよりもやや長いことがわかっています(実はこれは干潮のリズムに近く、海から生まれた生命体としての記憶ではないかと言われています)。

それを調整するのが、「朝の光」。朝の光を浴びるとそのズレが調整されて体内時計が24時間にリセットされるのです。また、その14時間後に睡眠ホルモンのメラトニンが分泌され始め、そこから2時間後にはピークを迎えます。

ですので、例えば朝7時に朝の光を浴びたら夜9時くらいにメラトニンが放出され始め、眠気の波が来るのが夜11時です。8時間睡眠をとるとまた翌朝7時くらいに起き……と、ちょうどいいサイクルがつくられる、というわけです。

夜、部屋の照明が明るくて青白い蛍光灯だったり、スマホやパソコンのブルーライトを見続けていたりすると、サーカディアンリズムに悪い影響を与えてしまいます。本来暗いはずの夜に人工的な光を浴びてしまうと、ズレがどんどん遅い方にリセットされ、体内時計が狂ってしまうのです。

また、朝の光だけでなく、昼の光、夕方の光の色の違いなども私たちは無意識にキャッチして体内時計を調整しています。なので一日中、窓のないビルの中など明るさの変化が全くない場所で過ごし、外に出ると真っ暗、家に戻ったらまた明るい光……そんな環境で過ごすと、自律神経が乱れてきたり、眠りが浅くなってきたりします。夜の灯りはせめて横からの間接照明にして、電球も暖色系のものを使うのが、からだに負担がない方法です。

子どもは特に明るさに敏感。煌々と明るい蛍光灯の下でいつまでもテレビやゲーム画面の光を浴びる環境だと、なかなか眠くなれません。反対にキャンプなどで外の自然な暗さの中にいると驚くほど早い時間から眠くなります。

光は私たちが健やかであるために、とても影響が大きく大切なものなのです。窓からの光でもいいので、朝、昼、夕それぞれの光を浴び、夕方以降は夜にふさわしい灯りにしてサーカディアンリズムを整えましょう。

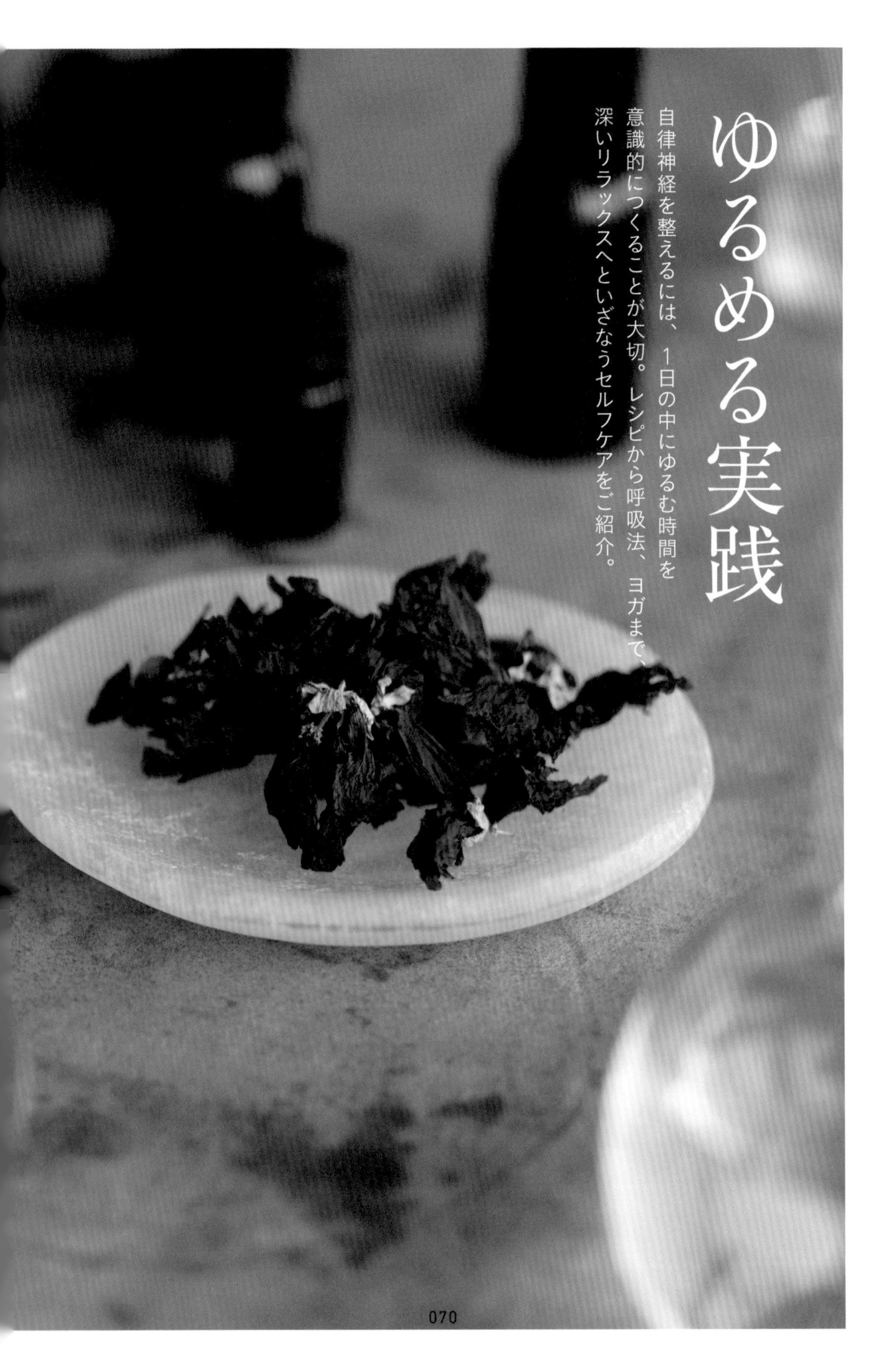

# ゆるめる実践

自律神経を整えるには、1日の中にゆるむ時間を
意識的につくることが大切。レシピから呼吸法、ヨガまで、
深いリラックスへといざなうセルフケアをご紹介。

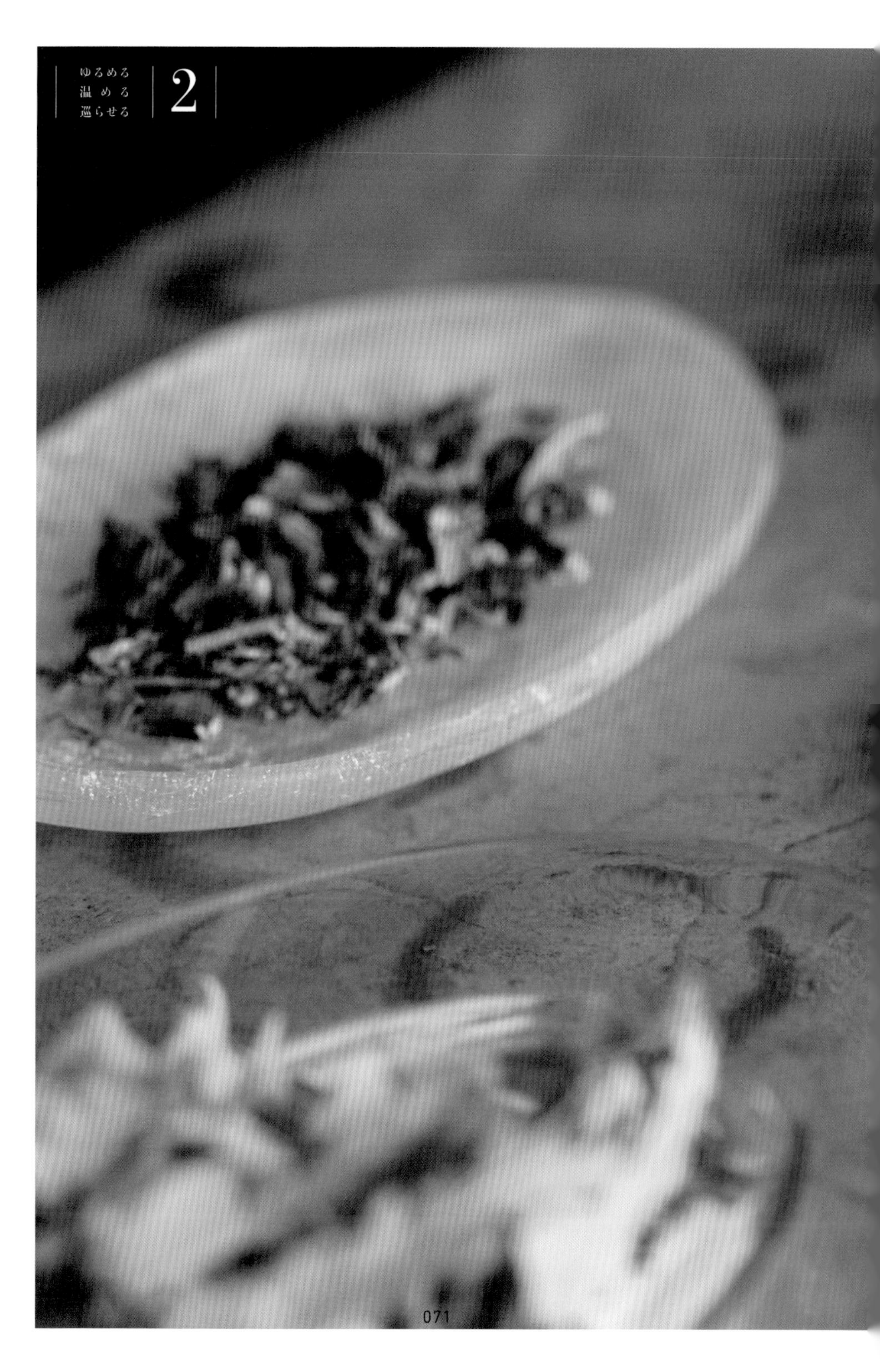

飲んで手軽にリラックス

# ゆるめるハーブティー

不安やストレス、疲れを感じている時、気持ちが高ぶっていたり、寝付けない時。こころやからだの緊張をときほぐすのに一番手軽なのは、ハーブティーを飲むことです。リラックス系のハーブは、やさしい香りと味のものが多いけれど、効果はとてもパワフル。鎮静作用がこころを落ち着かせ、鎮痙作用が筋肉の緊張をゆるめます。

寝る前のハーブティーとしておすすめなのは、ジャーマンカモミール。胃腸の調子や婦人科系の不調、肌の調子も整えてくれる万能さでからだ全体を整えてくれます。他のリラックス系ハーブをブレンドするとさらに相乗効果があります。

鎮静効果が高いラベンダーは、日中の緊張をほぐしたい人にはぜひ試して欲しいハーブ。味が少し苦手に感じる場合はブレンド比率をほんの少しにして、ペパーミントやレモンバーベナなどの飲みやすいハーブと合わせて。

パッションフラワーとセントジョーンズワートも鎮静効果や鎮痛効果がとても高く、眠れない時、緊張がなかなかほぐれない時などに飲むと効果的。胃腸や歯痛、頭痛（緊張型）などの痛みもやわらげてくれます。眠気をもよおす可能性が高いので、車の運転前には飲まないようにしてください。

できれば部屋を少し暗くして、ガラスのティーポットに入れ、湯にゆらぐハーブを眺めながらゆっくりと過ごしましょう。五感を使いじんわり味わうことで、こころとからだの深いところからゆるむことができます。ひと仕事終えたあとや寝る前に飲むのがおすすめですが、利尿作用のあるハーブも多いので寝る1時間前までに飲むのがベター。不眠気味な方は、すぐに効果を感じなくてもしばらく続けてみてください。慢性的な緊張が徐々にほぐれていきます。

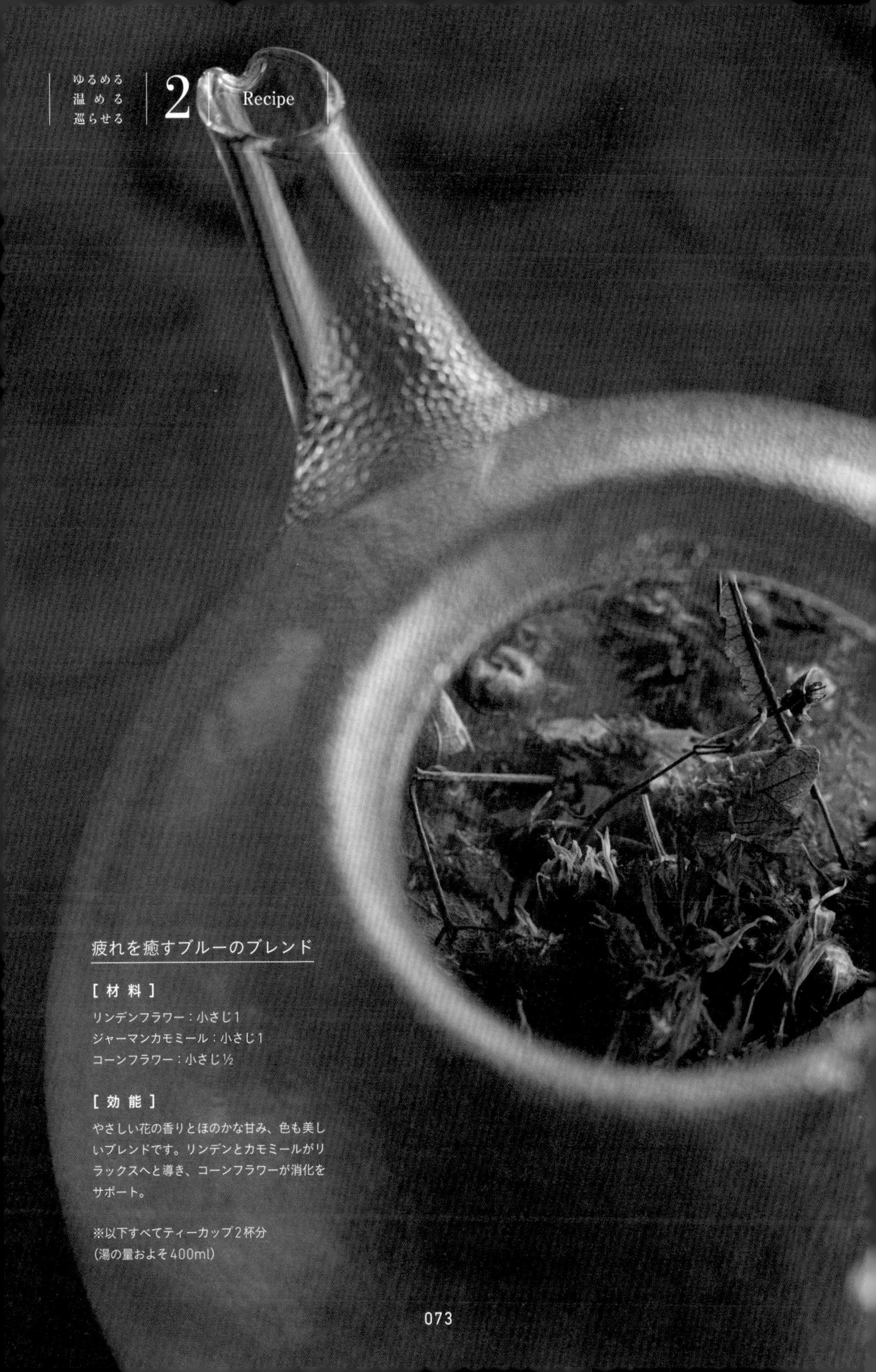

## 疲れを癒すブルーのブレンド

**[ 材 料 ]**

リンデンフラワー：小さじ1
ジャーマンカモミール：小さじ1
コーンフラワー：小さじ½

**[ 効 能 ]**

やさしい花の香りとほのかな甘み、色も美しいブレンドです。リンデンとカモミールがリラックスへと導き、コーンフラワーが消化をサポート。

※以下すべてティーカップ2杯分
(湯の量およそ400ml)

# ゆるめるハーブティー

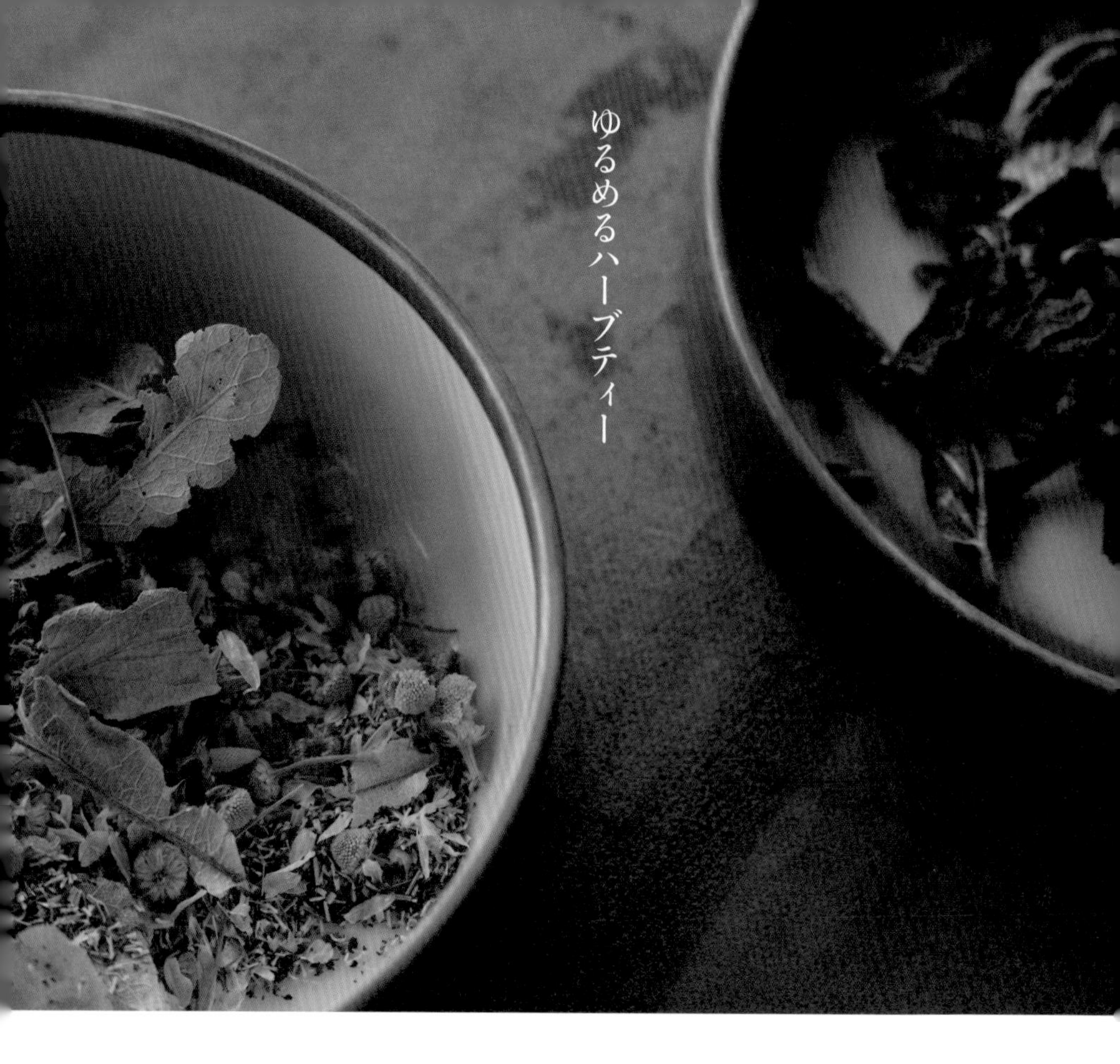

## 究極のリラックスブレンド

[ 材 料 ]

カモミール：小さじ1
ラベンダー：小さじ¼
パッションフラワー：小さじ⅓
セントジョーンズワート：小さじ⅓
エルダーフラワー：小さじ1

[ 効 能 ]

なかなか緊張がほぐれない時や、頭が冴えてしまって眠れない時などに、ぜひ試して欲しいハーブティー。鎮静効果の高いハーブを集めたよりすぐりのリラックスブレンドです。ポリフェノールの一種・フラボノイドが豊富なカモミールとエルダーフラワーが、からだを温め、甘い香りでこころをほぐします。

## 飲みやすいラベンダーブレンド

[ 材 料 ]

ラベンダー：小さじ¼
マローブルー：小さじ1
レモンバーベナ：小さじ1
ペパーミント：小さじ⅓

[ 効 能 ]

リラックス効果は抜群のラベンダーですが、味は少し飲みにくいという人も。このブレンドは、レモンバーベナとペパーミントを加えたことで、さっぱりおいしい味わいに。紫色のマローブルーがお湯を注いだ瞬間に青くゆらめき、見た目も美しいブレンドです。

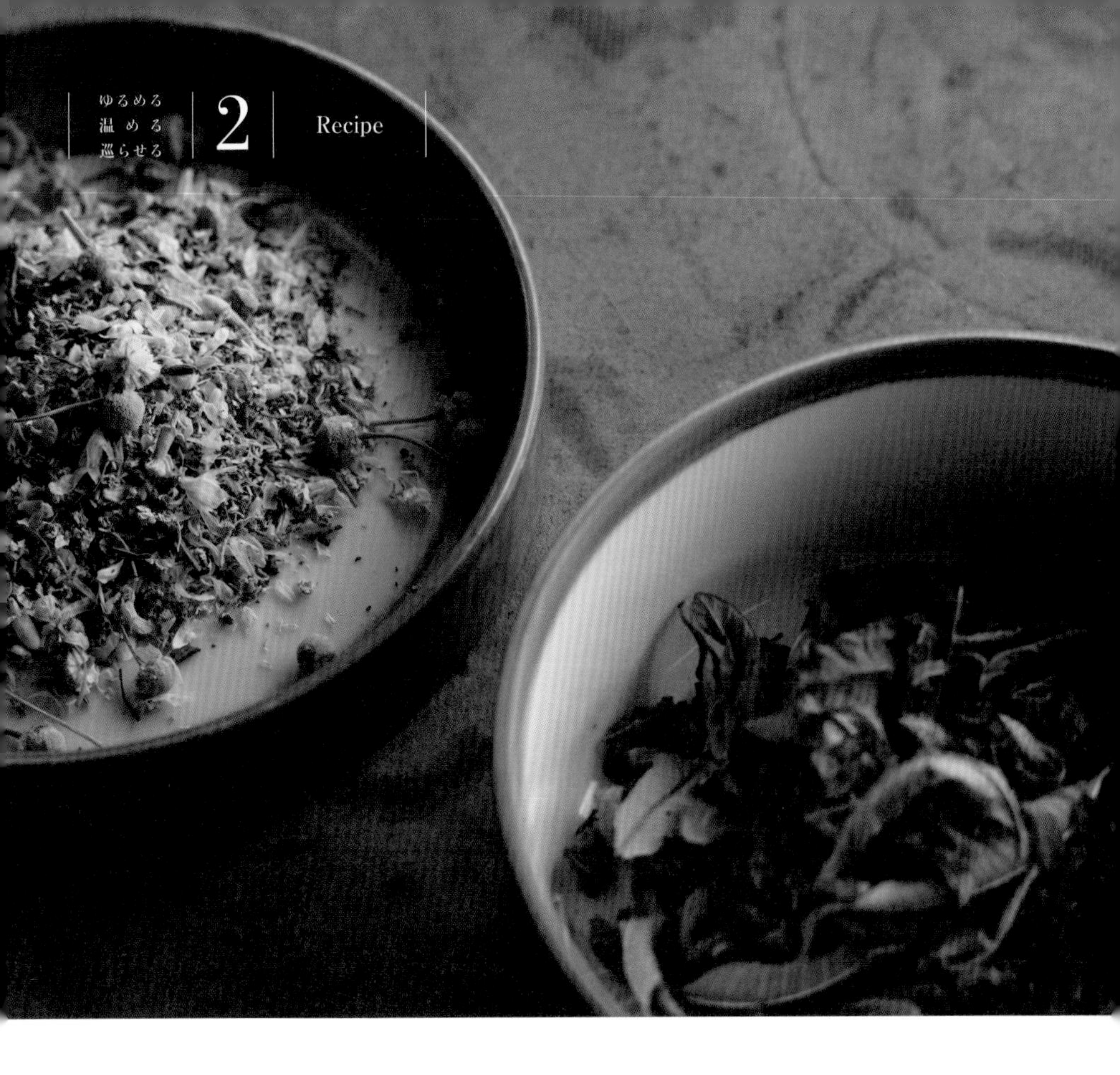


## 精神が安定する癒しのブレンド

[ 材 料 ]

カモミール：小さじ1
パッションフラワー：小さじ½
リンデンフラワー：小さじ1

[ 効 能 ]

リラックスの定番ハーブ・カモミールに、天然の精神安定剤と呼ばれるパッションフラワー、甘い香りでやさしく癒すリンデンフラワーをブレンド。こころもからだもゆるめつつ、温めてくれます。

## 不安をやわらげる花のブレンド

[ 材 料 ]

オレンジフラワー：小さじ½
ローズ：小さじ½
セントジョーンズワート：小さじ⅓
レモンバーベナ：小さじ1

[ 効 能 ]

甘い柑橘の花の香り・オレンジフラワーに、ローズの花、サンシャインハーブとも呼ばれ明るい気持ちに導いてくれるセントジョーンズワート 、すっきりと飲みやすいレモンバーベナも加えて。芳しいお花の香りの、不安な気持ちをやわらげてくれるブレンド。

※いずれもティーカップ2杯分（湯の量およそ400ml）

有効成分を呼吸と皮膚から
取り入れる

# ハーブの蒸気吸入

蒸気吸入は、洗面器にハーブと熱湯を入れ、ハーブから香り立つ蒸気を深い呼吸で取り入れる方法。頭からすっぽりと布をかぶると、ハーブと「私」だけの世界になり、香りも存分に楽しめます。植物の芳香成分だけを取り出した精油と違い、ハーブの適度な香りのやさしさはまた特別なもの。花や葉の色や形、お湯に揺らぐ姿も視覚からこころをほぐします。

蒸気にはハーブの有効成分がたっぷり含まれ、呼吸から体内に取り込まれます。また、蒸気と一緒にハーブの成分が肌にも浸透するのでスキンケア効果も。温めることで血行が促進、毛細血管にまで血液が届けられて細胞に栄養が行き渡るので、新しい健康な細胞をつくる助けにもなります。目も温めるので眼精疲労にも効果的。

向いているのは、見た目が美しくて香りのよいハーブたち。ラベンダー、ローズ、オレンジフラワー、カモミール、エルダーフラワー、リンデン、ジャスミンなどから2〜3種選び、合計で大さじ3杯程度を洗面器に入れます。これらのハーブはどれもリラックス効果が高く、からだとこころをゆるめてくれるうえに肌の調子を整えてくれるものばかり。フレッシュハーブが手に入る時期は、ペパーミントやレモンバームなどを加えてもいいでしょう。

肩の力を抜いて、深くゆっくり呼吸をすることを意識してください。布をかぶるのとかぶらないのとでは体感も効果も全く違うので、ぜひ布も使ってくださいね。蒸気に顔を当ててるだけなのに、まるでお風呂から上がったかのように、疲れもストレスもスッキリと抜けて、効果の高さに驚くはずです。終わった後は水を足して適温にし、ハンドバスや足湯を楽しんだり、そのままザルで濾して入浴剤としてお風呂に入れても。

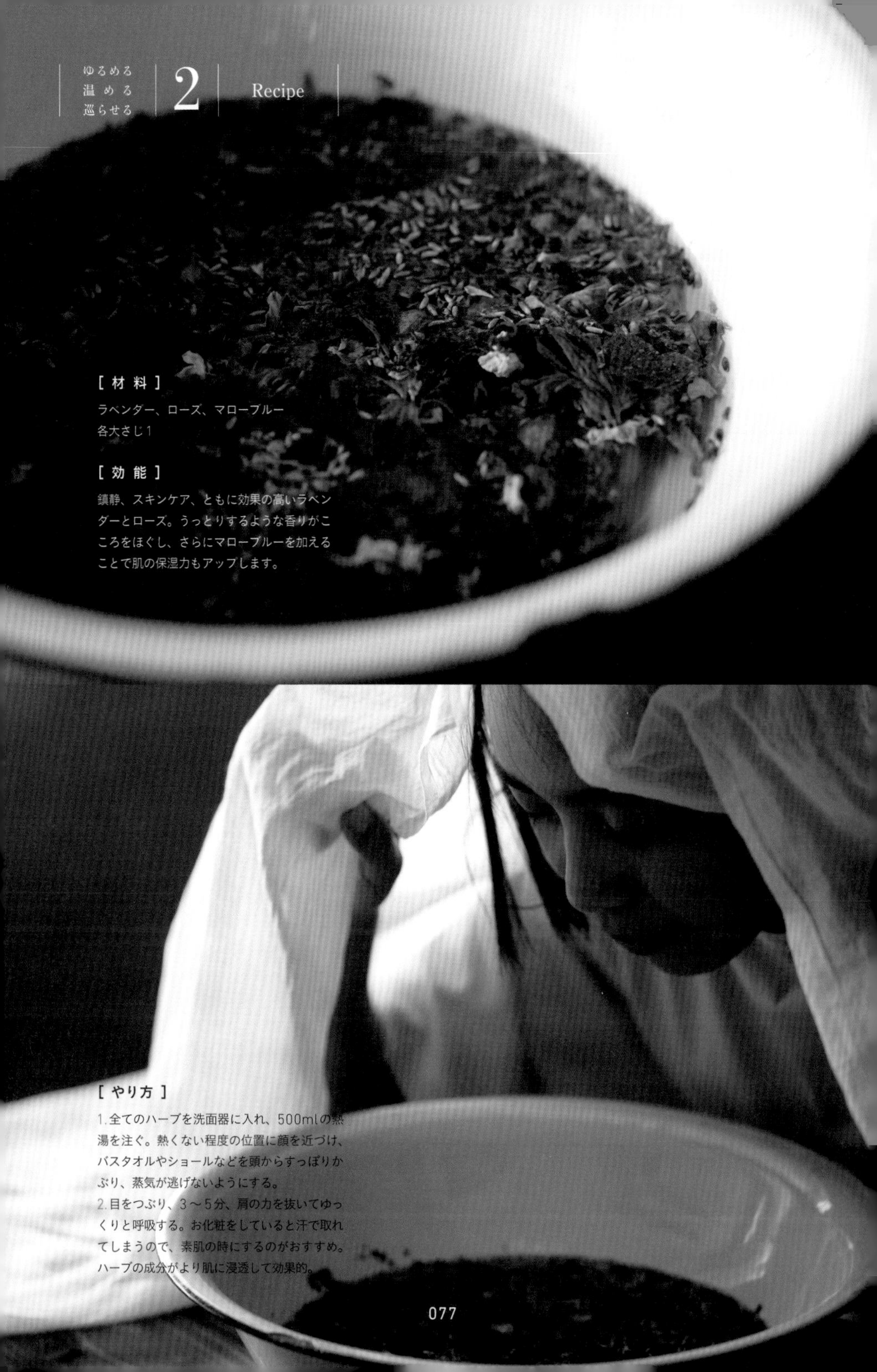

**[ 材 料 ]**

ラベンダー、ローズ、マロープルー
各大さじ1

**[ 効 能 ]**

鎮静、スキンケア、ともに効果の高いラベンダーとローズ。うっとりするような香りがこころをほぐし、さらにマロープルーを加えることで肌の保湿力もアップします。

**[ やり方 ]**

1.全てのハーブを洗面器に入れ、500mlの熱湯を注ぐ。熱くない程度の位置に顔を近づけ、バスタオルやショールなどを頭からすっぽりかぶり、蒸気が逃げないようにする。
2.目をつぶり、3～5分、肩の力を抜いてゆっくりと呼吸する。お化粧をしていると汗で取れてしまうので、素肌の時にするのがおすすめ。ハーブの成分がより肌に浸透して効果的。

習慣化すると効果アップ

# 精油のハンドバス

お湯をためて精油を1、2滴入れた洗面器に手を浸すハンドバスは、とても簡単に日常に取り入れられる植物療法のひとつ。スマホやパソコンの使用で、知らず知らずのうちにこっている手の筋肉をほぐしながら手首までしっかりと温めることとで、首や肩の疲れも癒し、さらに精油の芳香成分を呼吸で取り込むことができます。

最初は、少し熱いかなと感じるくらいの湯温にするのが心地よくなるコツ。ゆるめるためには夕方〜夜にかけて、ラベンダー、ローズゼラニウム、マジョラムスイート、イランイラン、オレンジ、ローズ、ジャスミン、ネロリ、ベルガモットなどから好きなものを1つ選び1〜2滴、または2種類を1滴ずつ使用するのがおすすめ。

朝や昼間は同じ要領で、ローズマリーやレモン、グレープフルーツ、ペパーミントなど、すっきりとした香りを使用すると自律神経が整います。

手を温めて細部に血液が回ることでリラックスしたり、上半身の血流がよくなり肩や首に溜まった疲労物質も流れて頭まですっきりします。また、蒸気と一緒に精油成分も上にのぼるので、香りを自然と吸い込み脳に心地よい刺激が送られてストレス解消にも。

ほんの1〜2分程度でも日課になると効果が増すので、ぜひ取り入れてみてください。

※レモン、グレープフルーツには光感作（光アレルギー性）があるので、日中は終わったら精油を洗い流してください。

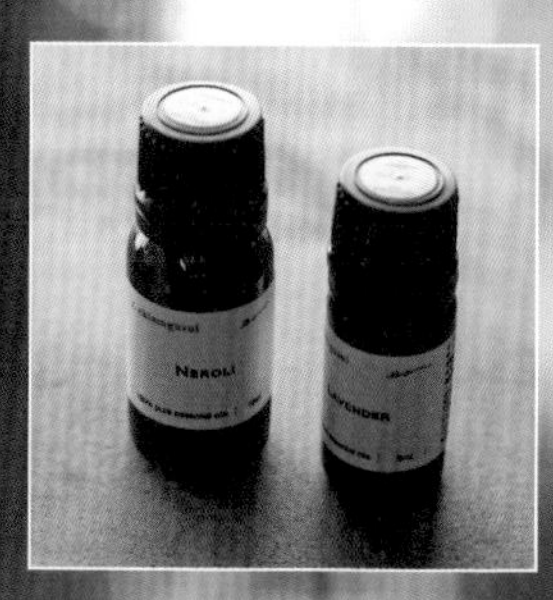


## さわやかブレンド

[ 材 料 ]

グレープフルーツ：1滴
ローズマリー：1滴

[ 効 能 ]

さわやかな香りのブレンド。朝や日中にリフレッシュしてすっきりとした気持ちで過ごすと、夕方〜夜にかけて副交感神経が優位になり、自律神経が整います。

## ご褒美ブレンド

[ 材 料 ]

ラベンダー：1滴
ネロリ：1滴

[ 効 能 ]

女性は大好きなオレンジの花の精油・ネロリと、リラックスの代表・ラベンダー。ご褒美のようなうっとりする香りのブレンドが、こころをやさしく包んでくれます。

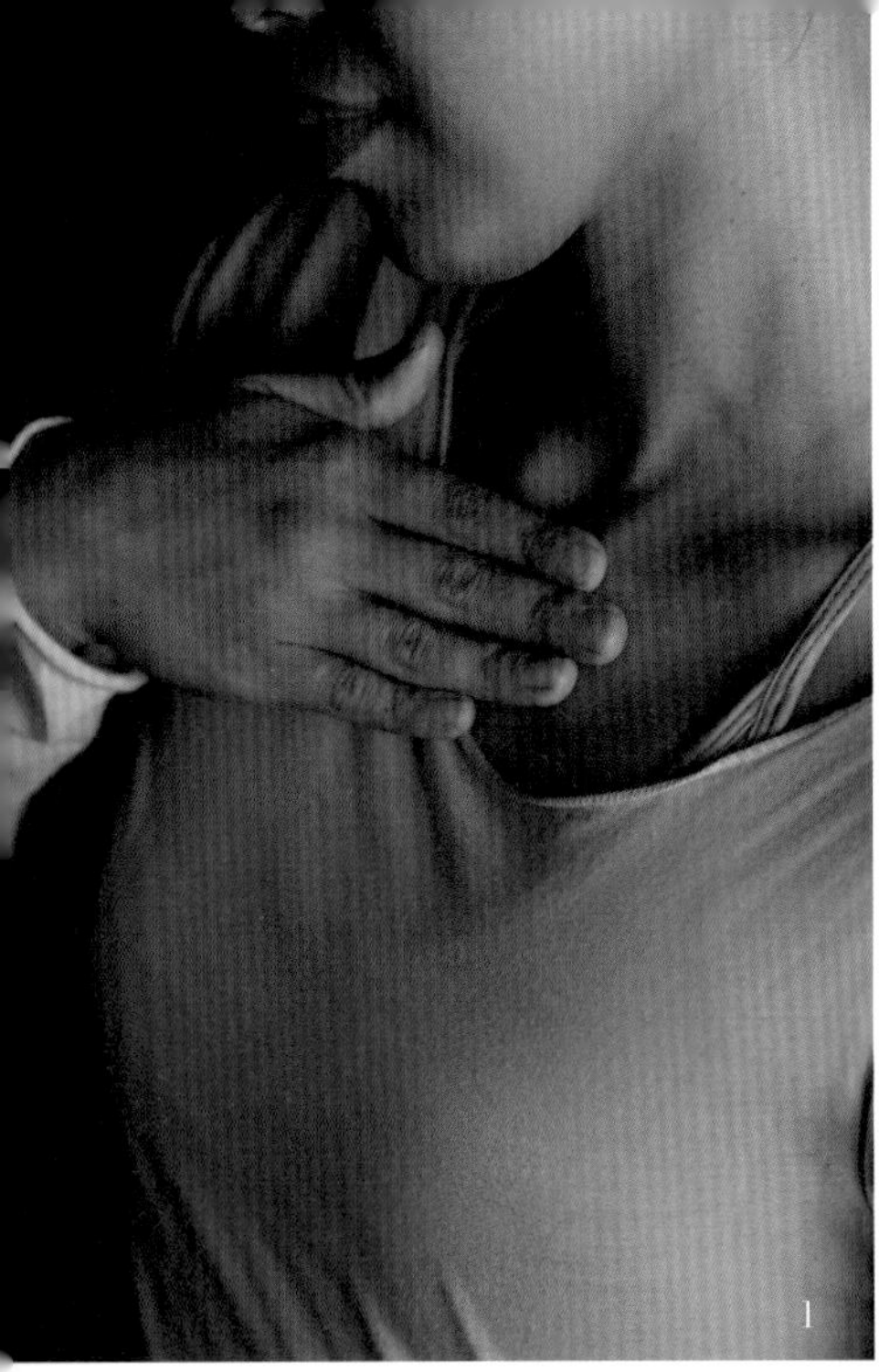

さまざまな不調の改善につながる

# 首肩のアロマトリートメント

首や肩がこっている、頭が重い、時々頭痛がある……そんな症状がある人にぜひ習慣として取り入れて欲しいのが、首肩のマッサージです。

首には脳と連動する重要な神経や血管が通っているため、首のこりを放っておくとさまざまな不調の原因に。頭痛、めまい、自律神経失調症、抑うつ状態にまで、実は首のこりが関係していることがあるのです。これらの症状を軽くするためには、首に緊張やこわばりを溜めないよう、毎日ほぐしてゆるめ、血液やリンパの流れをよくして酸素をしっかりと全身に送り込むことが大切。

精油を使ったアロマトリートメントは、血行を促進し、巡りをよくして老廃物を排出。筋肉のこわばりを柔らかくしながら、鎮静作用がこころの緊張をほぐします。ちからを入れずに、オイルの滑りのよさを生かしてやさしくなでるだけで十分。半身浴をしながら湯船の中でするのもおすすめです。

自覚症状があってもなくても、毎日の習慣にすることで、どんどん余分な肩の力が抜けて、からだだけでなく気持ちも軽く健やかになっていくはずです。

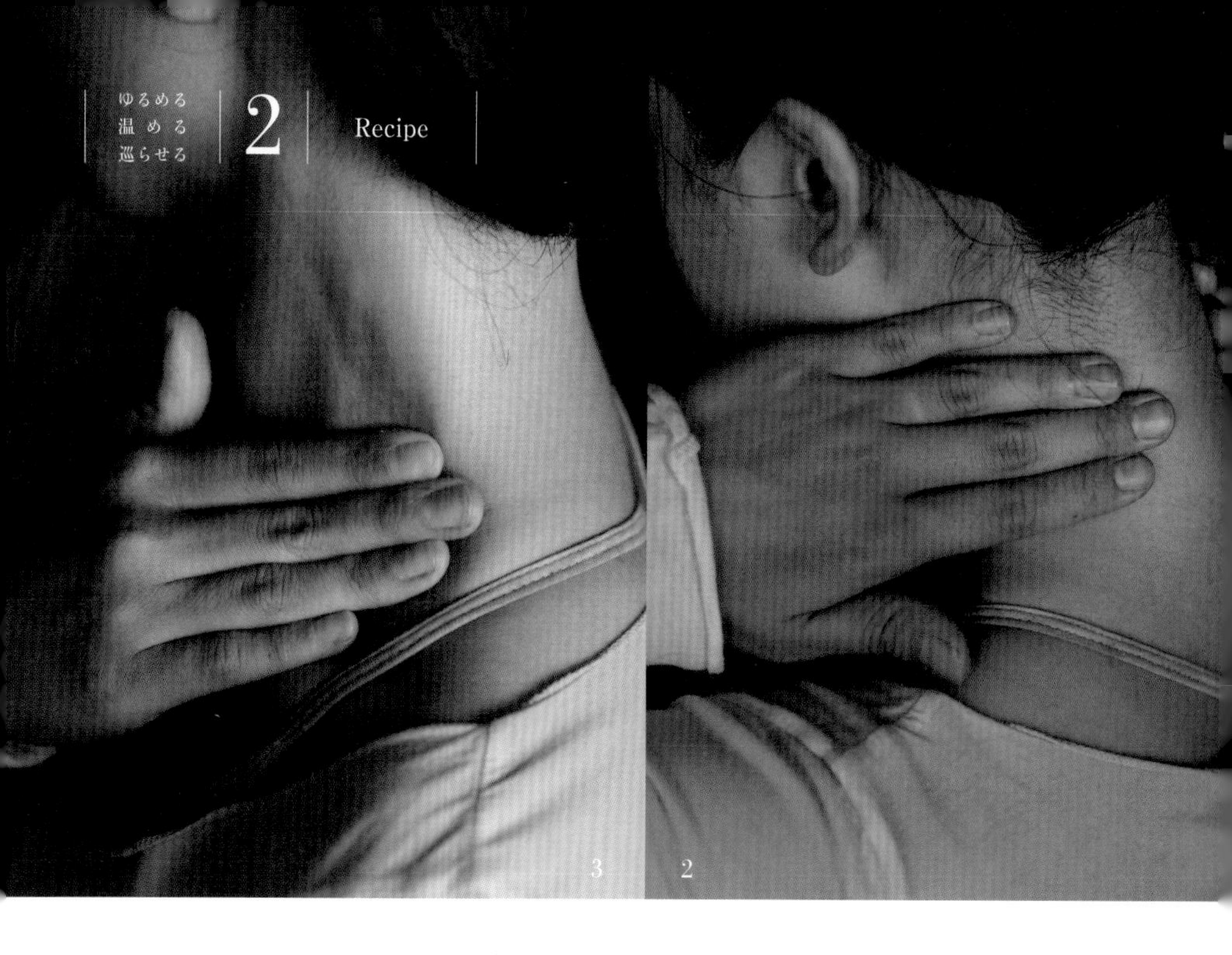


## マッサージの手順

1.手のひらに100円玉大のオイルを出して、両手をすり合わせて広げる。両手のひらについたオイルを首、肩、鎖骨まわりに軽く塗り込む。右手で左の鎖骨の下側を中心から外側に向かって軽くなでる。左手で右の鎖骨も同様に（※鎖骨はリンパの最終出口なので、先にここの滞りを流しておくことが重要）。
2.両手で襟足から肩まで、指先で小さな円を描くように筋肉をゆらして、少しずつ下にずらしながら揉んでいく。（※ちからは入れすぎないように）
3.顔を右に向け、右手で左の胸鎖乳突筋（耳の後ろから鎖骨の付け根に伸びる筋肉）と、首から肩にかけてのラインを上から下にさすったり、もんだりしてほぐす。同様に左側もほぐす。再度、鎖骨の下側を軽くなでで、リンパを流して完了。

## ローズゼラニウムとマジョラムスイートのトリートメントオイル

[ 効 能 ]

ローズゼラニウムは甘いバラにも似た香りで、こころをゆるめながらリンパの流れをよくする効果の高い精油。そこに、血行をよくして筋肉の緊張をほぐしたり痛みを取る作用もあるマジョラムスイートをプラス。"ゆるめる力"の高いブレンドです。

[ 材料（約5回分）]

マカデミアナッツオイル：30ml
<精油>
ローズゼラニウム：3滴
マジョラムスイート：3滴

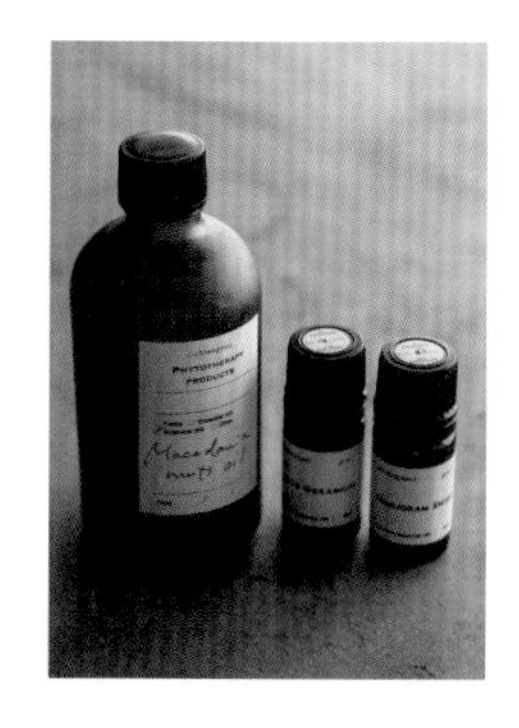

[ 作り方 ]

マカデミアナッツオイルに精油を混ぜ、遮光瓶やボトルに保存する。
保存期間：約3カ月　※使うたびによく振って、使用後は1カ月以内に使い切ってください。

外出時に持ち歩ける

# アロマミスト&ロールオンアロマ

外出先でちょっと気分転換をしたい時、瞬間的に感じたストレスや疲れをリリースしたい時に便利なのが、携帯しやすいアロマミストやロールオンアロマです。

アロマミストは自分の周りにシュシュッとスプレーして、精油の香りをまとうイメージ。エタノールに精油を混ぜて精製水で薄めればできあがりです。ゆるめたい時はイランイラン、ラベンダー、フランキンセンス、オレンジ、ベルガモットなどを。朝や日中にリフレッシュしたい時はローズマリーやレモン、グレープフルーツ、ペパーミントなどをブレンドします。スプレーすると精油の有効成分が呼吸器から取り込まれて脳に伝達し、自律神経が整います。

ロールオンアロマは、クルクルと回るプラスチックボール付きの容器を使い、オイルで希釈した精油を塗り込むもの。胸の真ん中、鎖骨の付け根、手首や襟足、首筋、こめかみ、頭頂部など、自分が気持ちいいと思うところに塗り、少しこすって肌になじませます。香りの吸入と経皮吸収、両方の作用から効果があります。局所使いなので濃度は3~5%くらいの高めで調整を。精油はアロマミストに挙げた例と同じで大丈夫ですが、レモン、グレープフルーツなどの柑橘系は光感作があるので日中は使用しないで下さい。代わりにジュニパーベリーやレモングラス、サイプレス、水蒸気蒸留のユズなどを使うとさっぱりとした香りに仕上がります。

ストレスや緊張を感じた時に、自分が心地いいと感じる精油の香りを嗅ぐことでシーンが切り替わり、ストレスの元から心身を切り離すことができるので、自律神経ケアになります。どちらもとても簡単に作れるので、お気に入りの香りを見つけて気軽に試してみてください。

## イランイランとフランキンセンス、オレンジのアロマミスト

[ 効 能 ]
呼吸を深くしリラックスに導くイランイランと鎮静効果の高いフランキンセンスに、気持ち上向くオレンジをブレンド。イランイランの甘さを、フランキンセンスの上品な香りとオレンジのさわやかさが中和。一瞬で深部までリラックス。

[ 材 料 ]
ビーカー、スプレーボトル(容量50ml)、
精製水：40ml、エタノール：10ml
<精油>
イランイラン：6滴
フランキンセンス：9滴
オレンジ：5滴

[ 作り方 ]
1. ビーカーに、無水エタノール10mlと精油を入れ、よく混ぜる。
2. 1に精製水を加える。
(白濁しますが問題ありません)。
3. スプレーボトルに入れてよく振ったら完成。
※使うたびによく振って、1カ月以内に使い切ってください。

## ラベンダーとサンダルウッド、ベルガモットのロールオン

[ 効 能 ]
"幸せホルモン"と呼ばれるセロトニンを誘発する酢酸リナリルを含むラベンダーとベルガモットに、神経を落ち着かせる効果のあるサンダルウッドをブレンド。リラックス効果のとても高い3つの香りが、気持ちを穏やかに。

[ 材 料 ]
ビーカー、ロールオン容器(容量10ml)、
ホホバオイル：10ml
<精油>
ラベンダー：4滴
サンダルウッド：3滴
ベルガモット(ベルガプテンフリー)：3滴

[ 作り方 ]
1. ビーカーに、ホホバオイルと精油を入れ、よく混ぜる。
2. ロールオン容器に入れたら完成。
※遮光性の高い容器に入れて3カ月以内に使い切ってください。※ベルガモット精油は光毒性がありますので、光感作成分を取り除いたベルガプテンフリー（フロマクリンフリーとも言う）を使用してください。

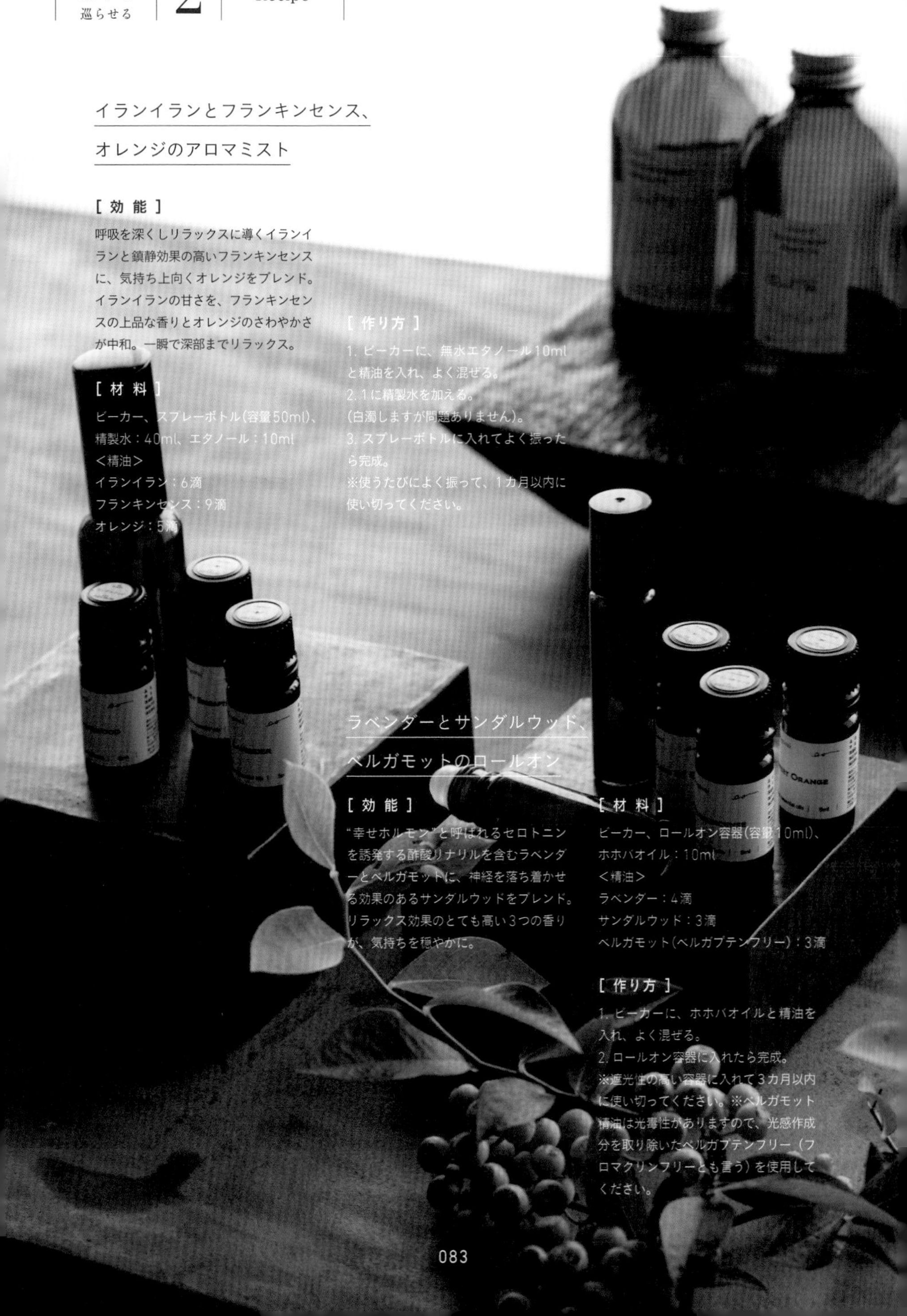

胃腸と自律神経を整える

# 消化器系ケアのハーブティー

胃が痛い、便秘、消化不良、下痢、腹痛、過敏性腸症候群など消化器系の不調は、単純に食べ過ぎや刺激物の取り過ぎなどの物理的なことが原因の場合と、ストレスによる自律神経の乱れが原因の場合とがあります。

ハーブには、消化促進作用など胃腸の不調を改善する成分と一緒に、こころをリラックスさせる鎮静作用もあわせ持つものが多数あります。消化器系のケアとストレスケアを同時にできるので、自律神経からくる胃腸の不調を整えるのにとても向いています。

ジャーマンカモミールやレモンバームは、消化器系のケアと精神的なストレスをやわらげることの両方が得意なハーブ。ストレスからくる胃炎や胃潰瘍、過敏性腸症候群の症状がある人は、夕方〜夜はもちろん、昼間でも眠すぎて困るような感じがなければ昼食前後にも飲んでみてください。

オレンジフラワーも過敏性腸症候群をはじめ、ストレス性の消化器系の不調をやわらげ、こころとからだの両方を整えてくれます。みかんの花のようなさわやかで甘い香りがしますが、味は少し苦味があるので、飲みにくいと感じる人はペパーミントやレモングラスなどとブレンドしてもいいでしょう。

レモンバーム、レモンバーベナ、レモングラスなどのシトラス系のハーブはどれも消化促進作用があります。味もさっぱりと飲みやすいので食後の一杯としておすすめです。

自分では特にストレスを感じていなくてもからだは反応している、なんてこともよくあります。頻ぱんにまたは慢性的に消化器系の不調を感じている人は、ぜひ86ページ〜のブレンドを試してみてください。食中または食後に1日1〜3杯飲むことをおすすめします。

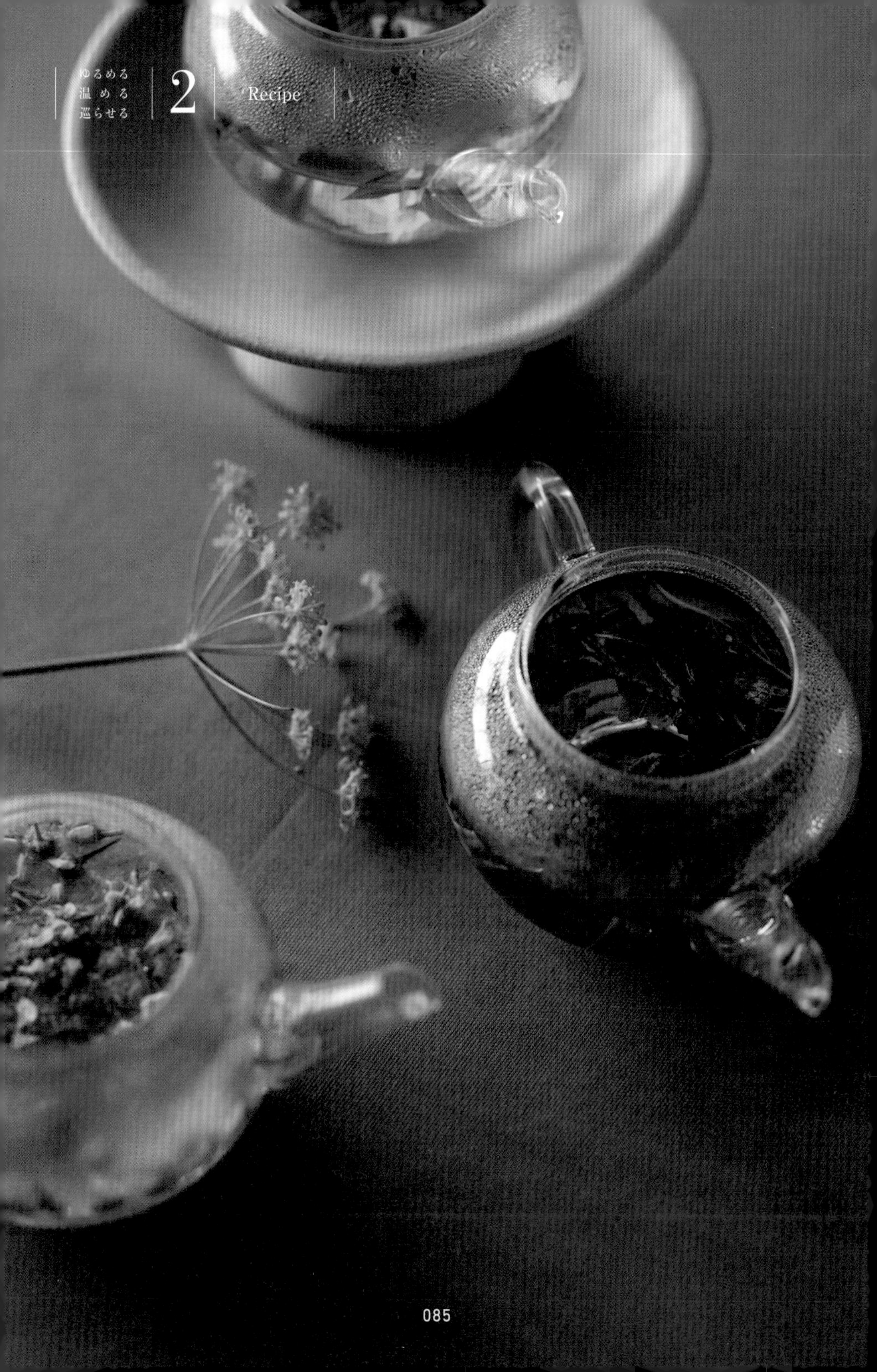

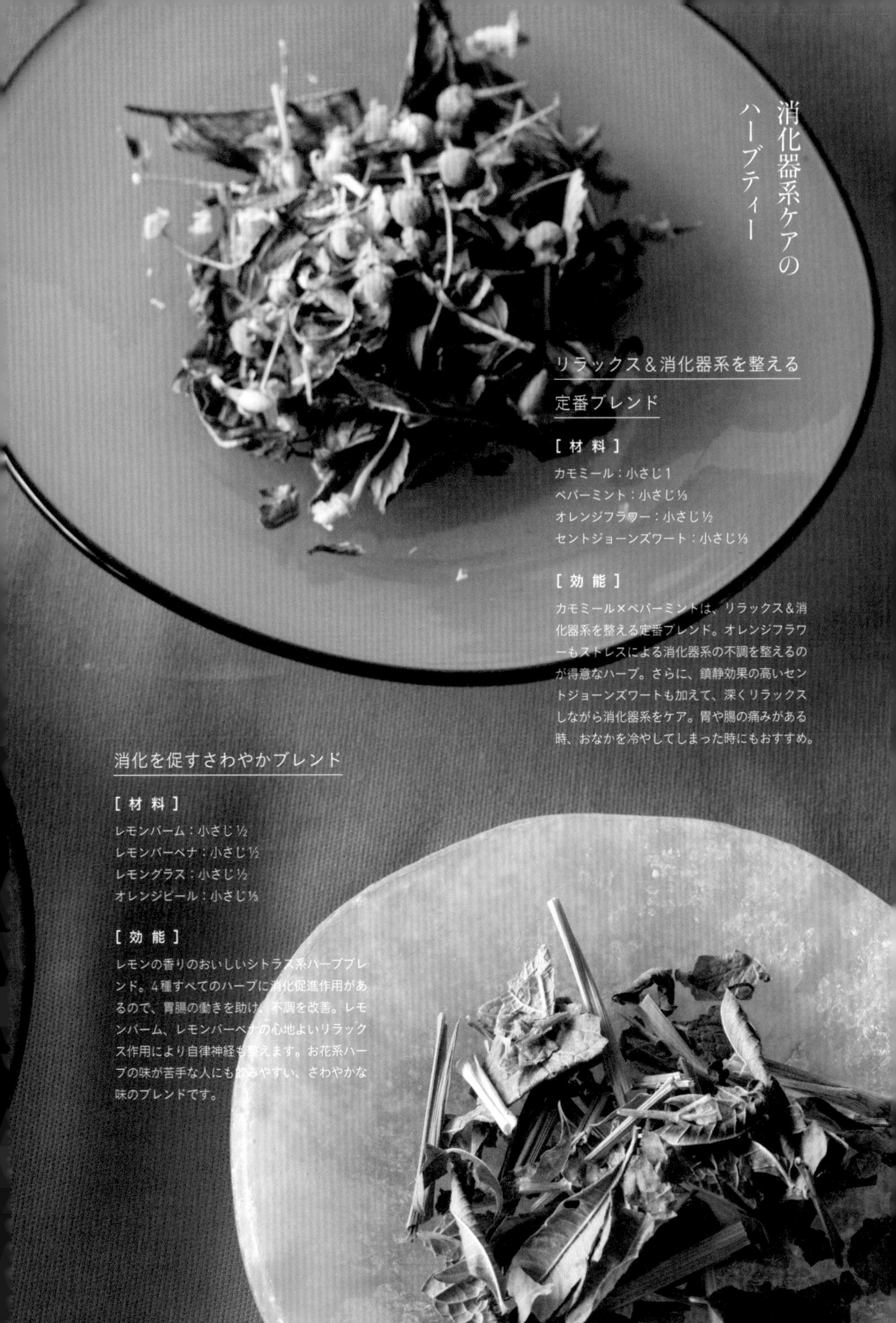

# 消化器系ケアのハーブティー

## リラックス＆消化器系を整える定番ブレンド

**[ 材 料 ]**

カモミール：小さじ1
ペパーミント：小さじ⅓
オレンジフラワー：小さじ½
セントジョーンズワート：小さじ⅓

**[ 効 能 ]**

カモミール×ペパーミントは、リラックス＆消化器系を整える定番ブレンド。オレンジフラワーもストレスによる消化器系の不調を整えるのが得意なハーブ。さらに、鎮静効果の高いセントジョーンズワートも加えて、深くリラックスしながら消化器系をケア。胃や腸の痛みがある時、おなかを冷やしてしまった時にもおすすめ。

## 消化を促すさわやかブレンド

**[ 材 料 ]**

レモンバーム：小さじ½
レモンバーベナ：小さじ½
レモングラス：小さじ½
オレンジピール：小さじ⅓

**[ 効 能 ]**

レモンの香りのおいしいシトラス系ハーブブレンド。4種すべてのハーブに消化促進作用があるので、胃腸の働きを助け、不調を改善。レモンバーム、レモンバーベナの心地よいリラックス作用により自律神経も整えます。お花系ハーブの味が苦手な人にも飲みやすい、さわやかな味のブレンドです。

## 胃腸の不調にも効く和のブレンド

**[ 材 料 ]**

シソ：小さじ½
ゲンノショウコ：小さじ½
和ハッカ：小さじ½
月桃：小さじ½

**[ 効 能 ]**

和の薬草ブレンド。食欲を増進したり食あたりを防ぐ赤シソの葉、下痢止めに効果の高い「現の証拠」と名付けられた民間薬草「ゲンノショウコ」、胃を元気にする和のペパーミント和ハッカ、健胃整腸作用のある香り高い沖縄の薬草・月桃をブレンド。シソと月桃にはリラックス効果も。夏の胃腸の不調や消化不良にもおすすめです。※茶葉のカットが大きめの時は、小さじ→大さじに変えてください。

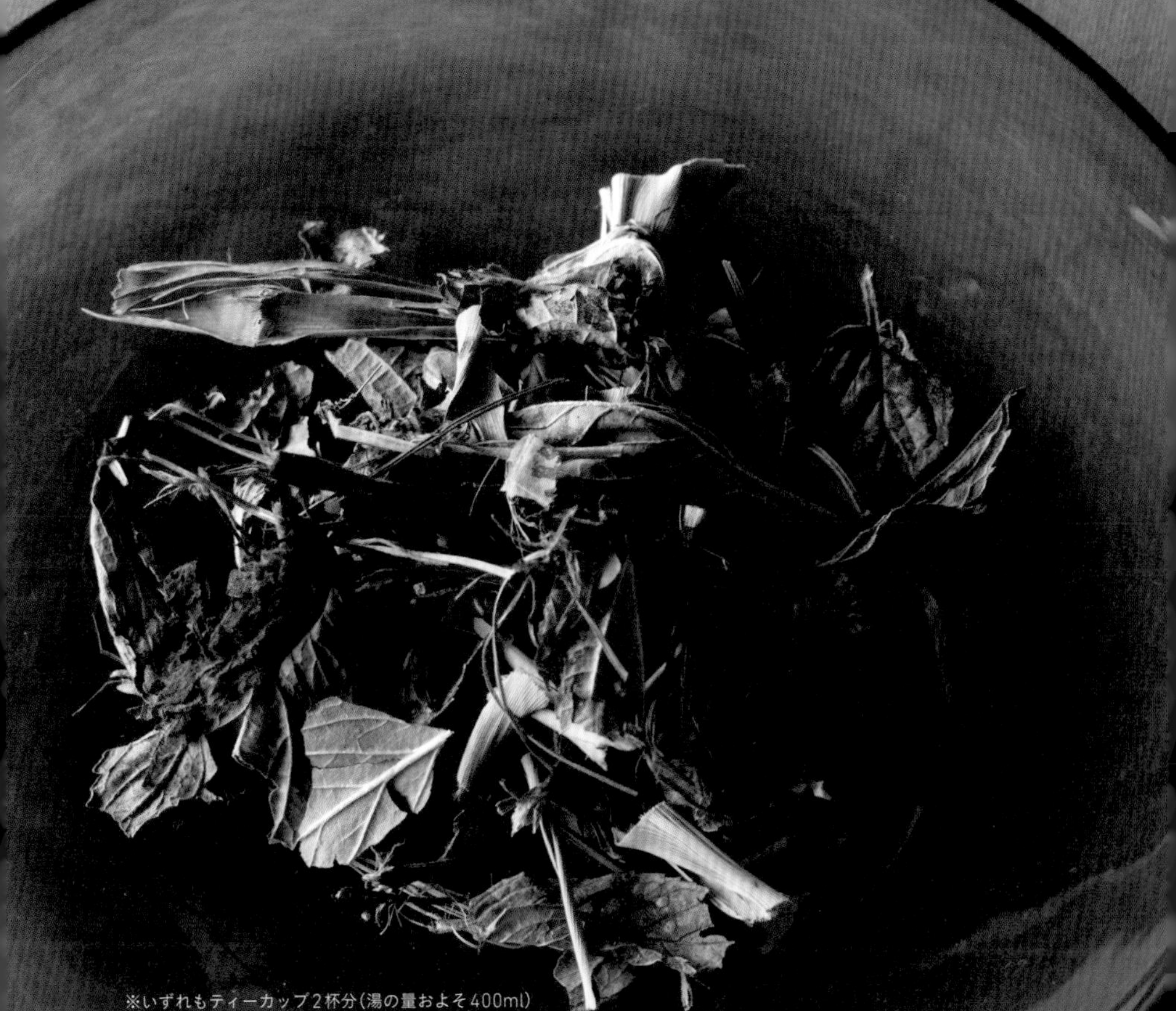

※いずれもティーカップ2杯分（湯の量およそ400ml）

ゆるめて
自律神経を整える

# 呼吸法

私たちの意識ではコントロールすることのできない自律神経ですが、呼吸は〝自律神経の窓〟とも呼ばれ、意識することによって整えることができます。

普段、何気なく行っている「吐く」と「吸う」のリズムは、実は心身にとても影響が大きいもの。緊張している時（交感神経優位）の呼吸は浅く早く、リラックスしている時（副交感神経優位）は深くゆっくりとしています。

つまり、息のリズムや深さを意識すれば、からだが変化し、それに応じてこころの状態も整っていくということ。

ここで紹介するのは、2つとも副交感神経を優位にする「ゆるめる呼吸法」。緊張がほぐれない時、頭が冴えてしまって眠れない時などに行うと効果絶大です。まずは簡単な腹式呼吸から。慣れてきたら片鼻呼吸法にも挑戦してみてください。

## 片鼻呼吸法

1. 座骨を安定させ背筋を伸ばして座り、肩は少し後ろに引いて力を抜き、右手の人差し指と中指を内側に折る。左手は自然に足の上におろす。両方の鼻の穴から息を吐く。
2. 右手の親指で右の鼻の穴を押さえながら、左鼻からゆっくり息を吸う（心の中で4カウント数える）。
3. 左手薬指で左の鼻の穴を押さえ、右鼻から息を吐く（4カウント）。そのまま右鼻からゆっくり息を吸う（4カウント）。
4. 右手の親指で右の鼻の穴を押さえ、左鼻からゆっくり息を吐く（4カウント）。慣れてきたら吐く時のカウントを4→8へと長くしていく。
5. 2〜4を10回くらい繰り返して穏やかな気持ちを感じたら、手を離し脚の上に自然に置く。両鼻でゆっくりとした普段の呼吸に戻して、“今の状態”を感じる。その後、ゆっくりと目を開ける。

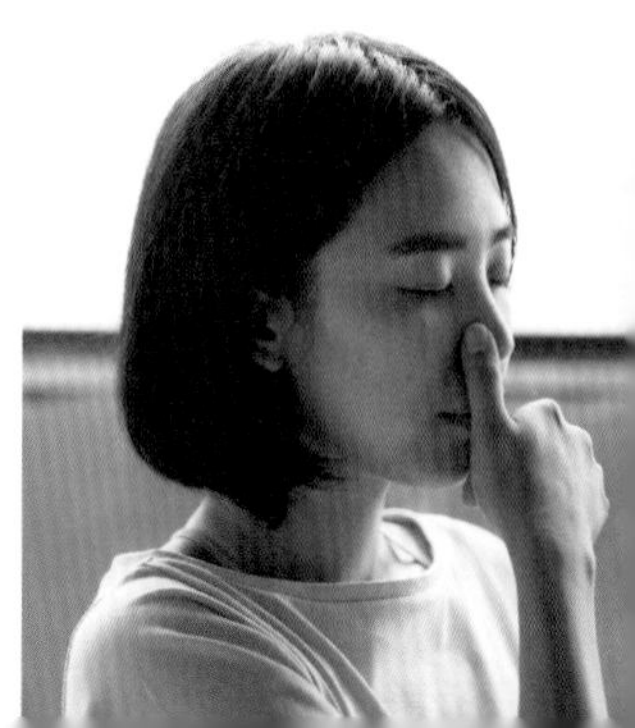

## 腹式呼吸法

1. 座骨を安定させ背筋を伸ばして座り、肩は少し後ろに引いて力を抜き、片方の手をおへその下あたりに添える。もう片方の手は自然に脚の上におろす。
2. 目を閉じ、鼻から細く静かに息を吐く（心の中でゆっくりと４カウントしながら）。おなかの中の空気をすべて出すイメージで、おへそを背骨の方に引き寄せ吐き切る。
3. 鼻から息を吸う（４カウント）。自然におなかに空気が入って膨らんでくるイメージで。
4. ２～３をゆっくりと繰り返し、慣れてきたら吐く時のカウントを4→6→8と長くしていく。ただし、吸う時は4カウントのままで。吸う時間より吐く時間を長くすることで、より深いリラックス状態に。
5. 気持ちが落ち着いてきたら、自然な呼吸に戻し、“今の状態”を感じる。その後、ゆっくりと目を開ける。

疲れが取れる
究極のリラクゼーション

# 全身脱力法 シャバーサナ

ヨガのアーサナ（ポーズ）のひとつであるシャバーサナは、日本語で言うと「屍のポーズ」。読んで字のごとく、まるで死んでしまったかのように全身の力を全て抜いて横たわるだけのポーズです。20分のシャバーサナで2時間の睡眠に匹敵すると言われるくらい脳やからだの疲労回復効果があるので、睡眠不足や眠りの浅い人にはぜひマスターして欲しいリラックス法のひとつ。ベッドに入りシャバーサナをしてから入眠すると、とても質のいい睡眠がとれます。

シャバーサナは一見簡単そうに見えるポーズですが、実際にやってみると〝意識して力を抜く〟というのが意外にむずかしいもの。特に、普段からからだやこころが緊張しがちな人ほど、力を抜こうと思ってもなかなか脱力できないのがわかると思います。

コツは、一度力をギューッと思い切り入れてからストンと抜くこと。足先から頭まで、下から順に一カ所ずつ意識して力を抜いていくとうまくいきます。その過程で、自分のからだを俯瞰して丁寧にモニタリングすると、からだと対話する練習にもなりますよ。

慣れてくると、一旦力を入れなくてもそのまま全身が脱力できるように。自然に涙が流れ出てきたり、呼吸がとても深くなったりして究極のリラクゼーションを体験できます。全身が脱力すると少し寒く感じやすいのでブランケットなどをかけておくと安心です。また、「ゆるめる精油」（P.98～99参照）を焚いたり、静かで美しい音楽をかけるとより気持ちよくできるでしょう。

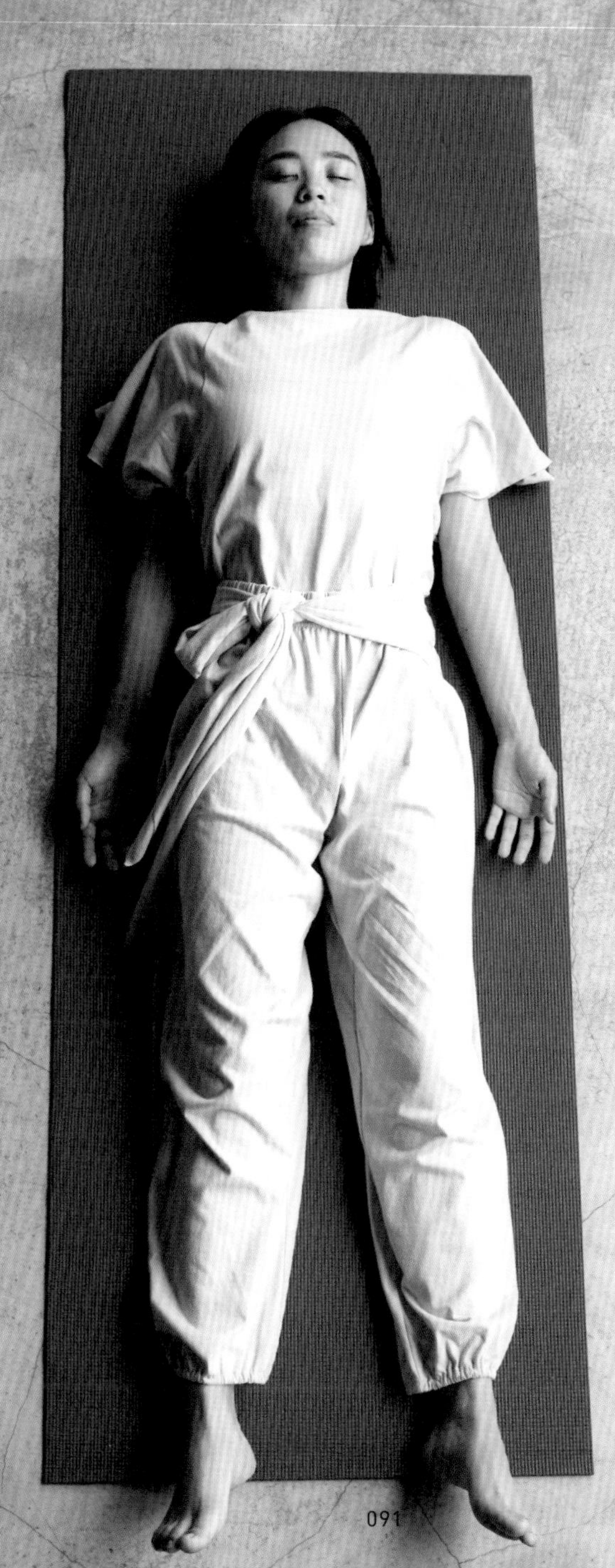

## やり方

1. ヨガマットやベッドの上にあお向けの状態で横になる。両脚は肩幅くらいに広げ、両手はからだから10cmくらい離し、手のひらは上に向ける。
2. ゆっくりと数回、深呼吸をする。
3. 足先、ふくらはぎ、もも、おしり、おなか、背中、胸、手先、腕、肩、首、顔、頭の順に下から一部位ずつ意識して力を抜いていく。
4. 重力を感じてマットにからだが沈んでいくような感覚で、全身の力を抜いていく。
5. 10～20分経ったら徐々に意識を戻していく。右側にからだを倒し、少し落ち着かせてからゆっくりと起き上がる。

深いリラックスで本来の自分を取り戻す

# セルフヨガニードラ

（チャクラのイメージワーク）

ヨガニードラは、サンスクリット語で「眠りのヨガ」という意味。シャバーサナからもう一段階深い領域に入り、さらにゆるめていくリラクゼーション法です。そのひとつとしておすすめなのが「チャクラのイメージワーク」。

〝チャクラ〟とは、全身を流れるエネルギーが集結するポイント・出入口のことで、からだの中心軸上に7カ所あると言われています。その流れが強過ぎても弱過ぎても、開き過ぎても閉じ過ぎても（エネルギーの出入りが過剰な状態）よくないとされ、チャクラのバランスがちょうどよく取れていると、心身ともに調子がよい状態になります。

チャクラのバランスを整えてくれるこのヨガニードラは、まずシャバーサナで全身の力を抜いた後、各チャクラの場所に意識を持っていき、そこにイメージの中できれいな光を当てていきます。ひとつひとつのチャクラに白い光（イメージできる人は左ページの各チャクラの色の光）を当てていくと、その部分がすっきりとしたり、軽くなったような感覚になる人もいるかもしれません。それを下から上に7カ所、行なっていきます。終わった後は、滞っていた疲れやストレスが抜けて、からだもこころもとてもすっきりします。

専門用語が多く出てくるのでむずかしく思えるかもしれませんが、今回紹介するのは誰でも簡単にできるイメージワーク。こころやからだの緊張がなかなかゆるめられない時、悩みや心配事が頭から離れない時、ストレスで呼吸がどうしても浅くなってしまう時などにおすすめです。目の前のことに翻弄されてしまう自分の奥にある、波のない穏やかな領域を体感し、本来の自分の中心を取り戻してください。

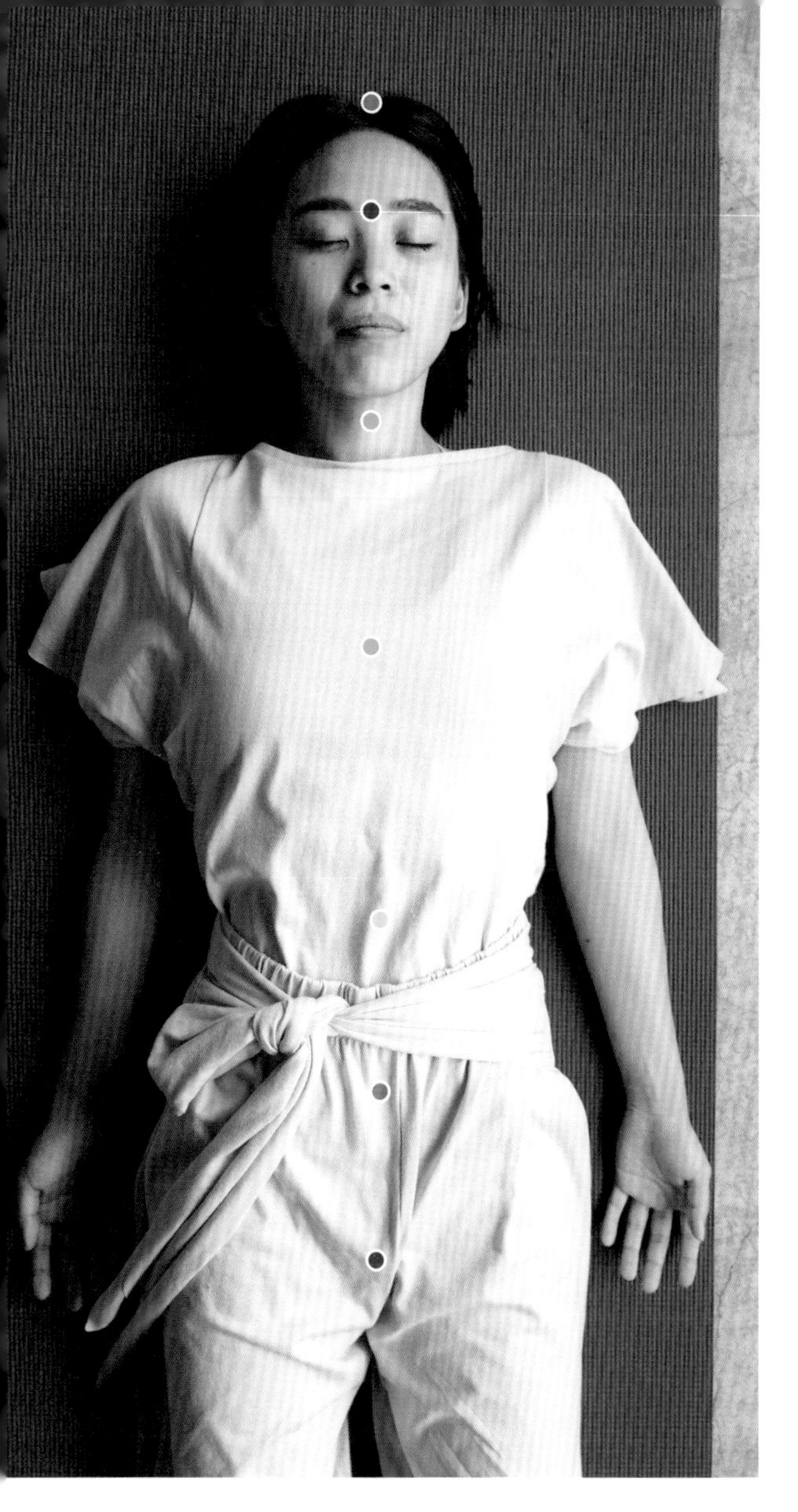

## チャクラから引き出される力

- 紫　潜在能力の開花
- 藍　イメージ力、直観力、ひらめき
- 青　表現力、発信力、コミュニケーション
- 緑　愛情、開放感、調和力、バランス
- 黄　協調性、柔軟性、許す力
- 橙　平常心、決断力、情緒の安定
- 赤　行動力、活力

## やり方

1. ヨガマットやベッドの上にあお向けの状態で横になる。両足は肩幅くらいに広げ、両手をからだから10cmくらい離し、手のひらは上に向ける。目を閉じ、ゆっくりと深呼吸をする。
2. 足先、ふくらはぎ、もも、おしり、おなか、背中、胸、手先、腕、肩、首、顔、頭の順に、下から一部位ずつ意識して力を抜いていく。重心を感じてマットに全身を沈ませる。
3. 赤いチャクラの位置（骨盤底・尾てい骨）を意識しながら、そこにきれいな光を当てるイメージをする。
4. 橙色のチャクラの位置（丹田・おへそから3～5cm下）を意識しながら、そこにきれいな光を当てるイメージをする。
5. 黄色のチャクラの位置（おへその後ろ側）を意識しながら、そこにきれいな光を当てるイメージをする。
6. 緑色のチャクラの位置（胸の中央）を意識しながら、そこにきれいな光を当てるイメージをする。
7. 青色のチャクラの位置（喉の真ん中）を意識しながら、そこにきれいな光を当てるイメージをする。
8. 藍色のチャクラの位置（眉間）を意識しながら、そこにきれいな光を当てるイメージをする。
9. 紫色のチャクラの位置（頭頂部）を意識しながら、そこにきれいな光を当てるイメージをする。
10. すっきりと流れの通った、からだ全体を観察する。
11. 足先を揺らし手先も軽く握り、少しずつからだの表面に意識を戻していく。
12. ゆっくりと右側にからだを倒し、横向きに寝る。落ち着いたら、少しずつ頭を起こし、座り姿勢になってそっと目を開ける。

ゆるめて
睡眠の質を高める

# 寝る前のストレッチ

深く心地いい睡眠のためには、その前に〝いかにゆるんでいるか〟がとても大切です。からだのこりや緊張をほぐしてゆるめるには、体側（からだの側面）、脚（特にひざの裏やももの裏側）、胸の3つのポイントを気持ちよく伸ばすと効果的。体側伸ばしのポーズで脇や脚を伸ばし、魚のポーズで胸を大きく開いて首や肩、背中の筋肉をほぐすと、副交感神経が優位に。ほんの数分の簡単なストレッチで眠りの質がぐっと高まるので、ぜひ夜のひとときに取り入れてみてください。時間があれば、ストレッチの後、シャバーサナやヨガニードラに入ると、さらに心身がほぐれていきます。

## ねじった
## 体側伸ばしのポーズ

1. 両脚を広げ腰を立てて座り、背筋をまっすぐに伸ばす。
2. 左脚を曲げて、かかとをからだの真ん中に近づける。右脚はつま先を天井に向けて伸ばす。手でつま先をつかむ。届かなければ右肘をももに置く。
3. からだを左側にねじる。息を吸いながら左手を上げ、吐きながら上半身を右脚の方に倒す。
4. 目線は天井を見上げ、胸を開いていく。そのままゆっくりとした自然な呼吸をしながら、左側の体側の伸びを感じていく。伸びている部分に新鮮な空気を届けるように呼吸を意識をして、10呼吸分カウント。気持ちよければそのまま目を閉じるのもおすすめ。
5. 息を吸いながら左手をおろし、からだを正面に戻したら、右手はつま先から離し、曲げていた左脚も伸ばす。
6. 同様に右側も繰り返す。

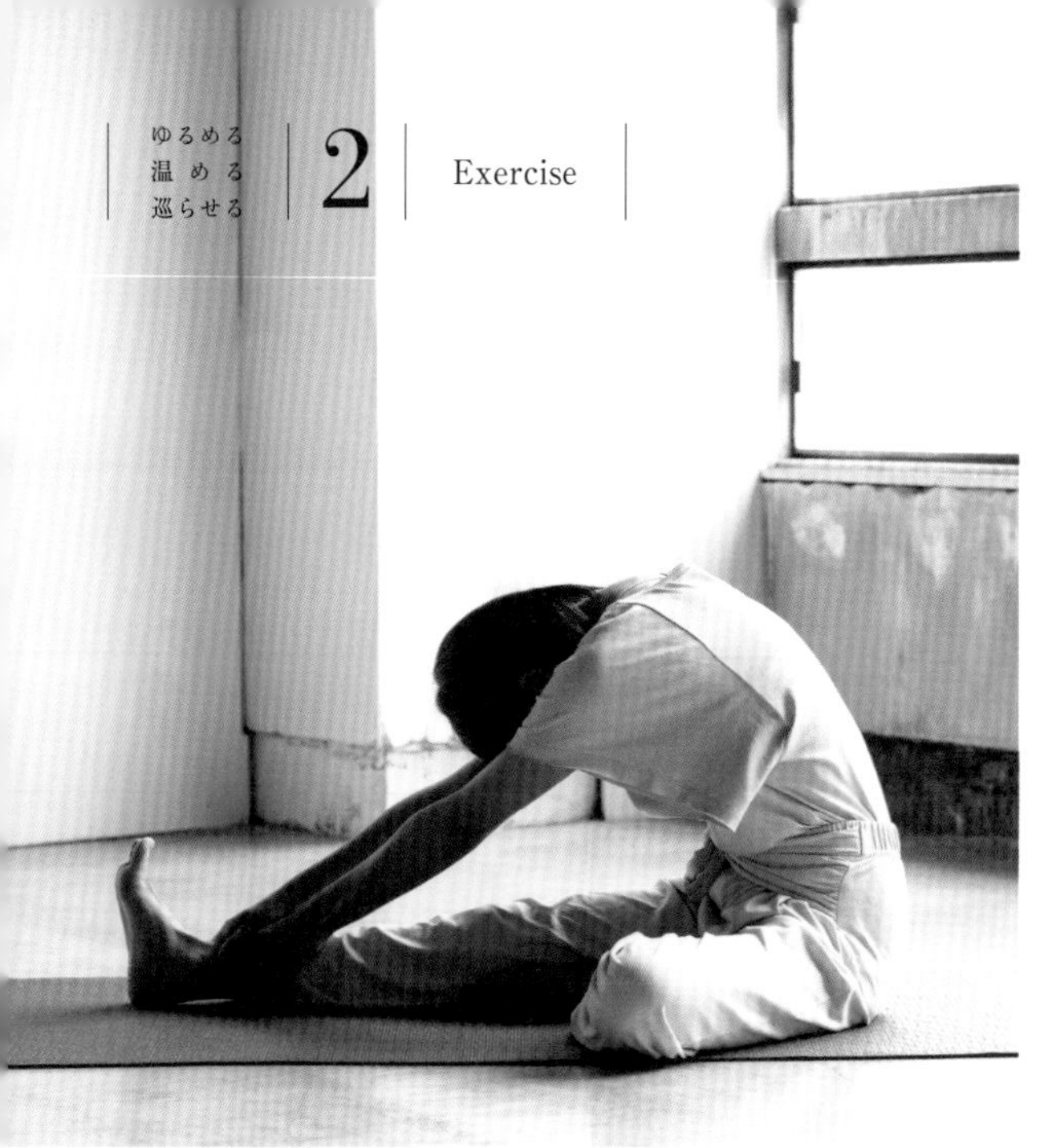

## 片脚前屈のポーズ

1. 両脚を伸ばしてマットに座り、背筋を伸ばす。
2. 左脚のかかとを右の太ももの内側につける。伸ばしている右脚は足首を直角に曲げ、足先を上に向けてひざの裏を伸ばす。
3. 鼻から息を吸いながら両手を上にあげ、口からはきながらおへそを右脚に向ける。もう一度吸って上に伸びて、吐く息で腰から上半身を前に倒す。自然に呼吸ができるまで、そのままキープ。
4. ゆっくりとからだを起こし、脚を戻す。反対側も同様に。

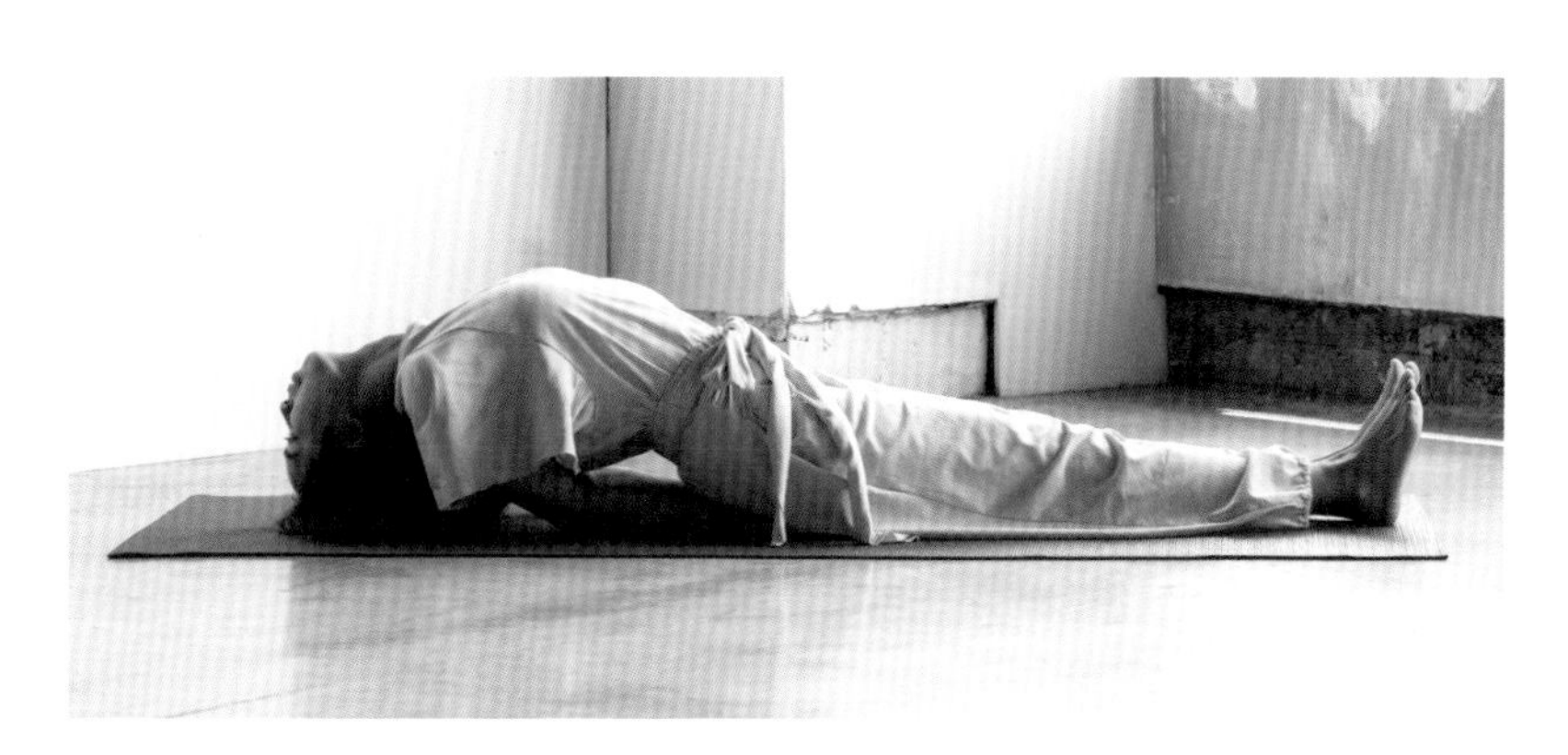

## 魚のポーズ

1. あお向けになり、両脚をそろえて伸ばし、両手のひらを下に向けてお尻の下に入れる。
2. 肩甲骨を寄せるように両腕を近づける（腕は伸ばしたままで。両肘が胸の下あたりに来るように）。
3. 息を吸いながら肘で床を押し、胸を高く上げて開き、頭のてっぺんを床に置く。そのまま30秒くらいゆっくりと呼吸をする。
4. ゆっくりと肘で床を押して頭を持ち上げ、あごを引き、後頭部と背中を床に戻す。
※首に痛みがある時には無理にやらないように。

# ゆるめるハーブ一覧

リラックス系のハーブは、味と香りはやさしいけれど効果大のものがたくさん。
ゆったり味わいながらストレスケア&自律神経を整えて。

## リンデンフラワー

やさしい味のリラックスハーブ。西洋菩提樹の花の香りが心身を安らぎに導いてゆるめます。粘液質を含むのでからだに潤いも。

【作用】鎮静、鎮痙(ちんけい)、発汗、利尿、保湿
【からだ】不眠、風邪、咳、喉の乾燥、イガイガ、鼻水、高血圧
【こころ】不安、情緒不安定、緊張、落ち着きのなさ
【ブレンド例】
+エルダーフラワー:温め、リラックス
+ラベンダー:高血圧
+マロウブルー:喉の乾燥

## ジャーマンカモミール

リラックスハーブの代表格。からだを温めこころを落ち着かせながら、消化器系、婦人科系、皮膚のケアもできる万能な薬草。

【作用】消炎、鎮静、鎮痙(ちんけい)、駆風(くふう)(胃腸内ガス排出)
【からだ】不眠、冷え、生理痛、生理不順、下痢、便秘、過敏性腸症候群、胃炎、頭痛、湿疹、肌荒れ、アトピー性皮膚炎、口内炎、歯肉炎
【こころ】緊張、不安、情緒不安定、落ち着きのなさ、ホルモンバランスによる落ち込み
【ブレンド例】
+エルダーフラワー:リラックス、温め
+ペパーミント:消化器系の不調
+パッションフラワー:鎮痛、安眠、リラックス

## パッションフラワー

天然の精神安定剤。リラックスや痛みを抑える効果にすぐれ、こころもからだもゆるめて深い睡眠に導いてくれます。シングルよりもブレンドすると飲みやすく、子どもや高齢者にもおすすめですが妊娠中は控えめに。強い眠気を感じることがあるので運転前の飲用は×。

【作用】鎮静(中枢性)、鎮痙(ちんけい)、鎮痛
【からだ】痛み全般(生理痛、歯痛、胃痛、頭痛)高血圧、過敏性腸症候群、不眠
【こころ】不安、神経症、緊張、PMSや更年期による精神的不安定、落ち込み
【ブレンド例】
+ジャーマンカモミール:痛み、リラックス
+オレンジフラワー:心身性の消化器系症状
+エルダーフラワー:リラックスと温め

## ラベンダー

深いリラックスに導きながら心身を浄化してくれるハーブ。からだとこころをゆるませてほぐしてくれるので、夕〜夜のケアに。お花の香りが苦手な人は少なめに。消化器ケアも。

【作用】鎮静、鎮痙(ちんけい)、抗菌
【からだ】頭痛、肩こり、腰痛、筋肉痛、自律神経失調症(夜)、高血圧、肌荒れ、不眠、神経性の胃腸障害
【こころ】不安、緊張、神経障害、神経疲労
【ブレンド例】
+レモンバーベナ:リラックスと胃腸ケア
+カモミール+ローズ:深い鎮静
+ペパーミント:ラベンダーの味を飲みやすく

## レモンバーム

心身の緊張やヒステリー、パニックなどから救って落ち着きを取り戻してくれます。消化器系の不調や偏頭痛、神経痛にも。育てやすく、フレッシュでもおいしいハーブ。

【作用】鎮静、鎮痙（ちんけい）、抗菌、抗ウイルス
【からだ】神経性胃炎、過敏性腸症候群、消化器系の不調、おなかの張り、ヘルペス、不眠
【こころ】不安、ヒステリー、パニック
【ブレンド例】
+ジャーマンカモミール：心因性の消化器系の不調、ストレス
+ペパーミント：消化促進、過敏性腸症候群
+オレンジフラワー：ストレス性の消化器系の不調、気分の落ち込み

## セントジョーンズワート

サンシャインハーブと呼ばれる、気分を明るくしてくれるハーブ。落ち込み、抑うつやPMSなどこころの不調に。花をオイルに浸したものは炎症を抑えるので、やけどや皮膚炎、傷に塗る治療薬にも。光感作注意。薬を服用している時は医師に相談すること。

【作用】抗うつ、鎮痛、消炎
【からだ】生理痛、神経痛、月経前症候群、筋肉痛、やけど、傷、肩こり、腰痛、不眠
【こころ】精神不安、抑うつ、落ち込み、PMS、更年期の精神不安＆気分の落ち込みに
【ブレンド例】
+レモンバーム：リラックスと消化器系の不調
+リンデン：安眠
+ジャーマンカモミール：鎮痛、リラックス、消炎

## レモンバーベナ

シトラス系の香りのさわやかなおいしさ。穏やかな鎮静効果があるので休日や夜のリラックスタイムに。消化促進作用があり食後のお茶にも◎。飲みやすいのでシングルでも、また飲みにくいハーブとブレンドして味の調整にも。フレッシュハーブの香りもすばらしい。

【作用】鎮静、緩和、消化促進
【からだ】食欲不振、消化不良、安眠
【こころ】興奮を鎮める、穏やかなリラックス
【ブレンド例】
+レモンバーム：シトラス系ブレンド、リラックス
+ラベンダー：消化器系の不調、リラックス
+ローズ：リラックス

## オレンジフラワー

ビターオレンジの花。華やかな香りとやや苦味のあるハーブティーはこころをリラックスさせ、悲しみや不安から救い出してくれます。消化器系の不調や美容にも効果的。精油はネロリと呼ばれます。

【作用】鎮静、緩和
【からだ】消化器系の不調、不眠、美肌
【こころ】不眠、神経衰弱、不安、落ち込み
【ブレンド例】
+リンデン：安眠、気分の落ち込み
+ペパーミント：消化器系の不調、過敏性腸症候群
+ローズ：美肌、リラックス

# ゆるめる精油一覧

鼻から脳に一瞬で伝達して心身をときほぐす癒し系の精油を
意識的に使って芯からゆるませて。そばにあると「こころのお守り」にも。

## ローズゼラニウム

バラの香りに似た別の植物。気持ちをリラックスさせながら女性ホルモンのバランスを整え、PMSや更年期による精神の不調を緩和。リンパの流れをよくするので全身のトリートメントにも。スキンケアにもおすすめ。

【作用】 緩和、抗うつ、ホルモン分泌調整、強壮、体液循環促進、皮脂分泌調整、傷の跡ケア、リンパ強壮
【からだ】生理不順、生理痛、PMS、むくみ、静脈瘤、肩こり、虫よけ、スキンケア、ヘアケア、傷
【こころ】イライラ、不安、抑うつ、不眠、ホルモンバランスの乱れによる精神的な不調全般
【ブレンド例】
+ラベンダー：深いリラックス、肩こりや首こりのトリートメント
+ネロリ：アンチエイジングのスキンケアに
+イランイラン：ホルモン調整、深い眠り

## ラベンダー

リラックス効果にすぐれた万能精油。不安やストレスをやわらげ、こころもからだもほぐします。緊張や首こり、肩こりからくる頭痛、不眠に。痛みや炎症を抑えるので生理痛や神経痛、やけど、日焼けにも。少量なら原液使用も可。低血圧の人は使用時間や量に注意。

【作用】鎮静、鎮痙(ちんけい)、抗炎症、血圧降下、抗うつ、抗菌、細胞成長促進
【からだ】頭痛、筋肉痛、肩こり、首こり、ねんざ、腰痛、生理痛、やけど、日焼け、肌荒れ
【こころ】不安、不眠、ストレス緩和、緊張、イライラ
【ブレンド例】
+オレンジ：明るいリラックス
+ゼラニウム：からだをほぐすトリートメントに
+ティーツリー：抗菌、免疫力アップ、より万能に

## ベルガモット

ラベンダーと同じ鎮静成分を持つ柑橘の香り。気持ちを明るく穏やかにし、さわやかな香りでリフレッシュ。ストレスによる食欲不振や消化不良などにも。抗菌、抗ウイルス作用があるので感染症予防に○。光感作作用があるためベルガプテンフリーのタイプを選んで。

【作用】鎮静、鎮痙(ちんけい)、緩和、高揚、抗ウイルス、抗菌、抗感染、消化器系機能調整
【からだ】食欲不振、鼓腸(おなかの張り)、消化促進、風邪、感染予防、膀胱炎
【こころ】不安、不眠、抑うつ、ストレス
【ブレンド例】
+オレンジ：柑橘同士のさわやかブレンド。明るい気持ちに
+ラベンダー：不安をやわらげリラックス
+レモン+ペパーミント：感染予防

## イランイラン

甘い南国の花の香り。こころとからだをときほぐし、穏やかな気分や深いリラックスに導きます。パニックや過呼吸、動悸、喉のつまり感の解消にも。ホルモンの分泌調整や、スキンケア、ヘアケアにも使われます。

【作用】鎮静、鎮痙(ちんけい)、抗うつ、神経強壮、皮脂分泌調整
【からだ】肩こり、首こり、生理痛、生理不順、高血圧、過呼吸、動悸、不眠
【こころ】不安、パニック、緊張、自信喪失、抑うつ、神経疲労
【ブレンド例】
+フランキンセンス：深いリラックス、多幸感
+ローズ：女性性を高める、婦人科系ケア
+ベルガモット：イランイランの甘さをさわやかに。リラックス

## サンダルウッド

深い樹木の香りは鎮静効果が高く、伝統的に宗教儀式、瞑想に使われてきました。怒りや興奮を鎮め、心を安定させてストレスをやわらげます。呼吸器の症状改善、膀胱炎や尿道炎、むくみの改善、美容にも。

【作用】鎮静、利尿、抗菌、うっ滞除去、強壮、強心
【からだ】不眠、呼吸器系の不調（喉の痛み、咳）膀胱炎、尿道炎、むくみ、スキンケア、保湿、しわ予防
【こころ】不安、ストレスケア、緊張、イライラ
【ブレンド例】
+ラベンダー：深い鎮静
+イランイラン：深いリラックス
+ローズ：アンチエイジングスキンケア、更年期の精神的不調

## ネロリ

不安や抑うつから気持ちを救い出してくれる精油。こころの揺れはもちろん、消化器系の不調をはじめとするあらゆるストレス性、神経性の身体症状に。細胞の修復をしたり皮膚の血行を促進するので、フェイシャルやボディのトリートメント、スキンケア用品にも。

【作用】鎮静、鎮痛、鎮痙（ちんけい）、神経強壮、消化促進、抗うつ、抗炎症、皮膚再生
【からだ】心身症、ストレスからくる不調、神経痛、神経性の不調、不眠、アンチエイジング、妊娠線
【こころ】不安、緊張、パニック、抑うつ、神経症、神経疲労
【ブレンド例】
+フランキンセンス：深い鎮静、安眠
+ラベンダー：リラックス、ストレスケア
+ローズ：アンチエイジングのスキンケア

## ローマンカモミール

甘いりんごの花のような香りはこころをほぐし穏やかにします。筋肉の緊張もやわらげるので、ストレスによる首&肩こり、腰痛、緊張型の頭痛、ストレス性の消化器系の不調にも。敏感肌や幼児のスキンケアにも安心。使用する時はほんの少量、ごく薄めで十分。

【作用】鎮静、鎮痙（ちんけい）、緩和、鎮痛、抗炎症、健胃、抗アレルギー、傷の治癒
【からだ】不眠、生理痛、神経痛、頭痛、歯痛、消化器系の不調、首肩こり、皮膚炎、湿疹、スキンケア
【こころ】不安、神経疲労、ストレス、イライラ、ホルモンバランスによる精神的不調
【ブレンド例】
+オレンジ：気持ちを明るく、リラックス
+ラベンダー：リラックス、敏感肌のスキンケア
+ネロリ：消化器系の不調、スキンケア

## フランキンセンス

教会の儀式にも使われる神聖で鎮静効果の高い香り。不安、パニック、気分の落ち込みからこころを救い、鎮めます。寝る前や寝室に使えば、安眠と深いリラックス効果が得られるはず。頭痛や生理痛の痛みの緩和、呼吸器系の症状やスキンケアにも。

【作用】鎮静、鎮痛、強壮、抗うつ、鎮咳（ちんがい）（咳止め）、うっ滞除去、抗炎症、収れん、抗菌、抗ウイルス
【からだ】不眠、頭痛、生理痛、咳、静脈瘤、妊娠線、スキンケア、しわ予防
【こころ】緊張、不安、過呼吸、パニック、ストレス、抑うつ
【ブレンド例】
+サンダルウッド：深い鎮静、瞑想に
+ベルガモット：リラックス、さわやかな香り
+ローズゼラニウム：アンチエイジングスキンケア

体験談 1

# 鬱や将来の不安、ＰＭＳ……ハーブが〝こころの薬〟に

（H・Kさん 39歳）

20代後半に仕事が深夜や早朝まで続き、無理をしていた時に突然、鬱を発症しました。暗く長いトンネルに一歩足を踏み入れた瞬間でした。ほぼ同じタイミングでＰＭＳ（月経前症候群）にもなりました。呼吸は常に浅く、からだは夏でも冷えていました。自己肯定感が低く、漠然とした焦燥感に駆られて、こころとからだは不安定。将来の不安についてばかり考えていました。

混んでいない電車でも扉が閉まると息苦しさを感じ、降車して落ち着いては薬を飲んで、また電車に乗り直すというような生活でした。呼吸が浅いことを気にしてヨガを始めましたが、鬱の症状は変わらず、休む日々。

「チムグスイ」で植物療法を学び始めたのはこの頃です。講座で学んでからは、香りを携えて出勤していました。呼吸が苦しくなる予兆にはイランイランの精油をハンカチに1滴たらして深呼吸したり、落ち着かない時はアロマミストやロールオンアロマを使って深い呼吸をしました。

こころに必要なハーブをブレンドして飲み、朝はしゃっきりさわやかな目覚めのお茶を、夜はゆったりリラックスできるようなお茶を飲んで、日中の気持ちをリセット。香りがからだを軽くし、こころを穏やかにするのを日々実感しました。下半身をしっかり温めることもしました。そうして、こころやからだが辛くなる前に休めるようにもな

りました。

ゆるめて、温めて、巡らせることで、不調は少しずつ改善されてきました。たまに落ち込むこともありますが、鬱のようなひどい状態からは抜けて普通の生活が送れるように。PMSも軽くなり、呼吸が浅くなることも、季節の変わり目の気分の落ち込みもほとんどなくなりました。

初めて門をくぐった時は、諦めた気持ちと「ここでなら」という気持ちが混ざり合った状態でしたが、今ではすっかりハーブがこころの薬になっています。

最初の授業で飲んだジャーマンカモミールハーブティーがびっくりする程おいしくて、そのおいしさが今でも忘れられません。スーッと私のこころに染み込んでいきました。〝植物の持つ力を借りて、こころとからだを整える〟――。どこかの誰かではなく植物にとても助けてもらいました。授業では自然にこころとからだがゆるまり、涙が出ることも度々ありました。

そしてたくさんの気付きを得ました。調子が悪くて苦しい時に、自分のせいだと思い込んで自分を責めていたこと。周りの人や状況が見えなくなってしまっていたこと。他人と比べていたこと。自己肯定感が低く前向きに考えられなかったこと。夏でも冷えていたのにからだを温めるなど対処していなかったこと。自分のからだとこころを見ようとしなかった、整えようとしていなかったこと。こころとからだどちらのバランスもとても大事であること……。自分の内面についてなぜ今まで気づかなかったのか、ケアしなかったのか、不思議なくらいでした。

自分自身が整えられると、まわりのバランスも変わってきたのに驚きました。今はこころに余白ができて、頭が柔らかくなりました。最近は自然環境に対して目を向ける機会もとても増えました。少しずつ自分でできることを始めています。

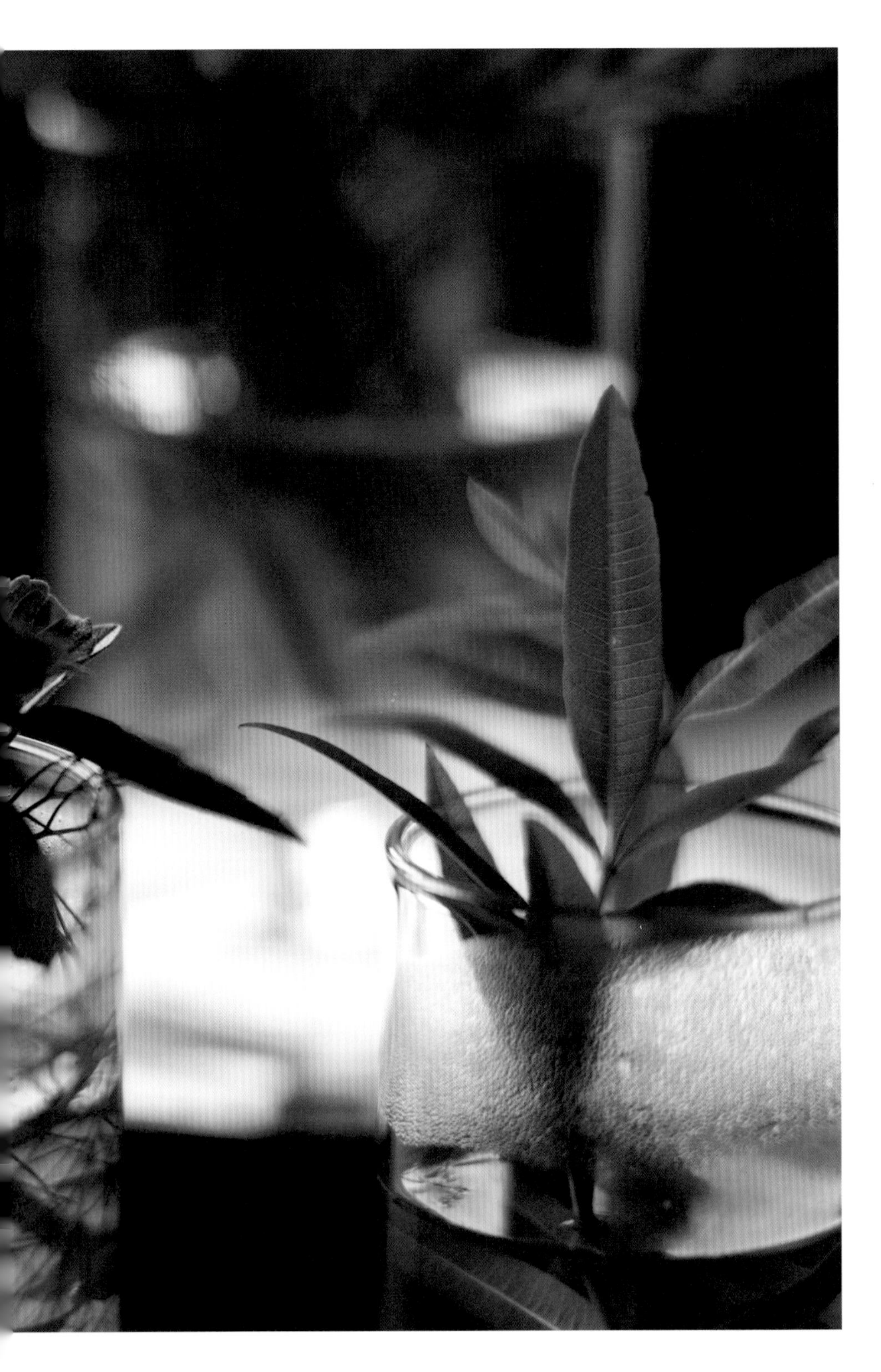

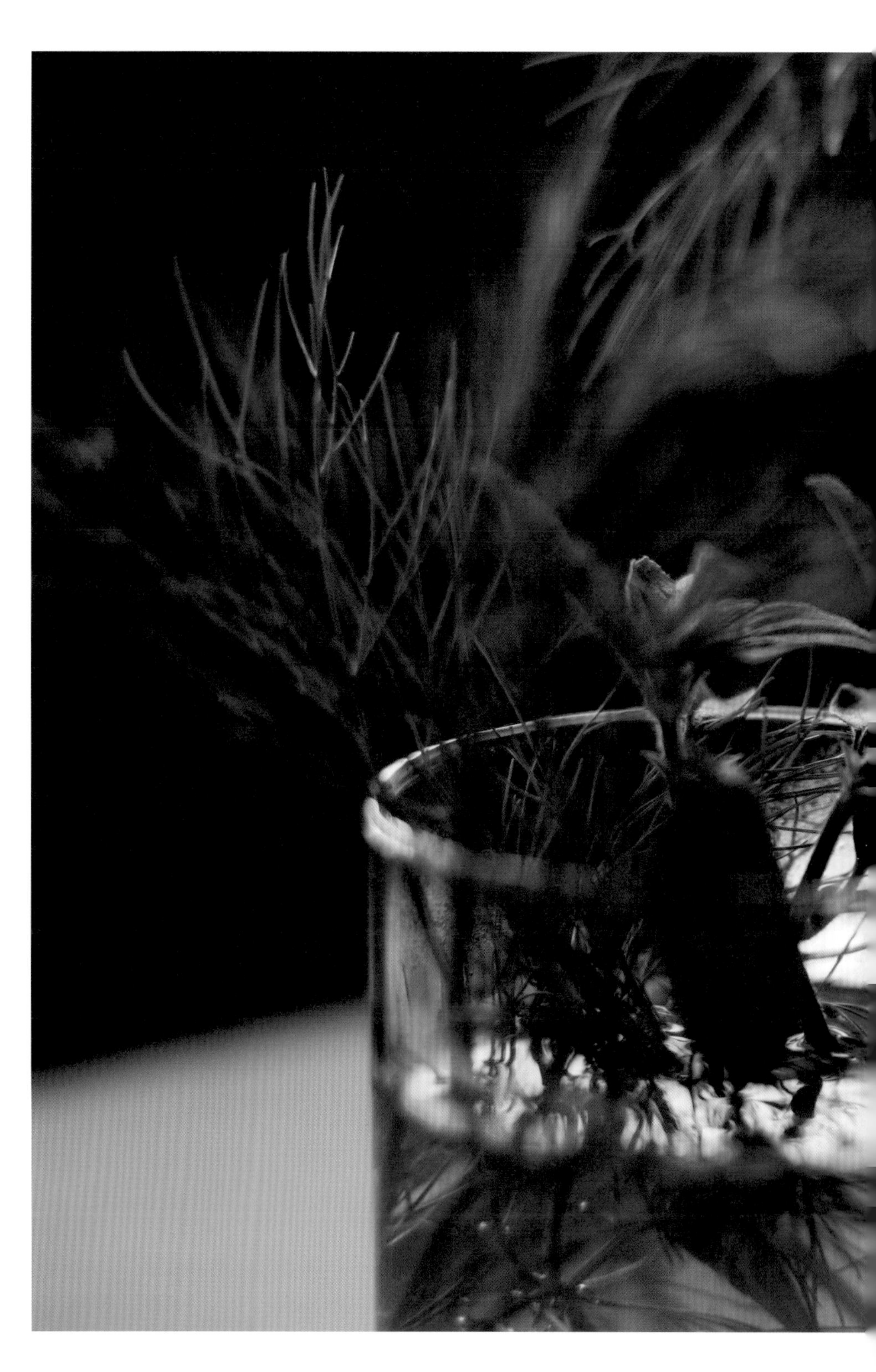

Lesson

# 3

ゆるめる
温 め る
巡らせる

# 温める

冷えをなくして
女性ホルモンケア

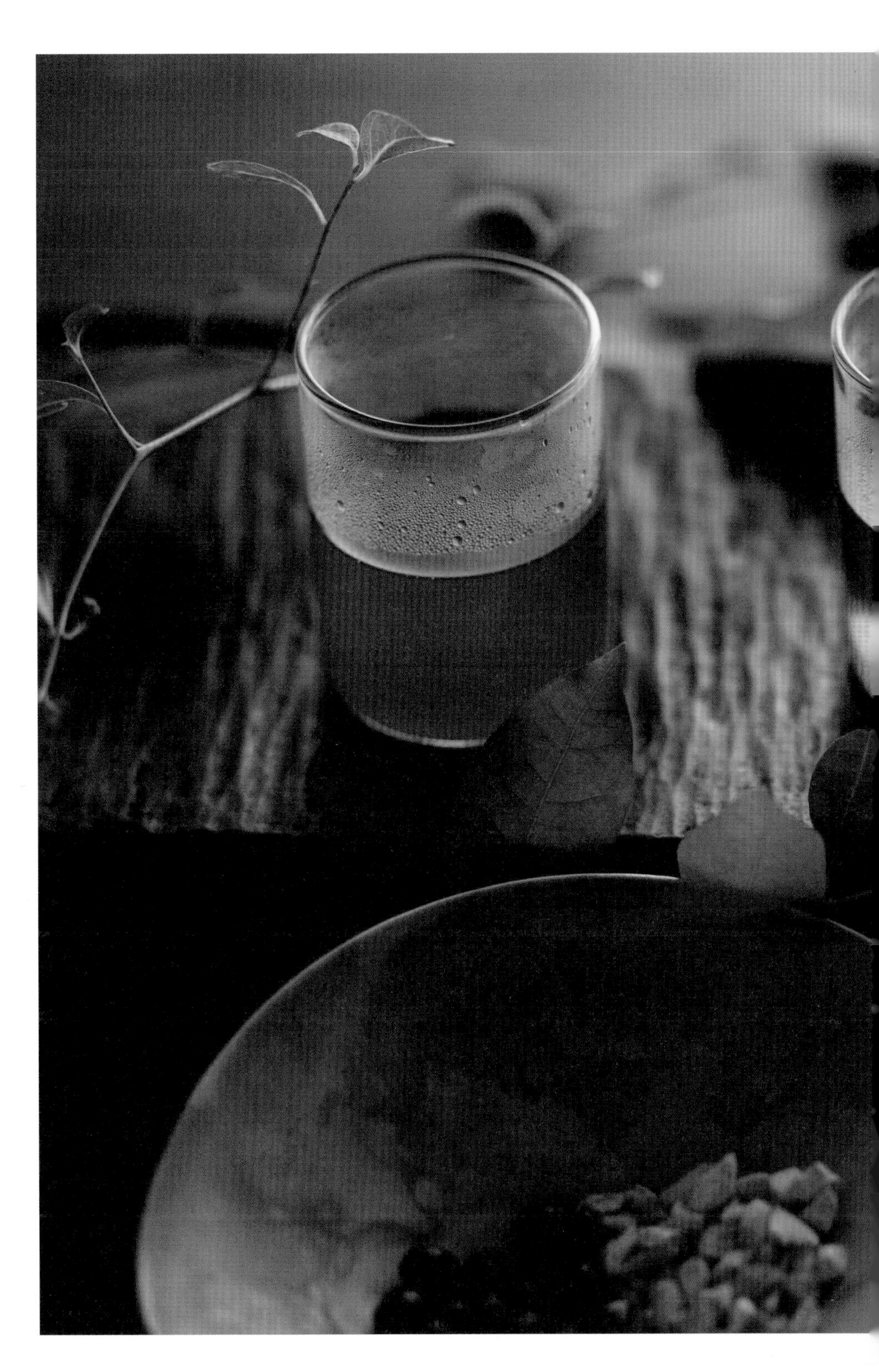

# 「不調」が「病気」になる前に。温めるケアの大切さ

温めるケアは、ただ温めるのではなく〝冷え〟をとりながら「頭寒足熱」「上虚下実（じょうきょかじつ）」を目指すことが大切です。すると、冷えを解消するだけでなくからだの重心が定まり、気持ちも安定。そのまま血流、女性ホルモン、婦人科系のケアにもつながります。

「冷え」に対する捉え方は西洋医学と東洋医学では全く違います。西洋医学では甲状腺機能低下症、膠原病、心疾患、糖尿病などのはっきりとした冷えの原因となる病気がある時はその治療をしますが、冷えのみの場合は不定愁訴（ふていしゅうそ）とされて一般的には治療対象にはなりません。

対して、東洋医学では「冷え」は未病（病気の一歩手前、病気になる前の状態）とされ、「このまま放っておくと何らかの病名がついてしまうような症状になる可能性があるので、その前に積極的に治しましょう」という考え方。〝冷えは万病の元〟という有名なことわざの通りです。

冷えているということは血流が悪く、細胞に血液がしっかり送られていないという状態。つまり、細胞に必要な酸素と栄養素、ホルモンが十分に届かず、不要な二酸化炭素と老廃物が細胞に溜まってしまっているということ。すると、細胞に元気がなくなる→不調を感じる→放っておくと病気になる、という流れに。

からだが教えてくれる冷えのサインは、頭痛、頭が重い、めまい、立ちくらみ、首肩のこり、更年期の症状（多汗、ほてり、イライラ）、腰痛、腹痛、月経痛、下痢、便秘、頻尿、むくみ、不眠などで、どれも日常によくある不調です。これらの不調を病名がつくようなことにならないよう解消するのが「温める」ケア。いつもリラックスしてからだを温かくし、毛細血管にたっぷり血液を流して、細胞ひとつひとつに酸素や栄養素やホルモンが届いている状態をつくることが大切なのです。

私たちのからだは内部の温度を常に37度前後に保とうとする働きがあります。それは、そのくらいが一番免疫機能がよく働くから。深部体温が35度台になるとからだの機能に障害が出始め、それ以下になるといのちに危険が出てきます。なので、皮膚が寒さを感じると、毛細血管を細くし末端の血流を少なくして、からだの内部に血液を優先して流すようになります。手足などのからだの外側よりも、いのちに関わる大切な器官が多い内部の体温の維持を優先するのです。これが、寒い時に血流が悪くなる理由です。

細胞の隅々にまでいつも血液を回すためには、寒さは我慢しないこと。外気温が低くなったら、温かいものを着て、温かいものを飲んだ方が血流がよくなり、血流があると体温を維持できます。頭のてっぺんから足の先まで、全身の隅々にまで血液がしっかり流れているということが、細胞でエネルギーを生み出し、新しい細胞と古い細胞を入れ替え、からだを温め、元気と若々しさを保つのに必要なのです。

## 注意したい自覚のない「冷え」

冷えにはいろいろなタイプがあって大きく分けると、以下の4種類になります。
◎全身が冷えている「全身型」
◎冷えのぼせが起きている「下半身型」
◎手先足先が冷えている「末端型」
◎おなかが冷えている「内臓型」
複数のタイプが重なっていたり、年齢や体調によって変わることも。特に最近の女性に多いのが、下半身は冷えているのに上半身が熱い「冷えのぼせ」が起きている下半身型と、おなかや腰を触るとひんやりと冷たい内臓型です。このタイプの人はだいたい「足は冷たいのだけど、厚着をすると気持ち悪い」とか、「冷えている自覚はないけど、おなかや腰を触ると冷たくて」とおっしゃいます。

全身が冷えている人や末端冷え性の人は自覚症状が強いので、普段から冷やさないようにと気を付けているのですが、下半身型と内臓型の2つのタイプの人は冷えの自覚がないことが多いです。本人としては暑がりだったりするので、冷たいものを飲んだり食べたり、靴下もはかず薄着にしていたりと、余計に冷えを加速させている傾向にあります。

冷えとり健康法を提唱された、自然療法にも造詣が深い医師の進藤義晴先生はご著書の中で、そのような状態を「冷えに慣れっこになってしまって、冷えを感じるべき本能が働かない状態」とおっしゃっています。

冷えに気付かず、さらに進むとほてりになります。冷えているのに、なぜか足がほてる、顔がほてるという状態です。手足、または下半身は冷えているのに、顔がほてったり上半身が暑い人は「冷えのぼせ」という状態。気が上にのぼってしまっているので、肩に力が入り緊張しがちです。気持ちが焦り気味だったり、すぐに頭がいっぱいになってしまいます。自律神経のバランスで言うと、交感神経優位が過剰な状態です。

おなかが冷たい人は、冷えの自覚が薄いので冷たいものを取りがちです。美容法でミネラルウォーターをたくさん飲むのが流行っていますが、内臓が冷えている人にとってはたとえ常温でも冷たいものになります。

また、ストレスが多かったり緊張しがちな人は、交感神経が優位なため、胃腸に血液が回らなくなり、血液は脳や心臓に優先されています。そのため自律神経が乱れて胃腸の調子が悪くなり、内蔵型の冷えになりやすいのです。

このように冷えの自覚がない人でも、温めるケアを始めて、からだが心地よく温かい状態を体感するにつれ、自分が普段冷えているという感覚がわかるようになってきます。何か不調があるのなら、まずは温めるケアをしてみてください。

## 温めるのは下半身

さて、冷えを解消していく時には、ただ全身を温めればいいというわけではありません。積極的に温めるのは下半身、おなかから下です。

冷えのぼせのある人が温めると暑く感じてしまうのは、上半身と下半身のバランスが変わってないから。もともと私たちのからだは下半身と上半身の温度差があります。通常でも2度程、冷えのぼせの人は5～8度の差があることも。

心臓に近い部分は血流がよくなりやすいのですが、心臓から遠くなっていくにつれて血液の流れはゆっくりになります。特に帰り道の静脈は心臓のポンプを使って流れるわけではないので、動脈のように勢いがよくありません。心臓より下にある血液、特に心臓から一番遠い足の血液を心臓に戻すのは物理的に大変なのです。その時に働くのが筋肉。運動不足で筋肉が少ない人、座りっぱなしで動くことが少ない人は、特に下半身の血流が悪くなります。

座っているとそけい部（足の付け根）がいつもL字に曲がっているので、中にある血管も同じ形で曲がっていると思ってください。ここには太い動脈と静脈があり、そこから枝分かれして血を送っています。太いホースがL字に曲がって、流れがせき止められている状態です。これが長時間続けば、どんどん下半身の血流が滞るのがイメージできるかと思います。

そして座って頭ばかり使っていると、そちらにばかり気も血も集まってしまいます。これが上下の温度差、のぼせ、脚のむくみの原因です。

上半身よりも下半身を温め、巡りをよくすることで上下の温度差が取れ、全身のバランスが整っていきます。

## 目指したいのは、「頭寒足熱」「上虚下実」

日本には昔から「頭寒足熱」という言葉があります。頭を涼やかにして足元は温めると、理想的なからだの状態になるという意味です。同じような言葉で「上虚下実（じょうきょかじつ）」という言葉もあります。上半身の余分な力は抜け、下半身が充実しているという意味です。武道や整体などでも、この状態が一番力を発揮できると言われています。どちらも足元がどっしりとしていて、重心は下腹のあたり。肩の力は抜け、頭はすっきりしています。

日本語にはからだの状態を使って、こころの状態を言い表した言葉がたくさんあります。例えば、地に足がつく、浮き足立つ、足がすくむ、腑に落ちる、腹落ちする、腹をくくる、腹が立つ、腹におさめる、などです。からだのことしか言っていないのに、そのときの精神状態がすんなりと想像できるのではないでしょうか。

東洋医学や禅、それからヨガの世界でも、からだの重心は丹田にあるのがよいとされています。丹田の位置はおへその少し下あたり、下腹の内部。足元がしっかりしていておなかに重心があり、満たされている時はこころも安定している。頭ばかりに比重があり、いわゆる「頭でっかち」になっている時というのは気持ちが不安定で中途半端だ、ということが昔から日本語には表現されていて、私たちはそれを体感として知っているのです。

暮らしの中でからだ(特に下半身)を使うことが減り、デスクワークや頭脳労働が増えた現代人は、下半身の冷えとともに、上の方に気も熱も重心ものぼってしまっています。「頭寒足熱」ではなく「頭熱足寒」、「上虚下実」の反対「上実下虚」の状態です。そうなると、頭がいっぱい、首が回らない、腑に落ちていない、浮き足立っている、というこころの状態に。下半身を温めることは、足元をどっしりとさせ、重心をおなか(丹田)に移し、からだによいだけでなく、こころを安定させることにもつながるのです。

寒い時期に服を重ね着する時も、温めるのは下半身です。シルクや綿、ウールなどの天然素材の靴下やレッグウォーマー、レギンスを重ねて下半身を温めます。下半身、特に足先が温かければ、全身に血が巡り本当に温かく感じるので、上半身は薄着で大丈夫です。

お風呂は日本が世界に誇る素晴らしい温めケア。自宅でこんなにたっぷりのお湯につかれる幸運に感謝しながら毎日入りましょう。38～40度くらいの半身浴にして下半身をゆっくり温められるとベストです。

　足湯もかなり効果があります。簡単にできるので、仕事しながら、本を読みながら気軽に試してみてください。その時に温める精油（P.158〜）やバスソルト（P.134〜）を一緒に入れるとさらに効果が上がります。もちろん、よく歩く、階段を使うなど、脚の筋肉を使って下半身を鍛えることもとても重要ですし、冷え解消に大きな効果があります。

## 血流をよくして細胞を元気に。女性はとにかく温める

　冷えを感じるのは男性よりも女性の方が圧倒的に多いのですが、それにも理由があります。教室に来る生徒さんはほとんどが女性なのですが、約8割くらいの方が冷えを感じています。そして6割くらいの生徒さんが、なんらかの婦人科系の不調を持っていらっしゃいます。

　まず、ホルモンの関係で女性のからだは男性よりも筋肉がつきにくい特徴を持っています。筋肉のあるからだは基礎代謝が高く、熱が生まれやすいので体温も高くなります。だから男性の方が女性よりも冷えを感じにくいのです。

そして、女性のからだの内部には卵巣や子宮などの生殖器があります。男性の生殖器の大きな部位は骨格の外側に出ているのに対して、女性は男性よりもからだが小さいにも関わらず、内側に生殖器の大部分を持っています。つまり、男性よりも骨格内に隙間が少なく、その狭い中を血液が流れているのでどうしても血流が滞りやすくなるのです。

毛細血管に血液がしっかり届けられないということは、代謝が落ちるということ。代謝をする時に熱が生まれるので、それがないことでさらに冷えやすくなるという悪循環が生まれます。

ハーブや薬草には、からだを温めるものがたくさんあり、やはり昔からそれらは冷えの改善に使われてきました。生徒さんたちに普段飲むものから少しずつ変えてもらい、変化を見ていると、早い人だと1カ月くらいで低体温が改善され、35度台だった平熱が36度半ばくらいにまで上がります。特に、カフェインの入った飲み物を多く飲んでいた人ほど、変化が顕著です。

以前、講座に来てくださっていた生徒さんで、その前から冷えとりを熱心にされていた方がいたのですが、彼女がいろいろ改善された中で、一番びっくりした変化は「髪質がよくなったこと」だと教えてくれました。それまでは髪がコンプレックスなくらい、ご本人の言葉を借りると〝汚い〟髪質だったのが、温めるケアを続けるうちに、ツヤツヤさらさらの髪になっていったとのことでした。温めることで頭皮の毛細血管にまでちゃんと血液が流れるようになり、細胞が元気になって美しい髪に変化したのでしょう。そのほかにも、赤みのある敏感肌だったのがキメが整いトラブルが起きなくなったり、生理痛が減り生理不順が治ったそうです。

そしておもしろいのが、〝かかと〟が冷えのバロメーターになっていること。もともとあったかかとのカサつきが温めることでなくなり、少し冷える生活をすると角質が増えてまたカサつき始めるのだそうです。反対に、かかとが柔らかい時は生理がラクなのだと教えてくれました。心臓から一番遠いかかとにまで血が巡っている時は全身が温められている、という証なのでしょう。

また別の生徒さんは、血行促進作用のあるローズマリーとマジョラムの精油を入れたマッサージオイルで、冷える足先を毎晩マッサージしていたら、ぶつけてけがをした時以来生えてこなくなっていた足の親指の爪が新たに生えてきた、とうれしそうに教えてくれました。冷え改善のためにやっていたケアだったのでそれは予想外だったそうですが、毛細血管にしっかり血液が流れ細胞が元気になれば、当然の変化だとも言えます。ちなみに彼女は、しっかり温めるケアを始めてから数カ月後の乳がん検診で、何年もずっとあった胸のしこりがなくなっていた、という変化も報告してくれました。

温めて血流がよくなると、細胞ひとつひとつがエネルギーを取り戻し、さまざまな不調の改善へとつながるのです。

## 婦人科系の不調のほとんどは「冷え」が要因

温めるケアはそのまま女性ホルモンケア、婦人科系ケアにつながります。ホルモンは、女性らしさ、男性らしさ、生殖、代謝、こころの状態、感情などさまざまなことに影響があり、からだとこころの健やかさ、若さや美しさにもとても関係の深い物質で、現在見つかっているだけで100種類以上。そのホルモンは、血液によって必要な器官に運ばれ作用するので、温めて血流をよくすることが大切なのです。

教室にくる生徒さんの6割くらいの方が婦人科系の不調を持っているとお伝えしましたが、症状で圧倒的に多いのは、PMS(月経前症候群)、生理痛、生理不順、更年期障害、もっと進むと子宮筋腫や子宮内膜症などの病名がつくもの。

それらに共通している原因の一つは、子宮とその周りが冷えて血流が悪いことです。血液がしっかり届いていないので細胞の機能が低下しているのです。分泌されたホルモンを届けるのも血液の仕事。自覚があってもなくても、婦人科系になんらかの不調があるということは「冷えている」と思ってください。

日本の薬草でも西洋のハーブでも、婦人科系によいのは「ゆるめるもの」か「温めるもの」ばかりです。和のものだと、ヨモギ、トウキ、芍薬、ベニバナなど。洋のものはカモミールやアンジェリカ、ラズベリーリーフ、ローズなど。植物を使ったケアは140ページ~の婦人科系ハーブブレンドや、144ページ~の精油でのケアを参考にしてください。温めて血液をしっかりと子宮や卵巣に届けて細胞を元気にすれば、子宮自体が元気になります。

冷たいものを食べたり飲んだりしておなかまわりを冷やさないことにも気を付けて下さい。子宮の位置は消化器系と近いので、おなかを冷やすのは子宮にも影響があるのです。

## 生理痛やPMS……実は「ない」のが普通

生理痛や生理不順、PMSはたくさんの人によくある症状なので、そんなにひどくなければ流してしまいがちですが、実はないのが普通です。もし不調があったら自分のからだを整えるチャンスだと思って向き合ってみてください。

生理中は当然、5~7日間出血している状態なので、血液が不足しやすく冷えやすい状態。いつもよりもさらに温めるようにしてください。生理痛があるのなら、生理中はおなかと仙骨

(背骨の一番下、おしりの割れ目の上あたり)のあたりにカイロを貼ってください。それでも痛みがある人は、股の部分に直接カイロを挟んでも。熱く感じるようであれば布でくるんだりして調整してください。それだけで痛みがおさまり、薬が必要ないことも多々あります。

仙骨を普段から温めると、おなかまわりを中心に全身の血行がよくなります。うつぶせに寝て温めパッド(P.146)を置くのもとても気持ちがいいケアです。

足先と足首をいつも温めておくことも大切です。特に足首は、婦人科系のツボがたくさんあるので血行の循環をよくしておきたいところ。レッグウォーマーを着けたり、足首を回す運動も効果があります。逆にハイヒールとストッキングで、足を不自然な形で締め付けたり冷やしたりするのは生理不調の原因にも。もし制服で仕事柄仕方ないのであれば、毎日足湯をする、かかとの上げ下ろしの運動をしてふくらはぎの筋肉を動かす、足首をぐるぐる回して柔らかくしておく、足先のマッサージをして血行の循環をよくする、などでかなり念入りな手当てを。

腰回しと橋のポーズ(P.150〜)はインナーマッスルや骨盤底筋を鍛えて、さらに骨盤の歪みも矯正していくボディワークです。筋肉がつくことと歪みが取れること、どちらも体内の血流を良くするのにとても効果があるので、少しずつでいいので毎日やってみてください。

更年期の不調は、ゆるめるケアも一緒にやるのが効果的です。更年期というのは卵巣機能が低下し、視床下部からホルモンを出す指令を卵巣が実行できなくなり、脳が混乱。その結果、自律神経が乱れてしまい、さまざまな症状が現れやすい時期です。

できるだけ温めることで卵巣の細胞に元気でいてもらうこと、下半身を温めてのぼせを落ち着かせること、ほかのストレスがあったりして自律神経がより乱れるとひどくなるので、ゆるめるケアを念入りにすることで症状を軽くすることができます。

すべての婦人科系の不調に対して言えることですが、タンパク質と鉄分をたくさん取って、血液の質をよくしておくことも重要です。代表的なのは、レバーや鶏肉、卵、大豆製品、ほうれん草やプルーンなど。自然派志向で野菜好きな人に多いのですが、いろいろからだにいいことをやっているのに、どうにも婦人科系のことが改善されない人は、タンパク質不足の可能性が大です。

ハーブでは、ヨモギやネトルに造血、浄血の作用があります。お茶にして飲むのももちろん効果がありますが、どちらも料理やお菓子にも使いやすいハーブです。ミルなどで細かくして、ゴマと塩を混ぜてふりかけにして食べるのもいいでしょう。

ローズヒップには鉄分と、吸収をよくするビタミンCも一緒に含まれているので効果的に取ることができます。ローズヒップのビタミンCは熱でも壊れにくいので温かくして飲んでも心配ありません。

## 自然の叡智が詰まった天然繊維の温め力

からだを温める時にぜひ取り入れて欲しいのが、肌に直接触れる下着を天然の上質な素材にすること。綿やシルク、ウールや竹布など、さまざまな天然繊維は自然の摂理としての放湿や保温の仕組みがあり、身につけた時、特別な心地よさと快適さを与えてくれます。

例えば、シルクは蚕という蛾の幼虫が、自分の住処として作った繭から作られます。繭は、まだ小さい蚕が自然の厳しさや外敵から守られ快適に過ごせるように、紫外線を防御し、中は温かく保ち、適度に保湿しながらも余分な湿気は逃がすというすぐれた性質があります。そして人間の皮膚と同じタンパク質でできているので、まるで皮膚のようにからだを覆ってくれます。

ウールは羊やアルパカ、カシミア、アンゴラなどの動物の毛から作られる繊維ですが、やはりそれぞれの動物が過酷な環境からからだを守るためのすぐれた性質が備わっています。夏は涼しく、冬は暖かく、からだから発する水蒸気をうまく外に放湿してくれます。

竹布は植物の竹の繊維からできた布。あの硬い竹から作られたというのが信じられない程しっとりと柔らかい質感に驚くことと思います。竹の持つ天然の抗菌力や消臭力はそのままに、温かくて保湿力も高く、とても気持ちがいい素材です。また、竹は農薬が必要なく成長も早いので資源を減らさずに加工でき、環境負荷も少なくてすみます。

このように、生物が長い時間をかけて進化してきた自然の叡智が、天然繊維には詰まっているのです。それをまとうことは、人工では作り出せない自然の恩恵を受けること。特に、肌が敏感な方やアレルギーがある方は肌に触れる部分を上質な天然繊維にしてみてください。心地よさがまったく違うことに驚くでしょう。

## 〝冬でも冷えがない〟って心地いい

素材選びとともにもうひとつ大切なのが、身につける時にも頭寒足熱を心掛けること。特に足先が冷える人は靴下の重ねばきをして、必ず足先が温かい状態にしてください。私もかつてはかなりの冷え性で、寒い時期はいつも厚着をしていました。部屋の中でも、発熱効果があるという化繊の長袖シャツにタートルネックのセーターにストール、下半身は裏起毛のタイツにパンツを重ねて……。それでも、足先だったり、肩だったり、背中だったり、からだのどこかにいつも「少し寒い」という感覚が残っていました。そして、つい無意識にそこに力が入ってしまいます。でも冬だからこんなもんかなと思い、そのかすかな「冷え」は我慢するのが当たり前だと思っていました。

それをある冬から、インナーをすべて天然素材にして、特に足元を温めるようにしてみました。靴下はシルク、ウールの4枚重ね。シルクのレギンスと綿のレッグウォーマー。トップのインナーは薄手の竹布というように。

すると、足元から温まっていると、全身も温かいのです。からだ中のどこにも「冷え」がない状態でした。何よりいつも厚手のタイツで締め付けられていた脚が、ゆったりとした布で覆われほかほかと温かく、終始とても心地がいいのです。着圧の厚手のタイツで締め付けられていた脚は、そのせいで血流が悪くなっていました。そけい部も締め付けてしまうので、それも下半身の血流を滞らせます。よく考えたら、どんなに厚いタイツを履いていたとしても温かくなるはずがないのです。

心臓から一番遠い足先を一番温かくしたことで、全身が温かくなりました。天然の素材の靴下を重ねて作られた層は空気を含んで、それがより足先を温めてくれます。

いつもタートルネックやストールが手放せず、動きづらいくらいモコモコとした上半身は、インナーと薄手のニットの2枚のみで大丈夫になりました。空きの大きいVネックでも全く寒さを感じません。

そして肩の力が抜けていることに気付きました。寒い時期はいつもどこかに力が入っていたのが、首も肩もラクでいられているのです。おかげで寒さからくる肩こりもなくなりました。まさに頭寒足熱の状態。「こんなに心地がいいんだ！」と実感して驚きました。

# 「今日の自分にちょうどいい」を大切に

生徒さんからよく「何を何枚重ねたらいいですか？」や「夏も同じくらい靴下を履いた方がいいのですか？」という質問をいただきます。正式な（？）冷えとり健康法だと、素材の重ね方の順番や最低限の枚数があるのかもしれませんが、私はここでも一番大切なのは自分の「心地いい」と感じるからだの声を聴くこと、だと思います。

女性のからだは1カ月のホルモンの変動に合わせ、体温も体感も違います。冷えが今までどれくらい蓄積されているかも各々で違いますし、筋肉がどれくらいあるか、運動習慣がどれくらいあるか、前日に食べたものでも冷え方が違います。

私は夏でも冷房の効いた場所にいる時には、下半身はしっかり温めます。レギンスも履きますし、シルクにウールを重ねる時もあります。それから「もう○月だから」という理由で薄着になることはありません。その日の気温と自分の体調で暑く感じれば薄く、または裸足にもなるし、冷えを感じれば多くするという感じで、その日の朝に自分のからだを観察して身にまとうものを決めます。

マニュアルに沿ってその通りを実行することよりも、〝今日の自分にちょうどいい〟を見つけて柔軟に変化させられることの方が大切です。

基本は、

◎天然素材であること

◎頭寒足熱にすること

◎締め付けのないようにすること

◎足先がほかほかと温かい状態にすること

この4つさえ守れば、自分のからだとこころが心地いいように、自由にしたらいいんじゃないかな、と思います。

# 温める実践

からだの内側と外側から、そして下半身を中心に温めるケアで、女性ホルモンを整えましょう。冷えの自覚がない人も「心地よく温かい」をぜひ体感して。

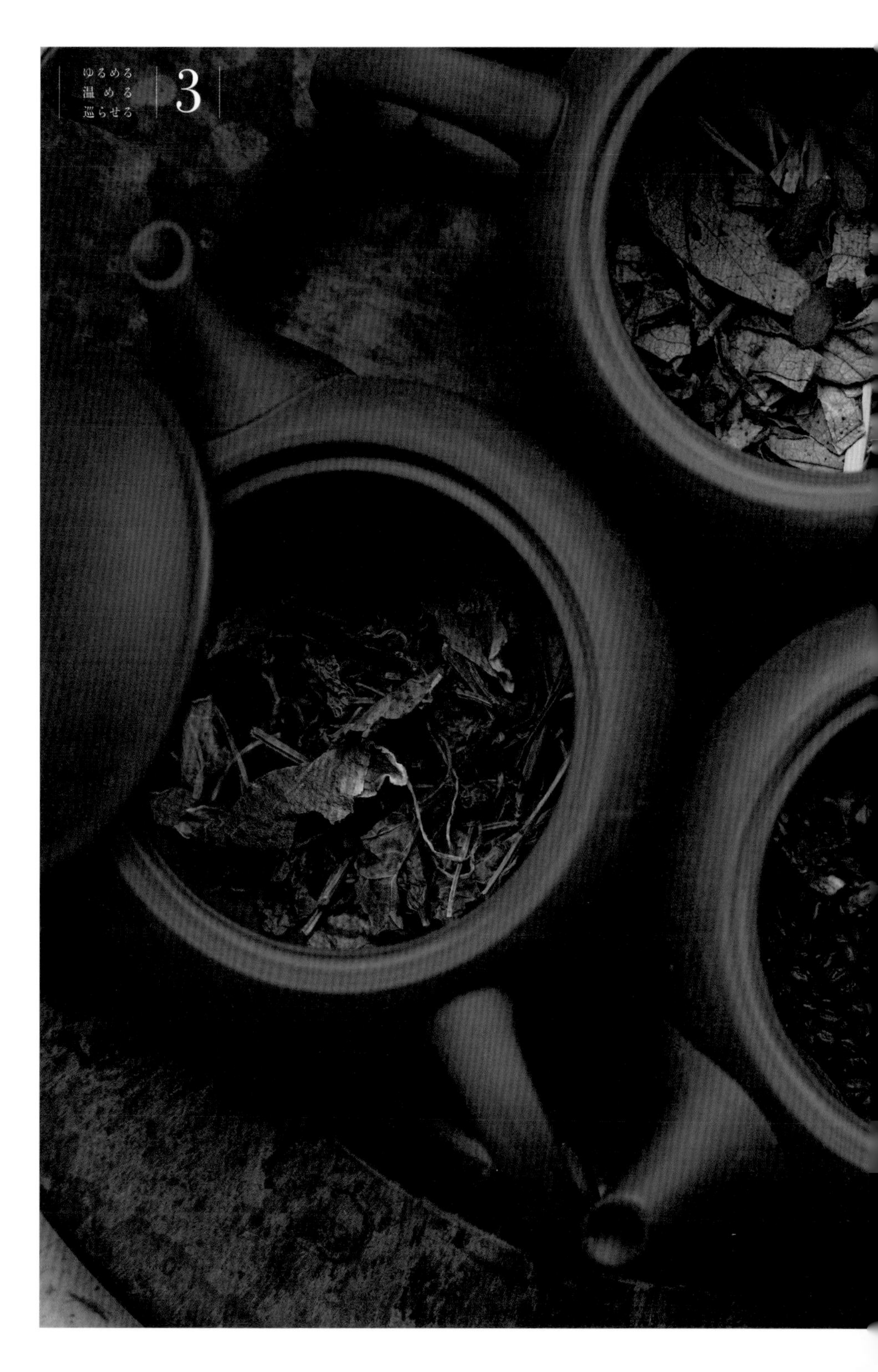
ゆるめる
温める
巡らせる
3

からだの芯からポカポカ

# 温めるハーブティー

からだを温めるために温かい飲み物を飲む。これは理にかなった方法ですが、温める効能を持っている植物のお茶を頻ぱんに飲むようにすると、本当の意味で冷えや低体温が改善されていきます。

ポリフェノールの一種であるフラボノイドを多く含むジャーマンカモミールやエルダーフラワー、リンデンなどは、からだを温めながらリラックス効果も。緊張がゆるんで副交感神経が優位になることで血流がよくなるのでストレスと冷え、両方に悩む人にとてもおすすめです。ゴボウや黒豆、エゾウコギ、ショウガなど、和の薬草も芯から温めてくれるものがたくさんあります。少し香ばしくてどこか懐かしい味と香りはホッとするおいしさ。ルイボスやローズマリーは代謝を上げてからだを活性化してくれるパワーハーブです。

こうしたハーブティーを普段から常飲することで、全身に血が流れるようになり、からだ全体が温まってきます。特に平熱が低い人には体温を上げる効果も期待できます。逆に、カフェインが入っているものを多量に取り過ぎると、どんなに温めて飲んでも、からだを冷やしてしまうことに。コーヒー、緑茶、烏龍茶などは飲み過ぎに注意し、冷えが気になる人はなるべく1日1~2杯に押さえて、飲む時間も朝か日中に限定し質のよいものをおいしく大切にいただきましょう。また、カフェインの取り過ぎは眠りを浅くする原因になります。カフェインには軽い依存性があるので、それを「やめなければ」と我慢、葛藤する人も多いのですが、それよりも、温かいハーブティーや薬草茶を飲んだ時の心身の感覚をじっくり味わってみてください。あまりの心地よさに自然とまたその感覚が欲しくなるので、スムーズに減らすことができます。

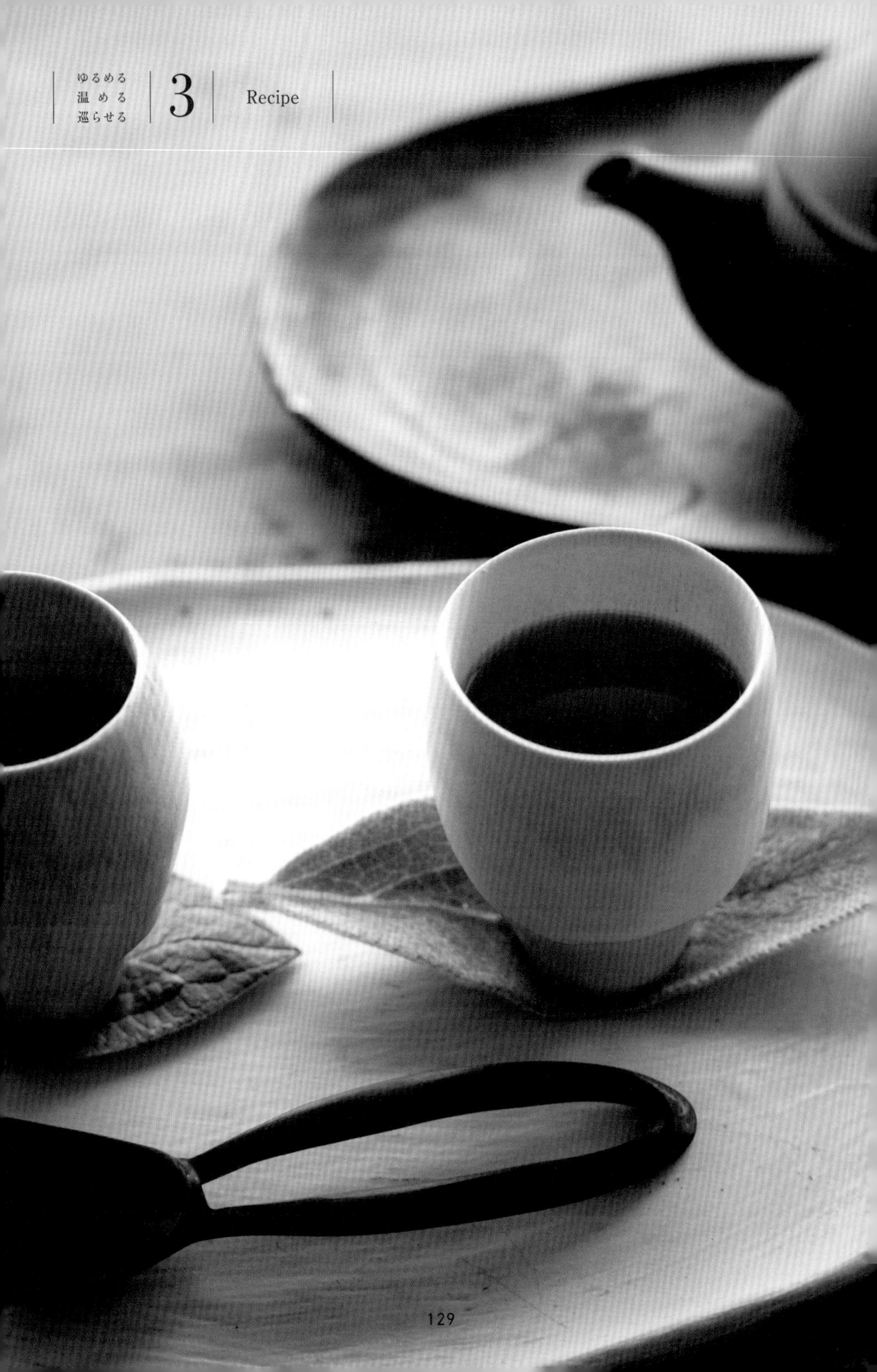

# 温めるハーブティー

## 女性特有の症状に
## ポカポカブレンド

**[ 材 料 ]**

黒豆：小さじ1
エゾウコギ：小さじ½
ショウガ：小さじ¼

**[ 効 能 ]**

黒豆の香ばしさにショウガのアクセントがきいた、クセになるブレンド。黒豆の黒い色はアントシアニンというポリフェノールの一種で、水によく溶けるのでお茶にしてもたっぷりと含まれます。強い抗酸化力があり、血流を促し、冷えやむくみの改善に効果的。イソフラボンも含まれているので、女性ホルモンのサポートにも。エゾウコギは北海道以北に生息するウコギ科の植物。根も葉も薬草茶として飲まれますが、根の方が苦味が少なく飲みやすいのでおすすめです。血流改善や疲労回復、抗ストレス効果、更年期症状の改善にも。ショウガは、温め食材としておなじみですが、お茶としても優秀。漢方薬の生薬でも、「乾姜」と呼ばれる蒸して乾燥させたショウガを使用するほど冷え性対策には欠かせない食材です。

## こころもほぐれる
## ゴールドブレンド

**[ 材 料 ]**

エルダーフラワー：小さじ1
ジャーマンカモミール
：小さじ½
リンデン：小さじ1

**[ 効 能 ]**

黄金色が美しい、やさしい味のハーブティー。甘くて少しとろみを感じるようなエルダーフラワーやカモミール、リンデンは、どれもからだの奥から温かくなり、気持ちもほぐしてくれます。からだの冷えだけでなく、こころにもストレスや緊張があって血流が悪い人にぜひ試して欲しい組み合わせです。エルダーフラワーとリンデンは、粘液質という少しペタペタする成分も含むので、乾燥する季節や喉や鼻が乾燥している時、胃腸の粘膜を保護したい時にもおすすめです。

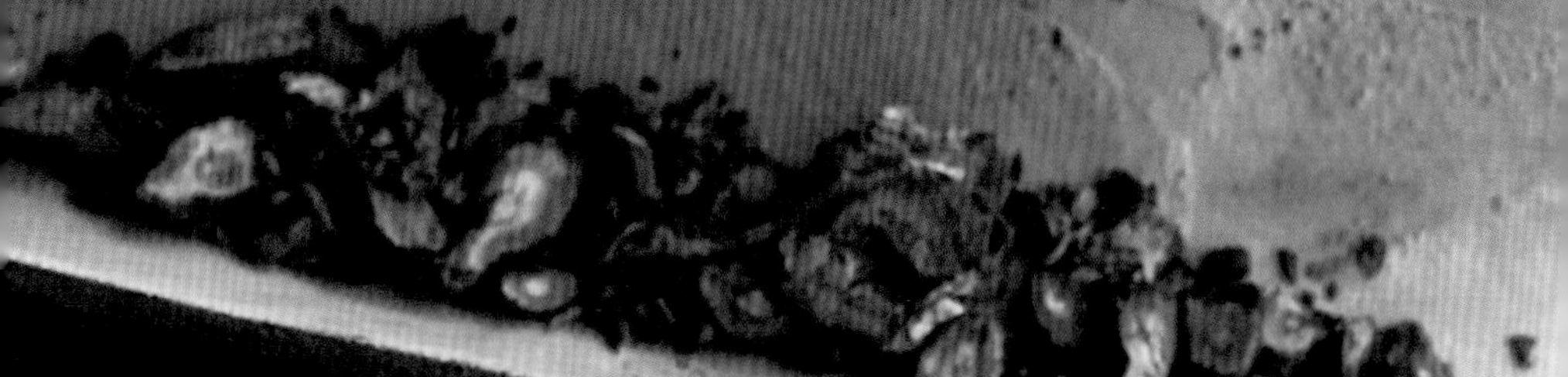

## 冷え性・風邪にも。和のブレンド

**[ 材 料 ]**

ゴボウ：小さじ1
クコの葉：小さじ½
ケツメイシ：小さじ⅓
ダンディライオン：小さじ½

**[ 効 能 ]**

からだを温める根菜で有名なゴボウは、お茶として飲んでも同様に温めてくれます。サポニンが血流をよくして冷え症を改善。解熱、発汗作用もあるので風邪のひき始めにもおすすめです。クコの葉は、実と同じく栄養価が高く、滋養強壮作用もある薬草。ルチンが毛細血管を強化して末端にまで血液を運びます。ケツメイシとダンディライオン(タンポポの根)を少し加えることで肝臓をサポートしたり便秘解消効果も。どれも香ばしく、飲むとホッとする和の味わいのお茶です。

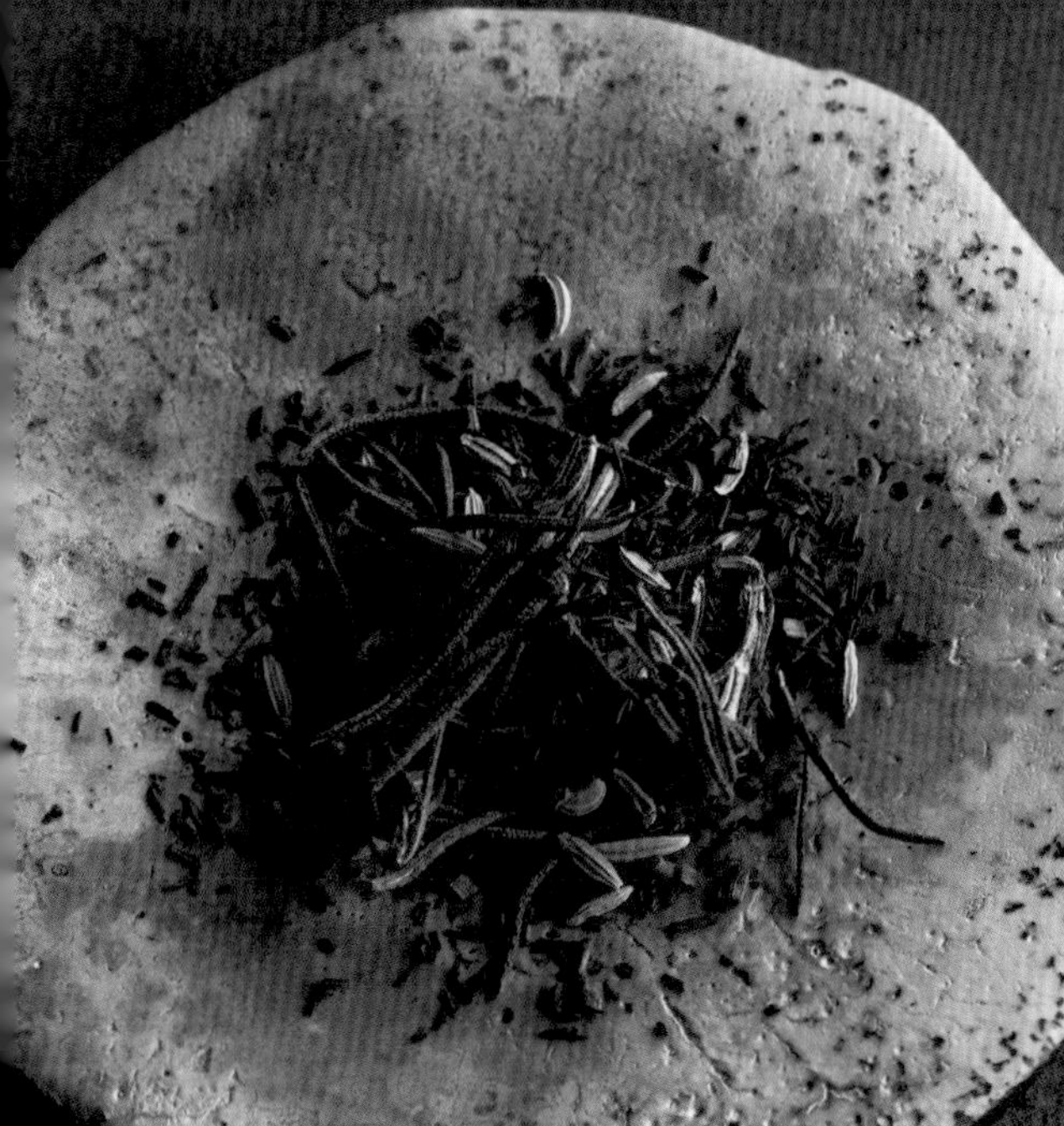

## 代謝を上げる美容のブレンド

**[ 材 料 ]**

ルイボス：小さじ1
ローズマリー：小さじ¼
フェンネル：小さじ¼

**[ 効 能 ]**

代謝を上げ、温めハーブとして有名なルイボスティーは、ルチンやマグネシウムの働きにより、全身にしっかりと血液を流してくれます。手に入りやすい、発酵している赤いルイボスがおすすめ（発酵していないルイボスはグリーンルイボスと呼ばれています）。アンチエイジングハーブとして有名なローズマリーは、血管を強くし、からだの血行を促進することで代謝を上げます。フェンネルも発汗作用のある温めハーブ。ローズマリーとフェンネルは味も香りも強いので、アクセントにほんの少し加える程度で十分です。

※いずれもティーカップ2杯分(湯の量およそ400ml)

リラックス効果大の手軽な温め

# 足湯

足湯は手軽に足の温め、冷え性改善をしてくれる方法のひとつで、お風呂よりもからだに負担がかからないのが魅力。日常的に行うのはもちろん、風邪気味の時、熱の出始めで寒気がする時、お風呂がしんどく感じる時などにも効果的です。

ハーブを使った足湯は、植物のちからでさらに血行がよくなったり、香り立つ植物の芳香成分や揺らめく葉や花の美しさがこころをほぐしたりと、温めとリラックス効果が同時に高まります。

足を入れるのは洗面器でもよいですが、できれば足の指を曲げずにゆったり入れるたらいやバケツを用意してください。まず、たらいにハーブを入れ、熱湯を注ぎます。しばらく待つことでハーブの成分と香りがしっかりと抽出されるので、待ってから水を足して適温に調整していきましょう。足湯の時のお湯の温度は40〜42度くらい。お湯が少ないのでお風呂よりも冷めやすいのと、足を入れているうちに慣れてきてぬるく感じやすいので、最初は熱く感じるくらいの、足を入れられるギリギリの温度がいいでしょう。特に足が冷えている人は、その冷たさでお湯が早く冷めてしまうこともあるので気を付けて。

温かいハーブティーを飲みながら20〜30分くらいゆっくりと入ると、からだの奥からじんわり汗をかいてきます。途中でお湯がぬるくならないよう、必ずあらかじめ足し湯用に熱いお湯（80度くらい）の入った保温ポットを用意して。冷える季節はブランケットもあるといいでしょう。

終わったらすぐに足を拭いて、温かいうちに靴下が履けるようにタオルと靴下の用意も忘れずに。そのまま足の温度を下げないように、寝るまで温かさをキープするつもりで過ごしてください。

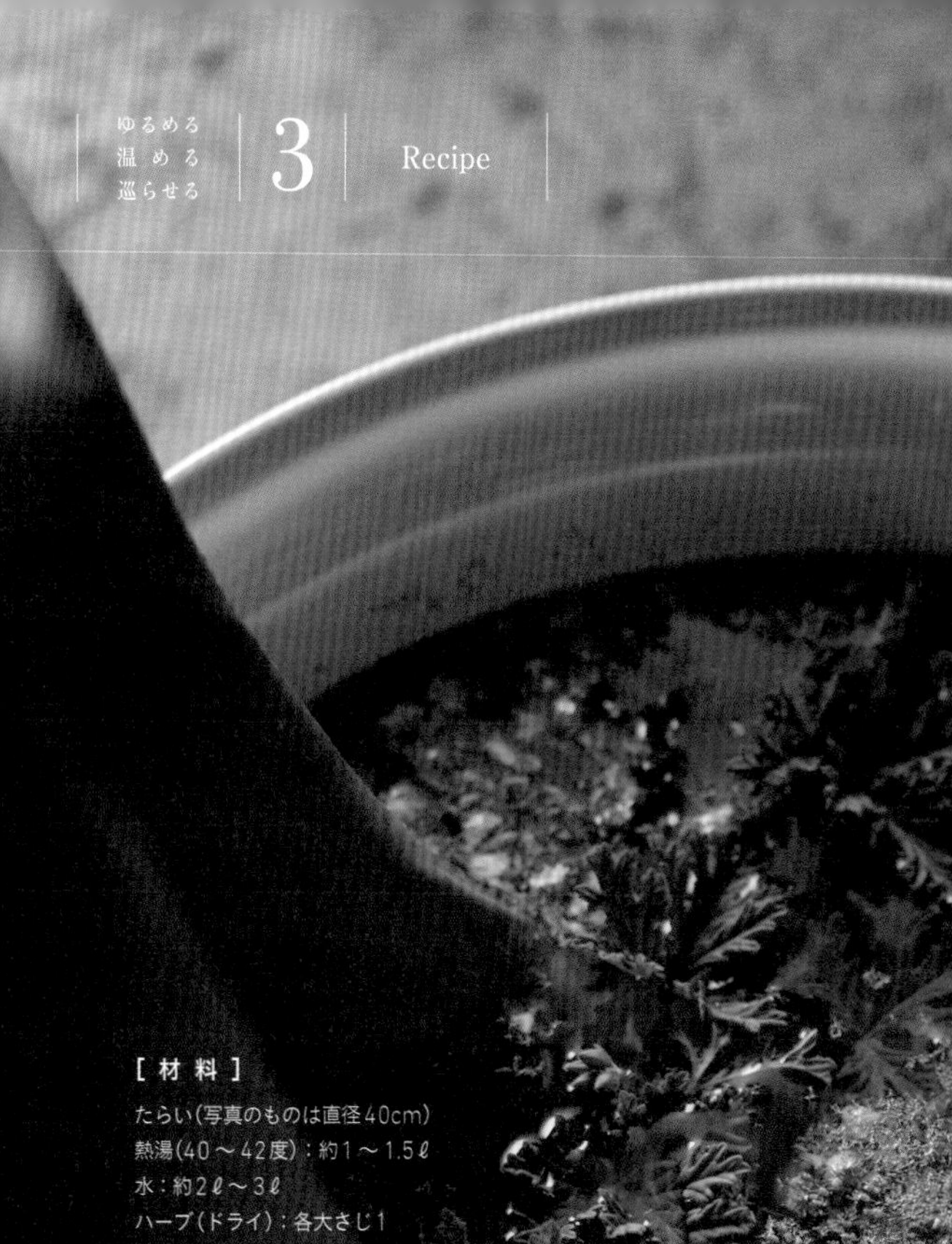

**[ 材 料 ]**

たらい(写真のものは直径40cm)
熱湯(40～42度):約1～1.5ℓ
水:約2ℓ～3ℓ
ハーブ(ドライ):各大さじ1
(写真はショウガ、フェンネル、カモミール)
ハーブ(フレッシュ):適量
(写真はローズゼラニウム、フェンネルの花)
足し湯用の湯:1ℓ

**[ やり方 ]**

1.たらいにハーブを全部入れ、熱湯を注ぐ。
2. 2～3分待ち、ハーブから色と香りがしっかりと抽出されたら、水を足してちょうどいい温度にする。
3.足をつけて20分～30分、ハーブティーなどを飲みながらゆっくりとする。途中お湯がぬるく感じたら足し湯をして。
4.出る時は、足を冷まさないようすぐにタオルで水気を拭いて、締め付けのない温かい靴下やルームシューズなどを履く。

**[ おすすめのハーブ ]**

ドライ:カモミールやローズ、ローズマリー、ショウガ、フェンネル、ラベンダー、オレンジピールや陳皮(ちんぴ)(干したみかんの皮)、ユズの皮、月桃など。
フレッシュ:ローズゼラニウムやフェンネル、ローズマリー、ペパーミント、ヨモギやドクダミなど。

デトックスや美容効果も

# バスソルト

精油をお風呂にそのまま入れるのもいいですが、せっかくならもうひと手間加えて、バスタイムを上質でご機嫌な時間にしましょう。アロマバスソルトは、食用の天然塩に精油を加えるだけでできる入浴剤。自分で作れば保存料や合成香料などの添加物の心配もなく簡単に好きな香りが楽しめます。

塩の種類はミネラルたっぷりの天然塩であれば岩塩、海塩どちらでも。海の水が心身によい効果があるように、天然の塩を入れたお風呂はデトックス効果や肌を整える効果、保温効果が高まります。岩塩を使う場合は塊が大きいとお湯に溶けづらいので5㎜以下のものを選んでください。

作り方はとてもシンプル。100gの天然塩に精油を10滴程加えて混ぜるだけ。これでおおよそ2回分です。精油は好きな香りの中から、からだを温めるものとリラックスするものを選びましょう。

例えば、スイートオレンジやユズ、ベルガモットなど柑橘の皮の精油は血行を促進しますし、香りによるリフレッシュ効果もあります。またスイートマジョラムも心身を温めてくれる精油です。これらの「温める」精油に、鎮静効果の高いラベンダーやローズゼラニウム、サンダルウッドやフランキンセンスなどを加えると副交感神経が優位になり、それによる血行促進効果が合わさって、より冷えの解消につながっていきます。

そのほか、「エプソムソルト」もバスソルトの基材に最適。主な成分は海水からとれる「硫酸マグネシウム」で、実は塩分は含まれていません。海水には硫酸マグネシウムが0・2％程含まれているので同濃度くらいに浴槽にエプソムソルトを入れます。塩よりも刺激が少ないので、肌の弱い人にもやさしく、発汗、温め効果がとても高いのが特徴です。

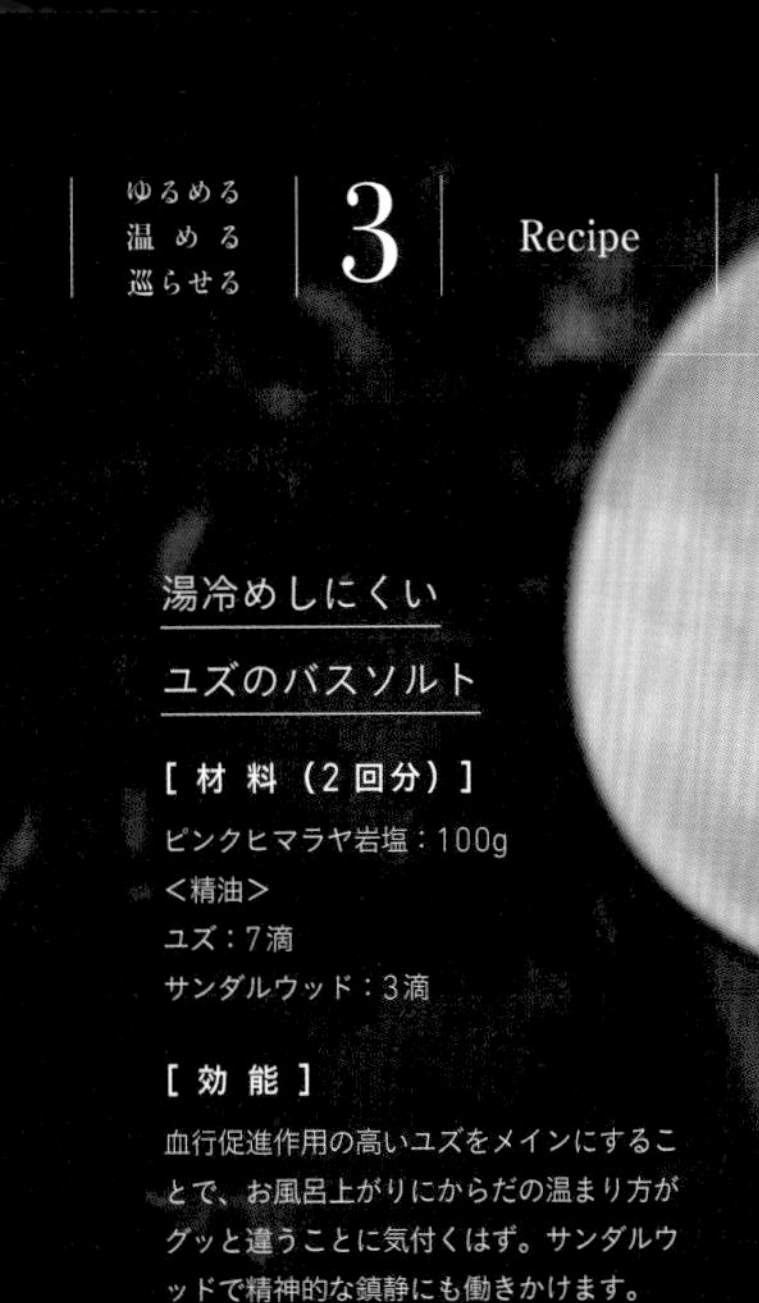

## 湯冷めしにくい ユズのバスソルト

**[ 材 料（2回分）]**

ピンクヒマラヤ岩塩：100g
<精油>
ユズ：7滴
サンダルウッド：3滴

**[ 効 能 ]**

血行促進作用の高いユズをメインにすることで、お風呂上がりにからだの温まり方がグッと違うことに気付くはず。サンダルウッドで精神的な鎮静にも働きかけます。

## 気持ち上向く ご褒美バスソルト

**[ 材 料（2回分）]**

ピンクヒマラヤ岩塩：100g
<精油>
スイートオレンジ：5滴
ローズゼラニウム：5滴

**[ 効 能 ]**

からだを温めながらこころも明るい気持ちにさせてくれるオレンジの精油に、甘い香りのローズゼラニウムを加えてリラックス効果をアップ。1日の終わりに頑張った自分をねぎらうようなやさしいブレンドです。

※残ったバスソルトは、香りが抜けないようふた付きの容器に入れて、なるべく早めに使ってください。
※塩分が風呂釜を痛める可能性があるので、追い焚きはしないでください。

冷えを解消して保湿する

# 温めバーム

バームとは、植物油をミツロウやシアバターなどの固形成分と一緒に固めた保湿剤。常温では適度に硬さのあるテクスチャーが、塗ると体温で溶けてオイル状になりベールのように肌表面を保湿・保護してくれます。

昔ながらのシンプルな製法のバームは、精油やオイルのちからをふんだんに生かせる上に、おうちで簡単に手作りできるのが魅力。

材料は、植物オイル、シアバター、ミツロウ、精油だけ。保湿剤の仲間としてよく比較されるクリームとの違いは、水分を全く含まないという点です。クリームは、水とオイルを混ぜるので乳化剤が必要になったり、菌のわくリスクがある水分を含むので使用期限が短かったり、あるいは保存料を入れる必要があるので、自宅で手作りするのはややハードルが高いのです。

一方、オイル類だけで作れるバームはその心配がなく（オイルが酸化する使用期限には気を付けてください）、材料さえあれば、初めてでも誰でも簡単に作れます。

バームのベースになる植物オイルにおすすめなのは、マカデミアナッツオイル、オリーブオイル、ホホバオイルなど。作る工程で湯せんにかけて熱を加えるので、酸化しづらいものの中から自分の肌に合うものを選んでください。

植物性バターはシアバター、カカオバター、マンゴーバター、アボカドバターなどいろいろな種類がありますが、最初はやはりシアバターがおすすめ。シアバターは、アフリカ原産のシアの実のタネから取り出す脂肪分で、昔から現地では食用、薬品、燃料として使われてきたもの。強い紫外線の下でも生き生きと育つ高い抗酸化力と、人の皮脂とよく似た肌なじみのよい保湿成分が、伝統的にアフリカの人々の肌を美しく守ってきたのを見い出され、今では世界

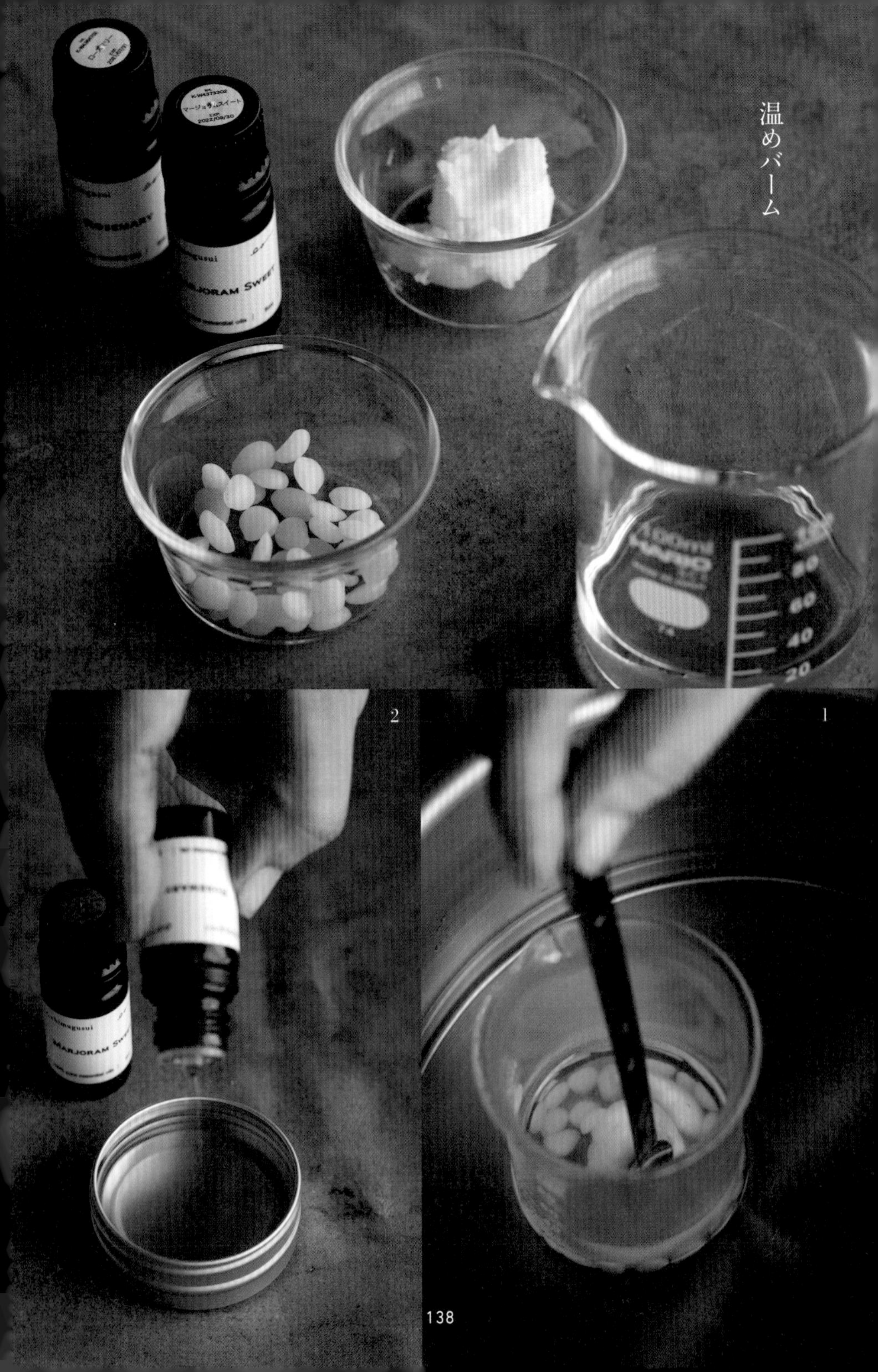
ローズマリー
マージョラムスイート
2022/09/30
MARJORAM SWEET
HARIO
100ml
80
60
40
20

# 温めバーム

1

2

中のオーガニック系スキンケア製品に使用されています。シアバターは常温では固形ですが、融点が36〜38度なので肌にのせると柔らかく溶けます。その性質を生かし、バームの固形成分としてよく使用されています。

ミツロウは、蜂の巣の蝋(ロウ=ワックス)成分だけを精製して取り出したもの。主成分はワックスエステルで、昔からリップやクリームなどの化粧品や軟膏の原料として使われてきました。肌を保湿しながら柔らかくし、フラボノイドやプロポリスも含みます。融点が約65度とシアバターよりも高いため、バームに硬さを出すために少し加えます。

精油はスキンケアに適しているものであれば何でも使えますが、ここでは温め効果のあるスイートマジョラムとローズマリーを使ったものを紹介します。ハンドクリーム、ボディークリームとして使用しながらマッサージするように塗り込むと、保湿しながら血行の循環をよくしてくれるので、手先、足先の冷えや、首肩のこりなども解消してくれます。草原のようなスーッとした香りにリフレッシュもできて、1日に何度も塗りたくなる温め保湿バームです。全身に使用できますが、顔全体にべったりというより、ボディケアやヘアワックスとして活用するのがおすすめです。

[ 材料(30ml分)]

保存容器(耐熱温度が60度以上のもの)
耐熱のビーカー or 軽量カップ
小鍋、マドラー(木製でもOK)
マカデミアナッツオイル:15ml
シアバター:5g
ミツロウ:5g
<精油>
ローズマリー:3滴
スイートマジョラム:3滴

[ 作り方 ]

1. ビーカーにマカデミアナッツオイル、シアバター、ミツロウを入れる。小鍋に水とビーカーを入れて火にかけ湯せんする。シアバターとミツロウが液体になるまで混ぜながら溶かす。
2. 溶けたら鍋からビーカーを出し、中の液体を保存容器に流し入れ、粗熱が取れたら精油を入れて混ぜる。自然に固まったらできあがり。
※空になったビーカーはキッチンペーパーやティッシュなどですぐに拭き取っておくと、固まらず洗いやすい。

こころとからだを健やかに

# 婦人科系を整えるハーブティー

古今東西を通じて、女性特有の悩みには植物が役立てられてきました。それは長い時間をかけて伝承され、現代に生きる私たちのからだにも助けとなってくれています。

例えば華やかなローズは、気分の落ち込みや悲しみをやわらげながら生理不順や不正出血、更年期の症状を緩和してくれますし、日本で冷えや婦人病の生薬として使われるトウキに似たハーブ・アンジェリカはヨーロッパでも婦人科系の不調を整えるのに使われます。

また、ジャーマンカモミールやセントジョーンズワート、パッションフラワーは鎮痛効果が高いので、生理痛やホルモンバランスの乱れによって起こる頭痛に対処しながら気分もやわらげます。

和の薬草では、血の巡りをよくするヨモギや芍薬(しゃくやく)、からだを温めるトウキなどが、婦人科系の不調改善に使われてきました。「立てば芍薬、座れば牡丹、歩く姿は百合の花」という、美人を表す有名なことわざに出てくる芍薬、牡丹、百合は、実はすべて婦人科系の薬草。どの植物も見た目も華やかで女性らしいのが不思議です。

こういった西洋、東洋のハーブどちらも、からだを温めたり、子宮の筋肉を柔らかくしたり、血の流れをよくしたり、緊張をほぐして自律神経を整えたりしながら、こころとからだ、両面から女性を健やかに整えてくれます。

飲む時は、いくつかのハーブをブレンドするのがおすすめ。味もよくなりますし相乗効果が期待できます。生理痛や生理不順、PMS(月経前症候群)、更年期症状など気になる症状がある人は、ハーブティーを毎日夕食後から寝る前までに1〜2杯、生理前や生理中は1日3杯以上を目安に飲みましょう。特にからだが冷えやすい生理中は、内側からも外側からも温めることを心掛けて。

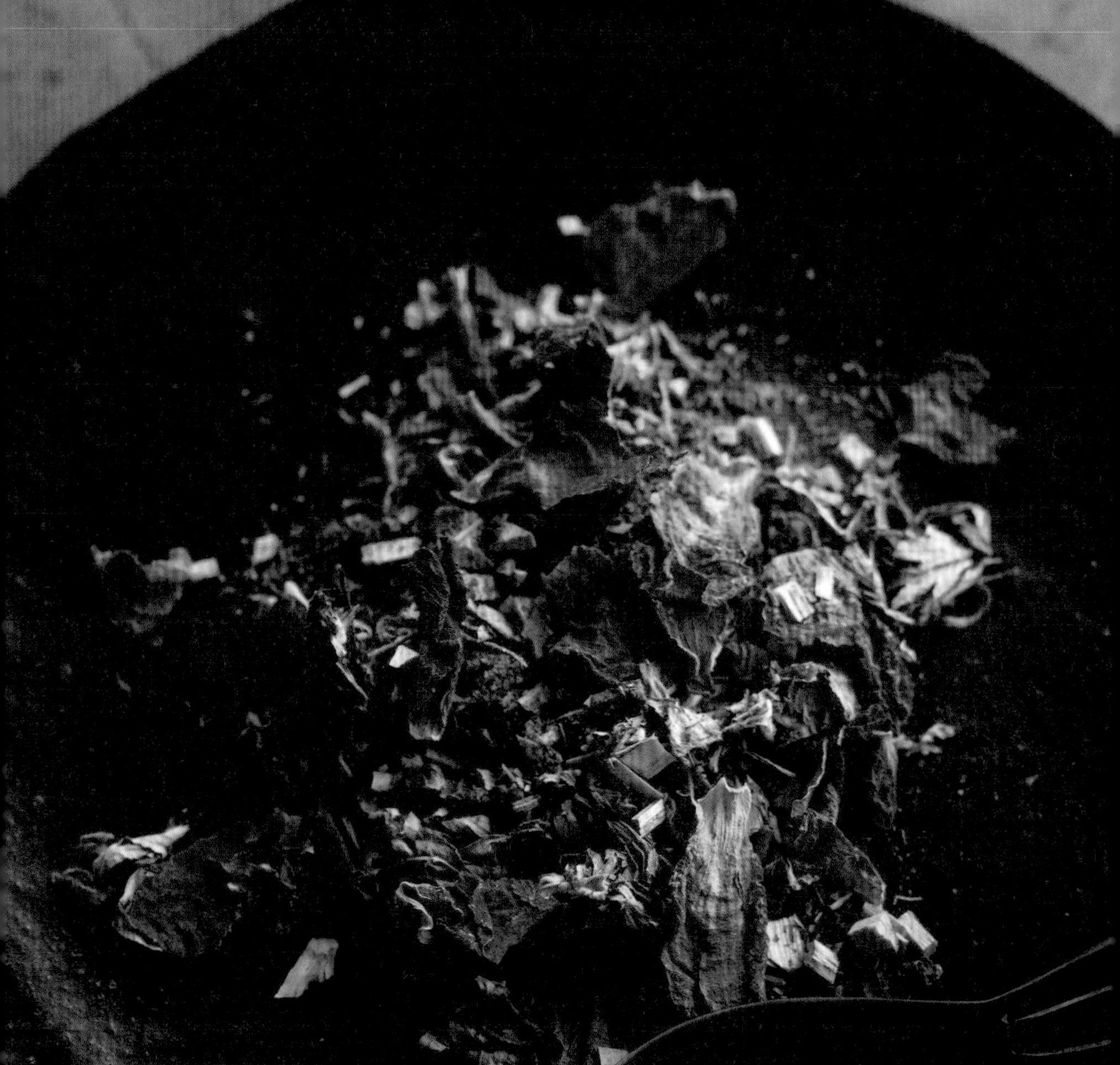

## 鎮静して冷えも解消
## 和のブレンド

**[材料]**

トウキ：小さじ½
ヨモギ：小さじ1
芍薬：小さじ1
黒文字：小さじ½

※ティーカップ2杯分（湯の量およそ400ml）

**[効能]**

香り高い和の植物たちをブレンドした、女性のための薬草茶。トウキや芍薬は根が漢方原料として使用され医薬品に区分されているため一般での販売はできないことになっていますが、根以外の部分・葉や茎、花などは茶葉として手に入れることができ、作用が穏やかなので安心して飲むことができます。ヨモギは日本を代表する万能ハーブですが、海外でも婦人科薬として使われてきました。血を増やして巡りをよくし、冷えを解消します。黒文字は日本全国に自生している、とても良い香りのする薬木。鎮静効果があり、胃腸も元気にしてくれます。

※ P.140～143で紹介したどのブレンドも、妊娠・授乳中は避けてください。
※婦人科系疾患で薬を使用している場合は、医師に相談してください。

# 婦人科系を整えるハーブティー

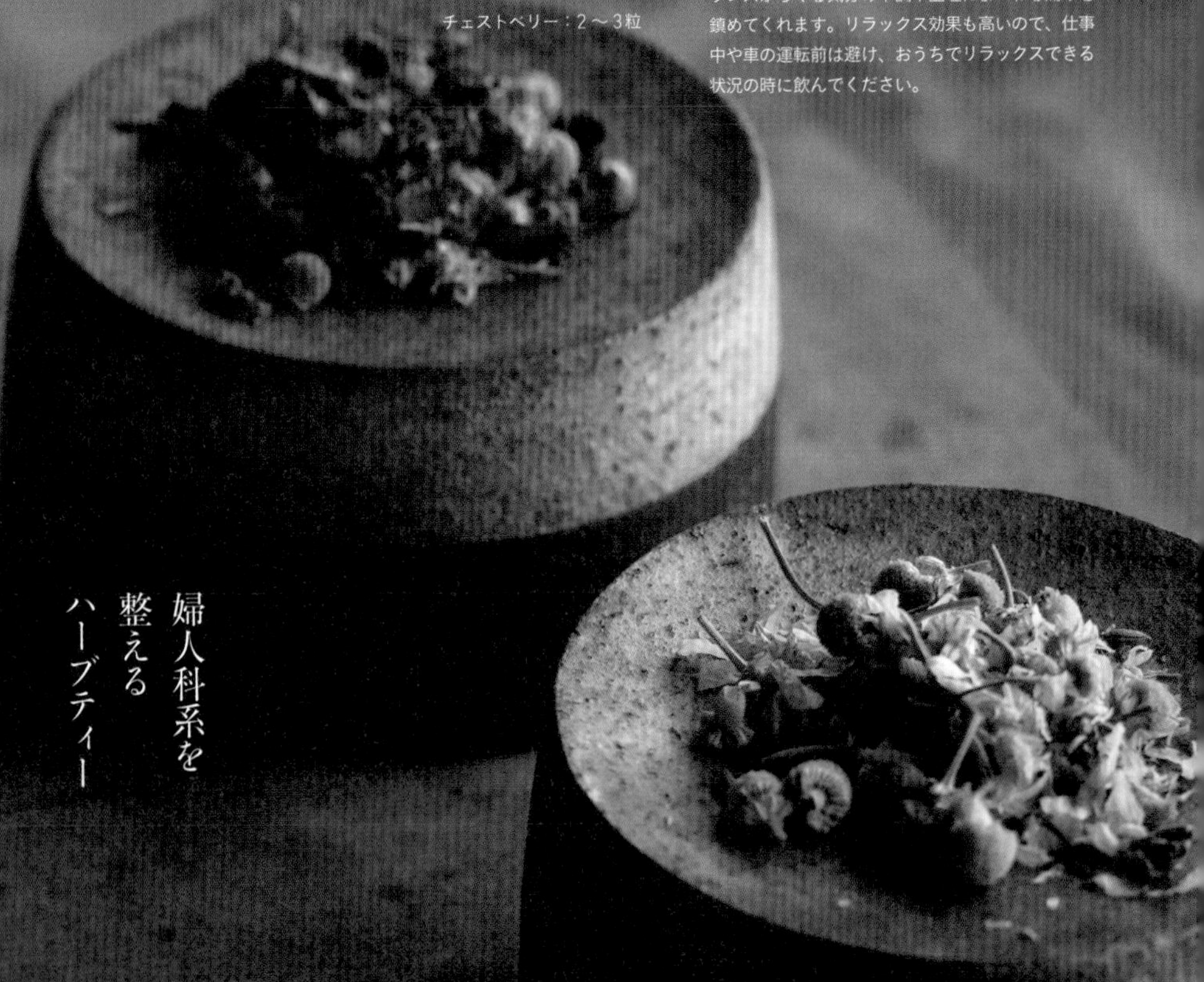

## イライラを静めるリラックスブレンド

**[ 材 料 ]**

ジャーマンカモミール
：小さじ1
ラベンダー：小さじ⅓
パッションフラワー
：小さじ⅓
チェストベリー：2〜3粒

**[ 効 能 ]**

生理不順、PMS、頭痛や乳房の張り、生理痛、更年期のイライラがある人に。チェストベリーはヨーロッパで古くから婦人科系疾患の治療に伝統的に使われてきたハーブ。ホルモン分泌の調整作用があり、特にPMSでお悩みの人には試して欲しいハーブのひとつ。ジャーマンカモミール、ラベンダー、パッションフラワーは、どれも鎮痛、鎮静のちからがとても強いので、気の高ぶりやイライラ、ホルモンバランスからくる気分の不調や生理にまつわる痛みを鎮めてくれます。リラックス効果も高いので、仕事中や車の運転前は避け、おうちでリラックスできる状況の時に飲んでください。

## 気分の落ち込みに華やぎのブレンド

**[ 材 料 ]**

ジャーマンカモミール
：小さじ1
ローズ：小さじ1
ラズベリーリーフ：小さじ½
アンジェリカ：小さじ¼

**[ 効 能 ]**

リラックス効果の高いカモミールに、女性の味方のローズ、子宮や骨盤周辺の筋肉を調整すると言われているラズベリーリーフ、別名、西洋トウキと呼ばれる温めハーブ・アンジェリカを加えたブレンド。カモミール＆ローズの香りと美しい花びらで見た目も女性らしいブレンドです。アンジェリカは少しピリリとする辛味があるのと、少量でも作用するので少なめにするのがコツ。生理痛やPMS、精神的な落ち込み、婦人科系の慢性症状の改善に。

## 更年期の不調をやわらげるブレンド

**[ 材 料 ]**

月桃：小さじ1
ローズ：小さじ1
エゾウコギ(根)：小さじ½
セントジョーンズワート
　：小さじ⅓
セージ：小さじ⅓

**[ 効 能 ]**

更年期の不調やホットフラッシュに悩む人に。月桃は九州南部や沖縄に自生している薬草で、葉や種をお茶にします。豊富なポリフェノールに高い抗酸化作用があり、アンチエイジングにも役立ちます。月桃の葉の少し甘くスパイシーな香りはローズととても相性がよく、見た目にも美しいお茶に。エゾウコギは北海道以北に自生する薬草。からだを温めストレスから守ります。セージはホットフラッシュによる多汗を抑える効果があるハーブ。月桃、ローズ、エゾウコギ、セントジョーンズワートそれぞれこころを落ち着かせたり、穏やかにする作用もあるので、ホルモンバランスの変化による気持ちの揺らぎもやわらげてくれます。

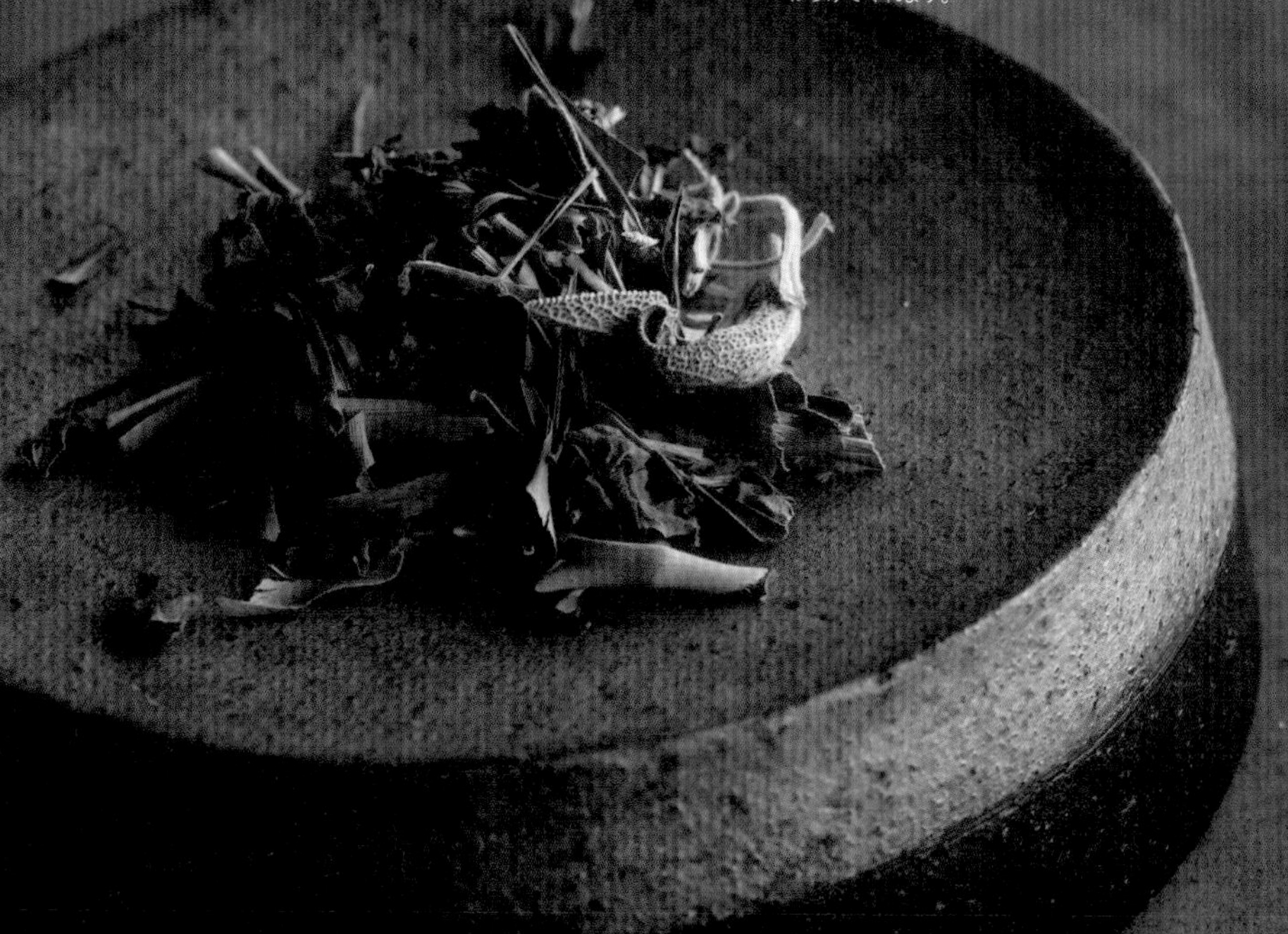

※いずれもティーカップ2杯分(湯の量およそ400ml)
※P.140～143で紹介したどのブレンドも、妊娠・授乳中は避けてください。
※婦人科系疾患で薬を使用している場合は、医師に相談してください。

ホルモン分泌を調整

# 婦人科系をケアする精油

婦人科系ケアのために持っていると便利な精油には、ローズゼラニウム、ローズ、イランイラン、クラリセージなどがあります。どれもリラックス効果がとても高く、ホルモン分泌を調整する働きがある精油。婦人科系の不調がある人は、この4種のうちの2〜3種をお好みで普段から日常に取り入れてみてください。お風呂に入れたり、芳香器などでお部屋に焚いたり、手作りのアロマミストやバームに加えたり……自分が取り入れやすい方法で毎日少しずつ使用することで、ホルモンの分泌が調整されていきます。

生理痛やPMS（月経前症候群）がある人は、不調を感じる時にやさしくおなかに塗り込むのがおすすめです。原液では濃過ぎるので、キャリアオイルで薄めてください（マッサージオイルの作り方はP.81を参照）。

精油の組み合わせは、4種のうち自分が「いい香りだな」と思えるものを中心に、2〜3種をブレンドすればOK。

例えば、キャリアオイル30mℓに対して、

◎ローズゼラニウム3滴＋
イランイラン3滴

◎ローズ2滴＋
ローズゼラニウム2滴＋
クラリセージ2滴

◎イランイラン2滴＋
ローズ3滴＋
ローズゼラニウム1滴、など。

おなかに塗り込んだ後に、ハーブと玄米の温めパッド（P.146）を乗せると、じんわり温めながら精油の成分が、よりからだ内部に浸透しやすくなります。

どれもとても鎮静作用が高い精油なので、昼間にリラックスし過ぎて眠くなってしまったり、動きたくなくなってしまうのが気になる人は、夕方〜夜のオフの時間に使ってみてください。

## イランイラン

[ 効 能 ]

甘いエキゾチックな花の香りは、こころの奥の方からときほぐしてくれるような深いリラックス効果とホルモン分泌の調整作用があります。生理前の緊張やイライラ、不眠がある時に。肌や髪のケアにもいい精油です。

## ローズゼラニウム

[ 効 能 ]

うっとりするような花の香りがローズに似ているのでこの名前に。全く別の植物ですがローズ同様、リラックスしたり、女性ホルモンバランスを整えたり、美容にもよい精油です。

## ローズ

[ 効 能 ]

女性にとってうれしい効能がたっぷりのローズは、その優雅な香りが悲しみや不安をやわらげ、気持ちを安定。ホルモンバランスを調整しながら更年期や生理痛、PMSの症状を緩和します。美容効果もとても高い精油。

## クラリセージ

[ 効 能 ]

女性ホルモン分泌調整の働きと心身の緊張を鎮める働きのある精油。生理痛やPMS、更年期の精神不調の改善に使われます。鎮静作用がとても強く、眠気を催すことがあるので、車の運転などには注意してください。

※ P.144 ～ 145 で紹介した精油・ブレンドは、妊娠・授乳中は避けてください。
※婦人科系疾患で薬を使用している場合は、医師に相談してください。

ハーブと玄米の
# 温めパッド

できればひとつは持っていたい温めアイテムが「ハーブと玄米の温めパッド」。布の中にハーブと玄米を適量入れ、温めて目の上に乗せたり、首や肩、腰、おなかに当てたり、とカイロのように使います。使い捨てカイロや湯たんぽよりもじんわりとした温かさなので素肌の上に直に乗せることができ、繰り返し使えて環境にもお財布にもやさしいのがポイント。電子レンジや鍋のふたの上などで温めると、玄米の水分が適度な湿気を含んだ熱となり、ハーブの香り成分もその湿気に含まれて、温めながらハーブの作用をからだに取り入れることができます。

ハーブは、香りがよいリラックス効果のあるものを選びましょう。ドライのラベンダーやローズ、カモミール、オレンジフラワーやオレンジピール、ユズの皮などのうちの2〜3種をブレンドします。

強い刺激をかけられない目の周りのこりをほぐすのにいちばん効果的なのは、温めること。「目が疲れたな」と感じるのは目の周りの筋肉がこって血行が悪くなり疲労物質が溜まっていたり、栄養や酸素が運ばれていないからです。玄米パッドを温めて目の上に置けば、適度な重みが圧になって眼球を刺激し、目の周りとこめかみまで温めて目に活力が復活。ハーブの香りにも成分が含まれているので、鎮静、鎮痙（筋肉の緊張をゆるめる）作用を呼吸とともに取り入れることができます。

ティッシュに好みの精油を1滴垂らして、それをカバーに入れると精油の香りも同時に吸入でき、リラックス効果が高まります。パソコンやスマホを長時間使用する人は1時間に1回、5分くらいの休憩を入れて温めパッドを乗せると、目を健やかに保てます。

首肩やおなか、腰用には少し大きめのものを作るとよいでしょう。

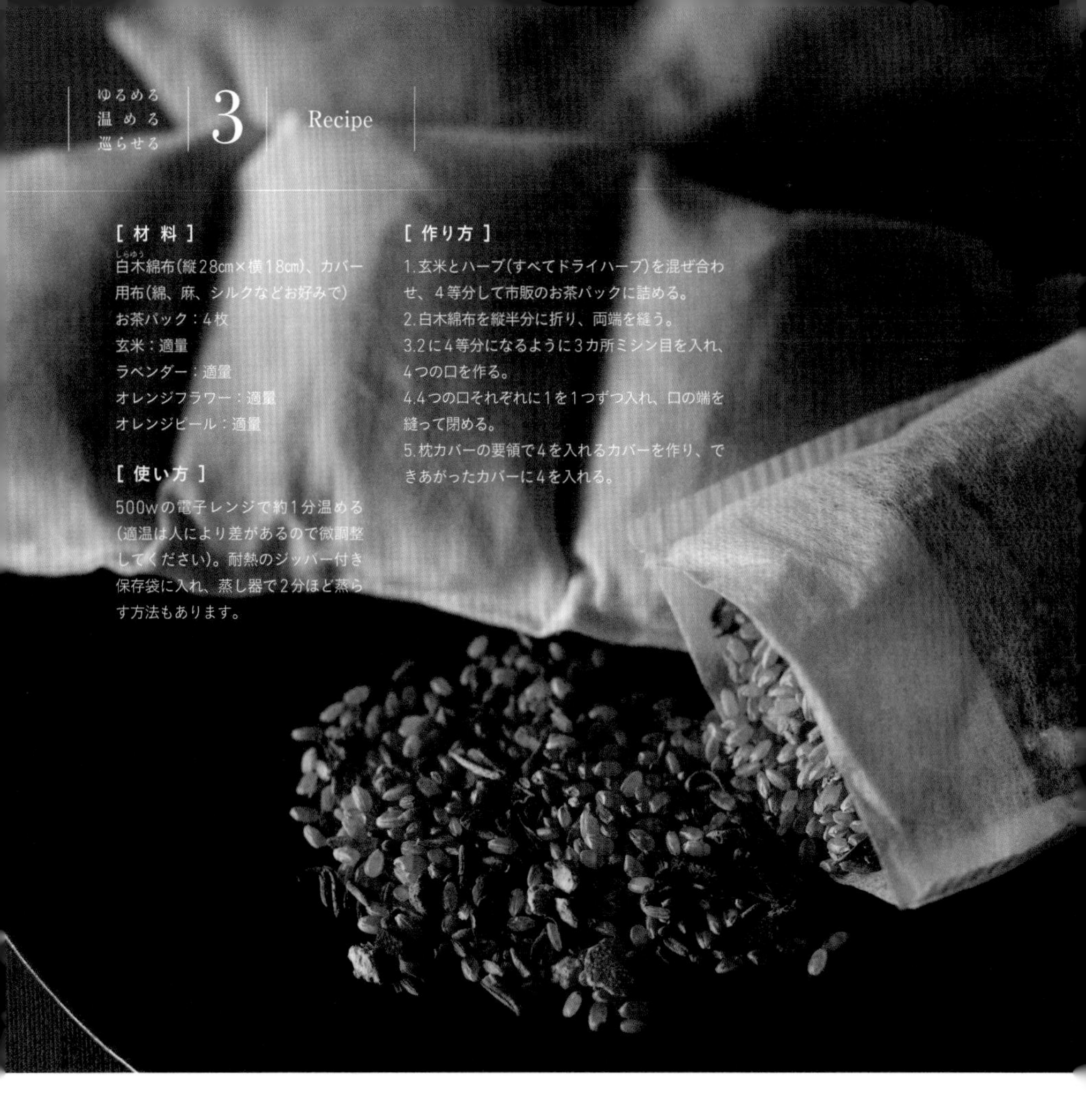

ゆるめる
温める
巡らせる

3 Recipe

**[ 材 料 ]**

白木綿布(しらゆう)(縦28cm×横18cm)、カバー用布(綿、麻、シルクなどお好みで)
お茶パック：4枚
玄米：適量
ラベンダー：適量
オレンジフラワー：適量
オレンジピール：適量

**[ 使い方 ]**

500wの電子レンジで約1分温める(適温は人により差があるので微調整してください)。耐熱のジッパー付き保存袋に入れ、蒸し器で2分ほど蒸らす方法もあります。

**[ 作り方 ]**

1.玄米とハーブ(すべてドライハーブ)を混ぜ合わせ、4等分して市販のお茶パックに詰める。
2.白木綿布を縦半分に折り、両端を縫う。
3.2に4等分になるように3カ所ミシン目を入れ、4つの口を作る。
4.4つの口それぞれに1を1つずつ入れ、口の端を縫って閉める。
5.枕カバーの要領で4を入れるカバーを作り、できあがったカバーに4を入れる。

使い方は同じように温めて当てるだけ。首、肩にしばらく乗せておくとこりがすっかりほぐれて軽くなります。おなかや背中は寝転んだ状態で乗せ、上からブランケットを掛けると冷めにくく効果が持続します。温まるにつれ自然に眠たくなるので不眠気味の時にも試してみてください。

痛みを感じる時も温めるだけで治ることもあります。特に生理痛や冷えからくる下痢や腹痛などにも有効。電子レンジで温めるのが手軽ですが、使いたくない人は蒸し器で2分ほど温めても。

玄米が乾燥して軽くなってきたら中身を取り替えてください。

そのまま入れるだけ

# 薬草入浴剤

「ハーブを育ててみたけれど思った以上に繁って使い切れない」「せっかく育ったのにどうやって使ったらいいかわからない」……。そんな時には、手軽な入浴剤として使いましょう。

　リラックス効果が高いのは、レモンバーム、ローズゼラニウム、ラベンダー、ジャーマンカモミール、ローマンカモミールなど。血行促進効果があるのはローズマリー、ペパーミントやスペアミントなどのミント類やヨモギ。殺菌作用のあるレモングラス、セージやタイムなどもおすすめです。

　使い方は、浴槽にお湯をためる時にハーブを入れるだけ。レモングラスのような長いものはリング状に丸めたり、思い付くままにブーケのように束ねて楽しみましょう。先に水を入れて追い焚きをする時は、水をためる時からハーブを入れておくのがポイント。立ち上がる湯気とフレッシュなハーブの香りがとても心地よく、見た目のさわやかさもバスタイムを特別なものにしてくれます。

　フレッシュハーブが手に入らない時はドライハーブでもOK。ローズやラベンダー、カモミールやオレンジフラワーなどの香りのよいリラックスハーブや、ローズマリー、オレンジ、ユズの皮、ジンジャー、ヨモギなど血行を促進するハーブを数種類、合計で大さじ3～5杯くらい用意して小鍋に入れ、水を加えて3～5分煮立てたものをザルで濾し、液だけを浴槽に入れます。ドライハーブはそのままパラパラと浴槽に入れると後から取り出すのが大変だったり、40度程度のお湯だと香りや成分がしっかり出ないので、この方法がおすすめです。

　76ページの蒸気吸入の後のお湯も、ハーブの成分がたっぷりと抽出されているので、濾して入浴剤として使えます。

## レモングラス×ペパーミント

[ 効 能 ]

抗菌作用のある、夏にぴったりのさわやかな香りの組み合わせ。レモングラスはなるべく根元から切り、ねじって丸めます（葉が硬いので手を傷つけないように注意）。丸めた先とペパーミントを一緒に束ねてひもで結べばできあがり。ペパーミントはひんやり感じるけれど血行を促進する作用があり、リフレッシュした後にリラックスがやってきて癒されます。

## ローズマリー×ヨモギ

[ 効 能 ]

スーッとするローズマリーと、懐かしくホッとするようなヨモギの香りの組み合わせ。両方とも血行を促進し、からだをホカホカと温めます。ヨモギは、食べたり飲んだりする時は春に収穫したものを使いますが、入浴剤としての活用でしたら春〜秋まで使えます。

## ドライハーブの入浴剤

[ 効 能 ]

オレンジピール、ローズゼラニウム、ローズ、各大さじ1、約700mlの水を小鍋に入れて火にかけ、3〜5分沸騰させる。その後、ザルや茶こしで濾して、ハーブに残った水分もよく絞り、液体の方だけを入浴剤として浴槽に入れます。オレンジピールが血行を促進し、ローズゼラニウムとローズの鎮静効果でリラックス。女性ホルモンのバランスも整えます。

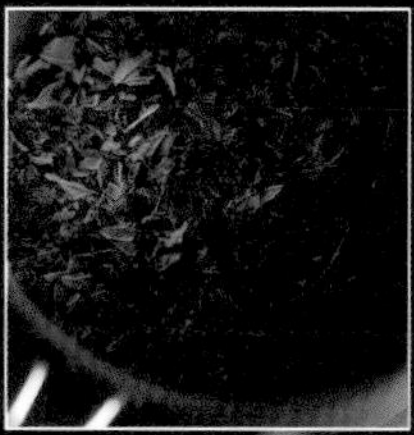

腰まわりを温めて
婦人科系を整える

# 骨盤ボディワーク

生理痛や生理不順、婦人科系の不調のある人は、骨盤の歪みを整え、子宮や卵巣の血流をよくするケアが大切です。外から何かを加えるだけでなく、ちょっとしたボディワークを行って骨盤の動きをスムーズにし、腰まわりやおなかを温かくやわらかい状態にしておくと、ハーブや精油の効果もグンとアップします。

もともと骨盤内は狭い上に、卵巣や子宮の動脈が他の動脈と比べて細いので、血液の流れが弱くなりがち。長時間座り続けたり、猫背など姿勢が悪いと骨盤を歪ませ、そけい部（脚の付け根）にある大動脈の血流を妨げることになります。その結果、腰まわりを含む下半身の血流をますます悪くしてしまうのです。

子宮や卵巣に栄養や酸素を届けるのも、ホルモン分泌の司令を届けるのも、卵巣から分泌したホルモンを子宮に届けるのも、全て血液。スムーズにたっぷりと血が流れる、温かく柔らかい腰まわりをイメージしながら、目指していきましょう。

ここでお伝えするのは、腰まわりやおなかを温かく柔軟な状態にするための2つの動き。どちらも簡単で、いつでもどこでも手軽にできる軽い運動なので、ぜひ毎日の生活に取り入れてみてください。

左ページの腰回しの動きは、フラフープを回すかのように腰を前

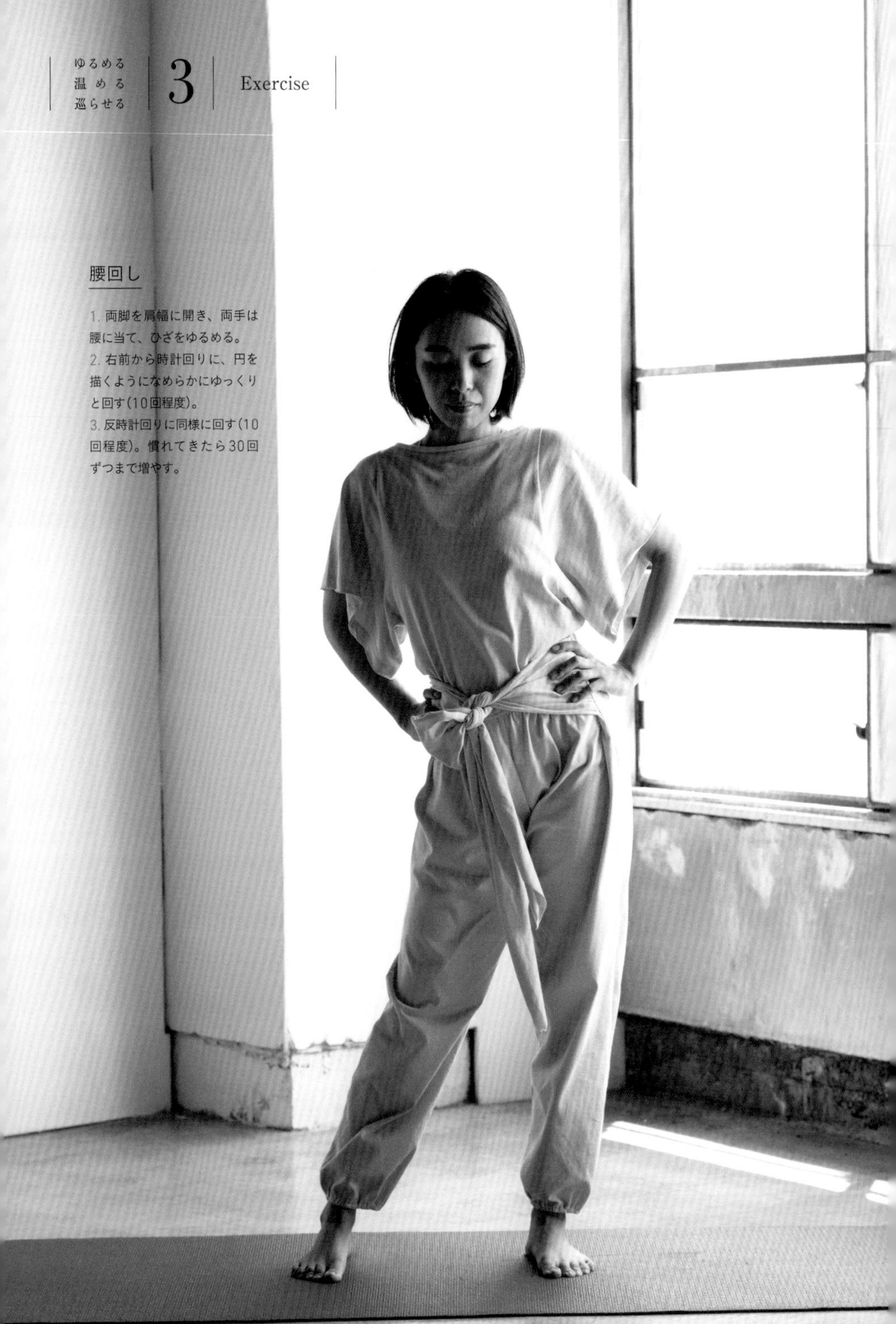

## 腰回し

1. 両脚を肩幅に開き、両手は腰に当て、ひざをゆるめる。
2. 右前から時計回りに、円を描くようになめらかにゆっくりと回す(10回程度)。
3. 反時計回りに同様に回す(10回程度)。慣れてきたら30回ずつまで増やす。

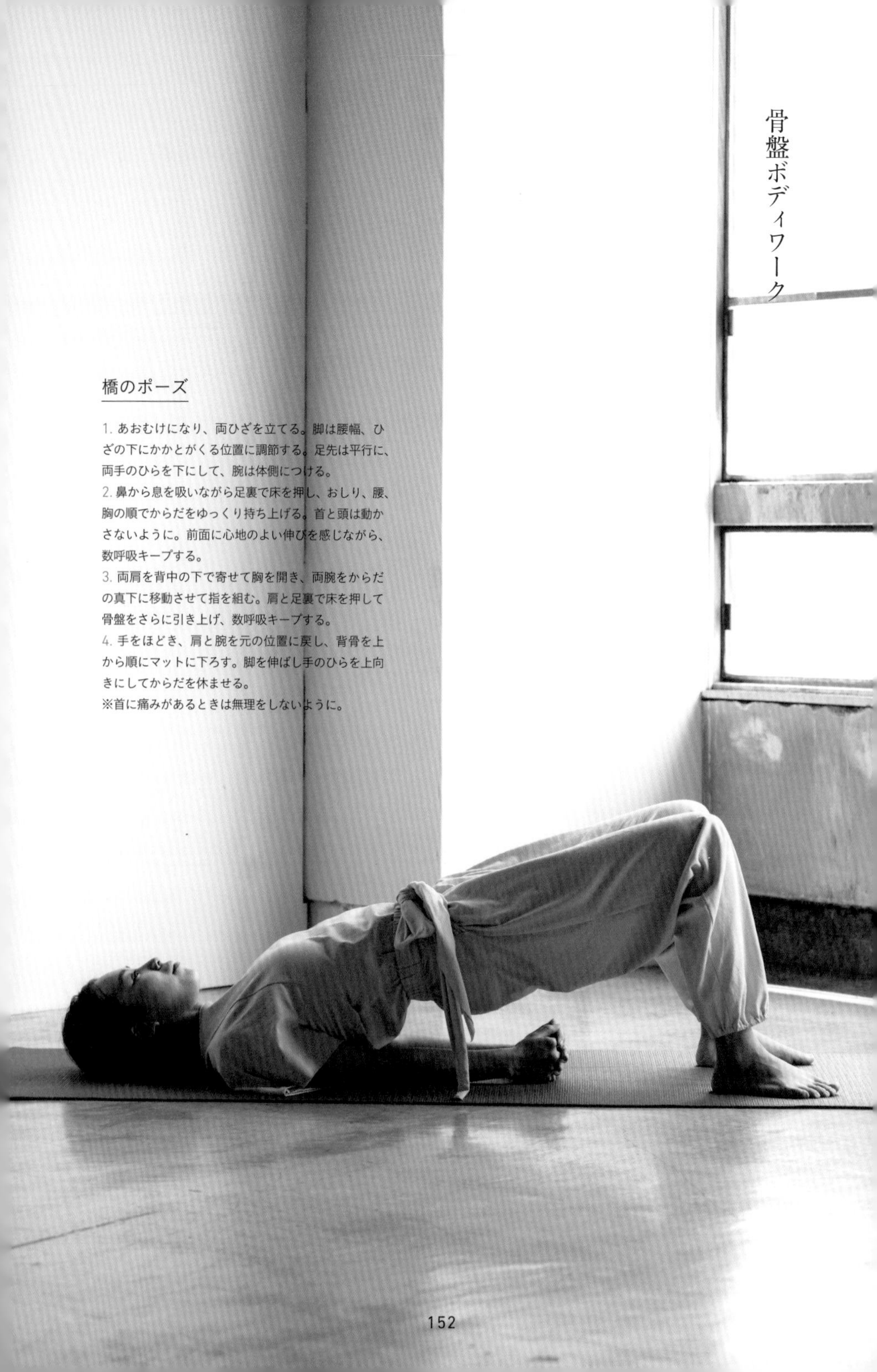

## 橋のポーズ

1. あおむけになり、両ひざを立てる。脚は腰幅、ひざの下にかかとがくる位置に調節する。足先は平行に、両手のひらを下にして、腕は体側につける。
2. 鼻から息を吸いながら足裏で床を押し、おしり、腰、胸の順でからだをゆっくり持ち上げる。首と頭は動かさないように。前面に心地のよい伸びを感じながら、数呼吸キープする。
3. 両肩を背中の下で寄せて胸を開き、両腕をからだの真下に移動させて指を組む。肩と足裏で床を押して骨盤をさらに引き上げ、数呼吸キープする。
4. 手をほどき、肩と腕を元の位置に戻し、背骨を上から順にマットに下ろす。脚を伸ばし手のひらを上向きにしてからだを休ませる。
※首に痛みがあるときは無理をしないように。

後左右360度、滑らかに回転させます。骨盤の歪みを整えて腰まわりの血流をよくし、そけい部も伸びるので、血流やリンパの詰まりを解消。下半身の巡りをスムーズにします。

単純な動きですが、終わるとじんわり下半身全体に血が巡っているのを感じることができるでしょう。

腹筋と一緒に骨盤を支えているインナーマッスルも鍛えられるため、姿勢がよくなり骨盤も歪みにくくなります。最初は1日に左右10回ずつ、慣れてきたら少しずつ増やして1日左右30回ずつトライしてみましょう。なるべく左右前後で動きの差が出ないよう、均等に回すことを意識してください。腰痛の予防効果もありますが、腰に痛みがある時には無理せず、慎重に行いましょう。

右ページの橋のポーズも女性にはぜひ取り入れて欲しい運動のひとつ。頭と首はつけたままでブリッジをする、英語では「ハーフ・ブリッジ」とも呼ばれるヨガのポーズで、下半身を強化し、特に骨盤底筋を鍛えていきます。

骨盤底筋というのは骨盤の底にある筋肉で、骨盤とともに内臓を一番下で支えている、女性にとっては特に大切で鍛えておきたいインナーマッスル。若い時には5~9㎝の厚みがある骨盤底筋も、年齢を重ねるにつれて薄くなり、衰えると3㎝程度になってしまうと言われています。

また、女性は男性と違い、骨盤底筋群に3つ穴がある上に、支えている内臓の数も子宮と卵巣の分だけ多いので、出産をきっかけにゆるみやすくなる筋肉です。

そんな、放っておくと衰えていってしまう骨盤底筋を鍛えると、内臓下垂が改善されて子宮や卵巣の環境が良化。結果、女性ホルモンのバランスが整い、婦人科系の不調の改善にもつながっていきます。

また、体幹を安定させる筋肉なので、腰痛や姿勢も改善。中高年になってからの尿もれの予防にも。

女性には必須のケアとも言える骨盤底筋を鍛える「橋のポーズ」、ぜひ1日1回の習慣にしてみて。

足先を温めて全身ホカホカ

# 冷えとり靴下

冷え症を治していく時に大切なのが、肌に直接触れる下着などを天然の上質な素材にすること、下半身をいつも温かくしておくことです。

綿やシルク、ウールや竹布（たけふ）など天然の繊維は、それぞれに自然の摂理としての放湿や保温の仕組みがあり、身につけた時に心地よさと快適さをつくりながら、からだを温めてくれます。

そして、素材選びとともに大事なのが、〝頭寒足熱〟を常に心掛けること。特に足先が冷える人には「冷えとり靴下」の重ね履きを強くおすすめします。

冷えとり靴下とは、締め付けのない天然素材の靴下を重ねて履くことで〝温かい状態をつくる〟健康法。

基本は、シルク五本指、綿五本指、シルクソックス、綿ソックスの4枚重ね。そんなに重ねて苦しくないのかと思う人もいるかもしれませんが、天然繊維は化学繊維と違って締め付けることができないので適度にゆるく、驚く程快適。下半身の血行を妨げることなくからだ全体を温めてくれます。

さらに、ウールやシルクのレギンスやレッグウォーマーを履いて、下半身に冷えを全く感じなくなるまで自分のからだの声を聴きながら調節していきましょう。

不思議なことに、上半身をどんなに重ね着して温かくしても下半身が冷えていて、特に足先が冷たければ「寒い」という感覚を感じます。ところが、足先がホカホカと温かければ、上半身は薄着でいても全く「冷え」は感じないものなのです。

目指したいからだの状態は「24時間ぬるめの半身浴をしている」ようなイメージ。そのくらいの温かさをつくるつもりで、天然素材の下着を選んでまとい、冷えとり靴下もぜひ実践してみてください。

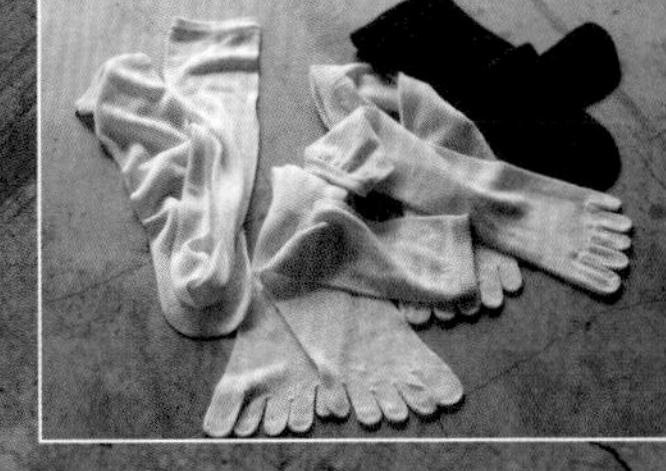

冷えとり靴下は、内側からシルク五本指、綿五本指、シルクソックス、綿ソックスの４枚重ねが基本。寒い季節は、綿をウールに替えたり、重ねる枚数を増やすなど調整して。

# 温めるハーブ一覧

昔から伝わる和の薬草も多いのが特徴。常飲して体温を上げることで、
さまざまなからだの不調をやわらげてくれます。

## エルダーフラワー

リラックスさせながらからだを温めてくれる花のハーブ。発汗、利尿作用にすぐれ、鼻水や喉の症状も抑えてくれます。風邪やインフルエンザの初期症状、花粉症にも。マスカットのような香りのやや甘みのある味がおいしい。コーディアルにしても◎。

【作用】発汗、利尿、抗アレルギー、鎮静
【からだ】冷え、風邪、インフルエンザ、花粉症、鼻水、咳、喉の症状
【こころ】リラックス
【ブレンド例】
+ジャーマンカモミール：温め、リラックス
+リンデン：温め、リラックス、喉の乾燥
+ネトル：花粉症、アレルギー体質改善

## ルイボス

南アフリカの過酷な環境で生き抜く、抗酸化力のとても高いハーブ。高い抗酸化成分と豊富なミネラルを含み、代謝を促進して冷え症や便秘改善の効果が。味も飲みやすいので世界中で親しまれています。

【作用】抗酸化、代謝促進
【からだ】冷え、便秘、アレルギー体質改善、循環不良、代謝促進
【こころ】活力アップ
【ブレンド例】
+ローズマリー：代謝促進、冷え解消、便秘改善
+ネトル：アレルギー体質改善
+ハイビスカス：代謝促進、夏バテ予防

## エゾウコギ

北海道以北に生えるウコギ科のハーブ。ストレスに適応する力を高め、疲労回復、婦人科系の不調改善、脳の記憶力改善などに効果があるとされています。からだを温め、滋養強壮効果も。根、葉ともに使われますが、葉は苦味があるので、飲みやすい根の方がおすすめ。高血圧の人は注意が必要。

【作用】強壮、免疫活性化、抗ストレス
【からだ】疲労回復、生理不順、生理痛、更年期の不調、運動能力を高める、集中力を高める、免疫力アップ、感染症予防
【こころ】ストレス、更年期による不調
【ブレンド例】
+ルイボス：冷え改善、疲労回復
+ローズ+チェストベリー：更年期ケア
+ジャーマンカモミール：冷え改善、ストレスケア

## ショウガ

古くから薬用植物として使用されているショウガは、血行、代謝をよくしてからだを温め、消化も助けます。冷え対策にはショウガの根を乾かした生姜(しょうきょう)を使用するか、少し煮立てるなど熱を加えると○。

【作用】代謝促進、消化機能促進、利胆(りたん)(肝機能改善)、駆風(くふう)(胃腸内ガス排出)、制吐、鎮痛
【からだ】冷え、胃もたれ、消化不良、胸焼け、吐き気、つわり
【こころ】活力アップ
【ブレンド例】
+ゴボウ：冷え改善、便秘解消、消化器系の不調
+ルイボス：代謝アップ、冷え改善
+ペパーミント：消化促進、胃もたれ、胸焼け、つわり、吐き気

# 婦人科系を整えるハーブ一覧

女性特有の悩みには、いくつかのハーブをブレンドするのがおすすめ。
味もよくなり相乗効果が期待できます。

## ローズ

華やかな見た目と香り、効能も含め女性の味方になってくれるハーブ。不正出血を含む婦人科系の不調全般の改善、ホルモンバランスによる精神的な不調や不眠の改善、美容としてのスキンケア、アンチエイジング効果も。

【作用】鎮静、緩和、収れん
【からだ】生理痛、生理不順、PMS、更年期の不調、不正出血、下痢、口内炎、咽頭炎、スキンケア
【こころ】不安、悲しみ、怖れ、ホルモンバランスによる精神的不調
【ブレンド例】
+月桃+エゾウコギ：更年期ケア
+ジャーマンカモミール+ラズベリーリーフ：生理不順、生理痛改善
+ローズヒップ：スキンケア

## アンジェリカ

西洋トウキの根。からだを温め冷えを解消しながら婦人科系の不調を改善。生理痛、生理不順、更年期の不調改善に。日本のトウキの根も同様の効果。妊娠中は控えて。

【作用】健胃、利胆(りたん)(肝機能改善)、鎮痛、駆風(くふう)(胃腸内ガス排出)
【からだ】生理痛、生理不順、PMS、更年期の不調、冷え改善、食欲不振、消化不良、体力低下、胃腸の不調
【こころ】ホルモンバランスによる不調
【ブレンド例】
+ジャーマンカモミール：温め、ストレスケア、婦人科系不調全般
+ローズ：更年期ケア
+ルイボス+エゾウコギ：体力、気力アップ
+ハイビスカス：代謝促進、夏バテ予防

## チェストベリー

和名「西洋ニンジンボク」の実は、女性ホルモンの調整作用があり、生理痛、生理不順、PMS、更年期の不調改善に使われてきました。乳腺症などの胸の痛み改善にも。妊娠中、ホルモン治療中は使用を控えて。

【作用】ホルモン分泌調整
【からだ】生理痛、PMS、生理不順、更年期の不調、ホットフラッシュ、胸の痛み
【こころ】ホルモンバランスの乱れによる精神的不調
【ブレンド例】
+ローズ+ジャーマンカモミール：PMS、生理痛
+ローズ+ローズヒップ：PMS、生理中の鉄分補給
+ラズベリーリーフ+レモンバーベナ：生理痛、リラックス

## ラズベリーリーフ

ラズベリーの葉は昔から安産のためのハーブとしてヨーロッパで使われてきました。子宮や骨盤まわりの環境をよくし、出産前(臨月から飲用可)、生理痛やPMSの改善に飲むと効果的です。また収れん作用があるので下痢の時にも。

【作用】鎮静、鎮痙(ちんけい)、収れん
【からだ】生理痛、PMS、出産準備、分娩、下痢、口内炎、咽頭炎
【こころ】リラックス
【ブレンド例】
+ジャーマンカモミール+セントジョーンズワート：生理痛、PMS
+エルダーフラワー：臨月時のからだの温め、リラックス
+ローズ+チェストベリー：生理不順、生理痛改善

# 温める精油一覧

マッサージオイルやバーム、バスソルトに数滴入れるだけで
冷えを解消しながら、こころも整えてくれる精油を厳選しました。

## ローズマリー

血液循環を促しからだを温める精油。中世より若返りのハーブとして知られ、強い抗酸化成分を含み、脳の機能改善やからだの循環不良改善、疲労回復、消化促進、細胞再生など、あらゆる機能を活性化します。

【作用】抗酸化、強壮、強肝、循環促進、血行促進、代謝促進、消化促進、神経強壮、頭脳明晰
【からだ】冷え、頭痛、筋肉痛、肩こり、むくみ、便秘、消化不良、リウマチ、神経痛、記憶力低下、スキンケア、ヘアケア
【こころ】ストレス、慢性疲労、神経疲労、集中力低下
【ブレンド例】
+オレンジ：冷え解消、血行促進、リフレッシュ
+ラベンダー：ストレス緩和、スキンケア、ヘアケア
+ベルガモットベルガプテンフリー：疲労回復、リフレッシュ

## スイートマジョラム

温め精油のファーストチョイス。こころもからだも温めストレスをほぐし、筋肉や関節のこわばりをやわらげます。冷えからくる肩こり、腰痛、腹痛や生理痛、頭痛、便秘の改善にも。筋肉痛や捻挫などの炎症性の痛みに◯。

【作用】血管拡張、抗炎症、うっ滞除去、鎮静、鎮痙（ちんけい）、鎮痛、抗菌
【からだ】冷え、肩こり、腰痛、捻挫、腱鞘炎、筋肉痛、生理痛、便秘
【こころ】不安、不眠、ストレス、イライラ、悲しみ
【ブレンド例】
+ローズマリー：血行促進、筋肉痛、神経痛
+ラベンダー：リラックス、捻挫
+オレンジ：冷え解消、血行促進

## ユズ

日本を代表する柑橘精油。毛細血管を拡張し血行を促進して冷えを解消、からだを芯から温めます。マッサージオイルに入れたり入浴剤にして使うと効果的。香りこころを落ち着かせ、不安や緊張をほぐしてくれます。なるべく刺激の少ない水蒸気蒸留法のものを。

【作用】緩和、血行促進、抗不安、抗うつ、抗炎症、強壮、鎮静、鎮痛
【からだ】冷え、肩こり、首こり、腰痛、膀胱炎、尿道炎
【こころ】不安、不眠、抑うつ、ストレス、緊張
【ブレンド例】
+ベルガモットベルガプテンフリー：冷え解消、リラックス
+フランキンセンス：安眠、リラックス
+オレンジ：冷え解消、ストレス解消、消化促進

## スイートオレンジ

明るい太陽を思わせるオレンジはそのイメージ通りからだを温め、こころも明るく穏やかにしてくれます。冷え解消には、マッサージや入浴剤として使用するとリラックスしながら温める効果大。ストレスケアや不眠、孤独感などもやわらげてくれます。

【作用】血行促進、消化器系機能調整、リンパ刺激、鎮静、抗不安
【からだ】冷え、食欲不振、便秘、神経疲労、ストレスからくる消化器系の不調
【こころ】不安、不眠、緊張、ストレス、精神疲労回復
【ブレンド例】
+ベルガモット：冷え解消、リラックス
+ジンジャー：血行促進、冷え解消、代謝アップ
+ネロリ：リラックス、消化器系調整

# 婦人科系を整える精油一覧

リラックス効果が高く、ホルモン分泌を調整する働きがある精油たちです。
お好みで２～３種を毎日の暮らしに取り入れてみて。

## ローズゼラニウム

各種あるゼラニウムの中でもローズに似た香りを持つ品種がローズゼラニウム。ホルモンバランスの調整作用があり、生理痛、生理不順、ホルモンバランスによる精神的な乱れを調整してくれます。リンパ強壮作用もあるので、マッサージやスキンケアに使えば皮脂バランスを調整してくれて美肌に。

【作用】 ホルモン調整、緩和、強壮、リンパ強壮、抗うつ、抗炎症、瘢痕（はんこん）形成、皮膚再生
【からだ】生理痛、生理不順、静脈瘤、むくみ、肩こり、首こり、冷え、スキンケア、ヘアケア
【こころ】不安、イライラ、PMSや更年期の不調
【ブレンド例】
+スイートマジョラム：冷え解消、生理痛
+ラベンダー：緊張からくる首こり、肩こり
+ネロリ：スキンケア、ストレスケア

## ローズ

婦人科系の不調改善、精神安定、美容に役立つ「女性の味方代表」と言える精油。50～100本分のローズの花から採れる精油の量はたった1滴。とても貴重で高価ですが効果は大。リラックスに導きながら女性の美と健康に役立ってくれます。妊娠中は避けて。

【作用】鎮静、緩和、収れん
【からだ】生理痛、PMS、生理不順、更年期の不調、スキンケア
【こころ】不安、不眠、悲しみ、抑うつ、落ち込み、更年期による精神的不調
【ブレンド例】
+サンダルウッド：深いリラックス、アンチエイジングのスキンケア
+ローズゼラニウム：女性ホルモン調整、スキンケア
+ラベンダー：引き締め、スキンケア、リラックス

## ジャスミン

子宮を強くする働きがあり、特にPMSによる気分の落ち込みや不安などを鎮め、安心した明るい気持ちに。スキンケア、ヘアケアにも◎。ハリや潤いを与えてくれます。少量でも効果を発揮。妊娠中は禁忌。

【作用】 強壮、鎮静、鎮痙（ちんけい）、高揚、ホルモン分泌調整、通経、分娩促進、抗うつ、抗炎症
【からだ】子宮強壮、無月経、PMS、分娩、不眠、スキンケア、ヘアケア
【こころ】不安、緊張、落ち込み、パニック、過呼吸、ホルモンバランスの乱れによる精神的不調
【ブレンド例】
+オレンジ：明るいリラックス、深い安心
+ローズ：深い鎮静、婦人科系の不調全般、アンチエイジングのスキンケア
+ネロリ：ストレスケア、安眠、スキンケア

## クラリセージ

女性ホルモンのような働きをし、その分泌の調整をします。子宮筋腫、乳腺炎などエストロゲン過多により悪化する症状がある時は禁忌。鎮静効果があるので運転前の使用は×。低血圧の人も注意して。妊娠中は禁忌。

【作用】エストロゲン様、鎮静、鎮痙（ちんけい）、緩和、血圧降下
【からだ】生理痛、生理不順、更年期の不調、肩こり、不眠
【こころ】不安、ストレス、緊張、PMSや更年期の精神的不調、抑うつ
【ブレンド例】
+ローズ：婦人科系不調全般、ストレスケア
+ローズズゼラニウム：ホルモン調整、リラックス
+ラベンダー：筋肉の緊張をほぐす、肩こり、首こり、緊張型頭痛

体験談 2

## 婦人科系不調と頭痛、諦めなくてよかったです

（M・Kさん　30代）

植物療法を学ぶきっかけは、婦人科系の不調と頭痛でした。20代の頃から生理不順と偏頭痛がどんどんひどくなってきて、月に数回鎮痛剤を飲んでいたのが週に2〜3回に増え、最後はほぼ毎日飲まないといけない状態になっていました。生理の一週間前から微熱、腹痛、吐き気があり、ひどい時には38〜39℃の高熱が出る時も。生理が来るのは2〜3カ月に一回のペースでしたが、生理が来ない月も体調が悪かったです。

偏頭痛もだんだんひどくなってきて、痛くて起き上がれないほどに。一人暮らしをしていたので仕事を休むわけにもいかず、「痛い痛い」と泣きながら仕事に行くこともありました。

当時の私は生活習慣を見直すという考えはなく、薬を飲んだら抑えられるという考え方だったので、何も疑問に思わずに薬を飲み続けていました。すると、27歳の時に高熱が出て首のリンパが腫れ、肌の色が茶色くなってきたのです。病院に行くと肝機能に異常があると言われ、ドクターストップがかかり仕事を辞めることに。薬の飲み過ぎで、肝臓に負担をかけていたことが原因と言われました。

これをきっかけに薬に頼る生活をやめようと思い、たまたま通りかかったハーブ専門店で作ってもらったハーブティーを一日一回飲み始めました。ほかにも、無添加の調味料で料理をしたり、

食器洗いの洗剤なども肌にやさしいものを使うようになりました。そのうち少しずつ改善はされていましたが、生理不順や頭痛はまだ治っていなかったので、ハーブティー以外のことも深く知ろうと「チムグスイ」の植物療法の講座を受けることにしました。

精油はむずかしいイメージがあって使ったことがなかったのですが、講座で習ったアロマバスソルトを作って毎日湯船に浸かるようにしました。毎日気分で香りを変えることができるので、お風呂の時間が楽しみに。お風呂上がりにからだがぽかぽか温かくて、足先も温かくて、からだが芯から温まっていることを実感しました。

頭痛が起きても、リラックスするハーブティーを飲んで、ラベンダーの精油を使ってこめかみをマッサージしたり芳香浴をするようにすると、薬を飲まなくても頭痛が治まるようになりました。頭痛が起きる頻度もどんどん少なくなってきて、今では起きても月に一回程度。家族も驚いています。

2~3カ月に一回のペースだった生理不順も治り、毎月ちゃんとしたサイクルで生理が来るようになりました。生理前の頭痛や高熱や吐き気も出なくなり、生理痛も軽くなり、一回も薬を飲まずに過ごすことができるようになりました。

講座を受けて、自分でハーブティーをブレンドしたり、何種類かの香りを使ってオイルやバスソルトを作ったり、自分に合わせた対処法ができるようになりました。先生に「魔法の杖を手に入れましたね」と言っていただけてうれしかったです。

それからは、自分の仕事にも自信を持つことができましたし、仕事のストレスを感じることがなくなりました。そして、以前は新しいことに挑戦するのに不安があって後回しにしがちでしたが、興味があることはすぐ行動して実践してみようと思えるようになりました。からだだけではなく、考え方も変わってきたように思います。

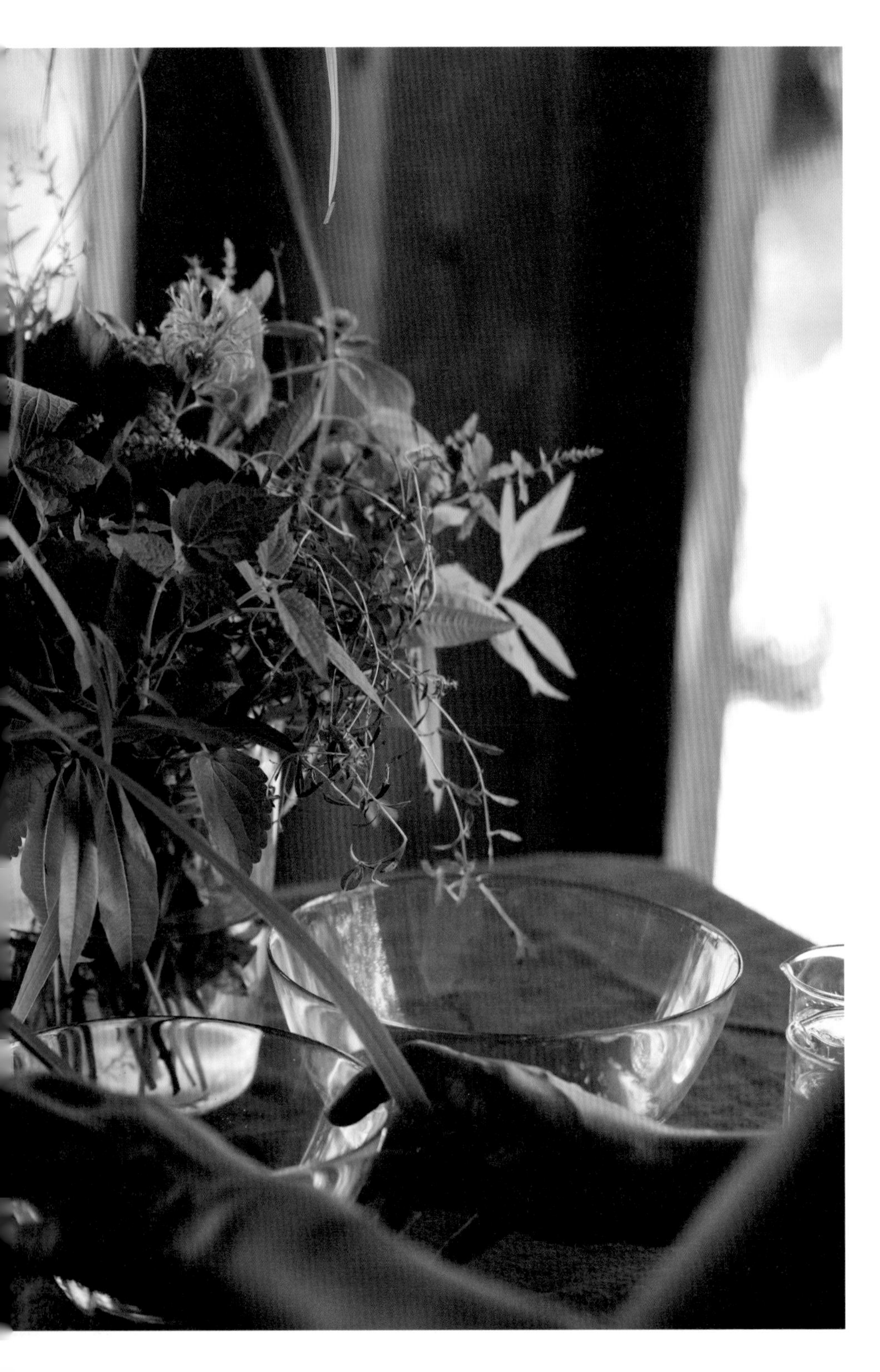

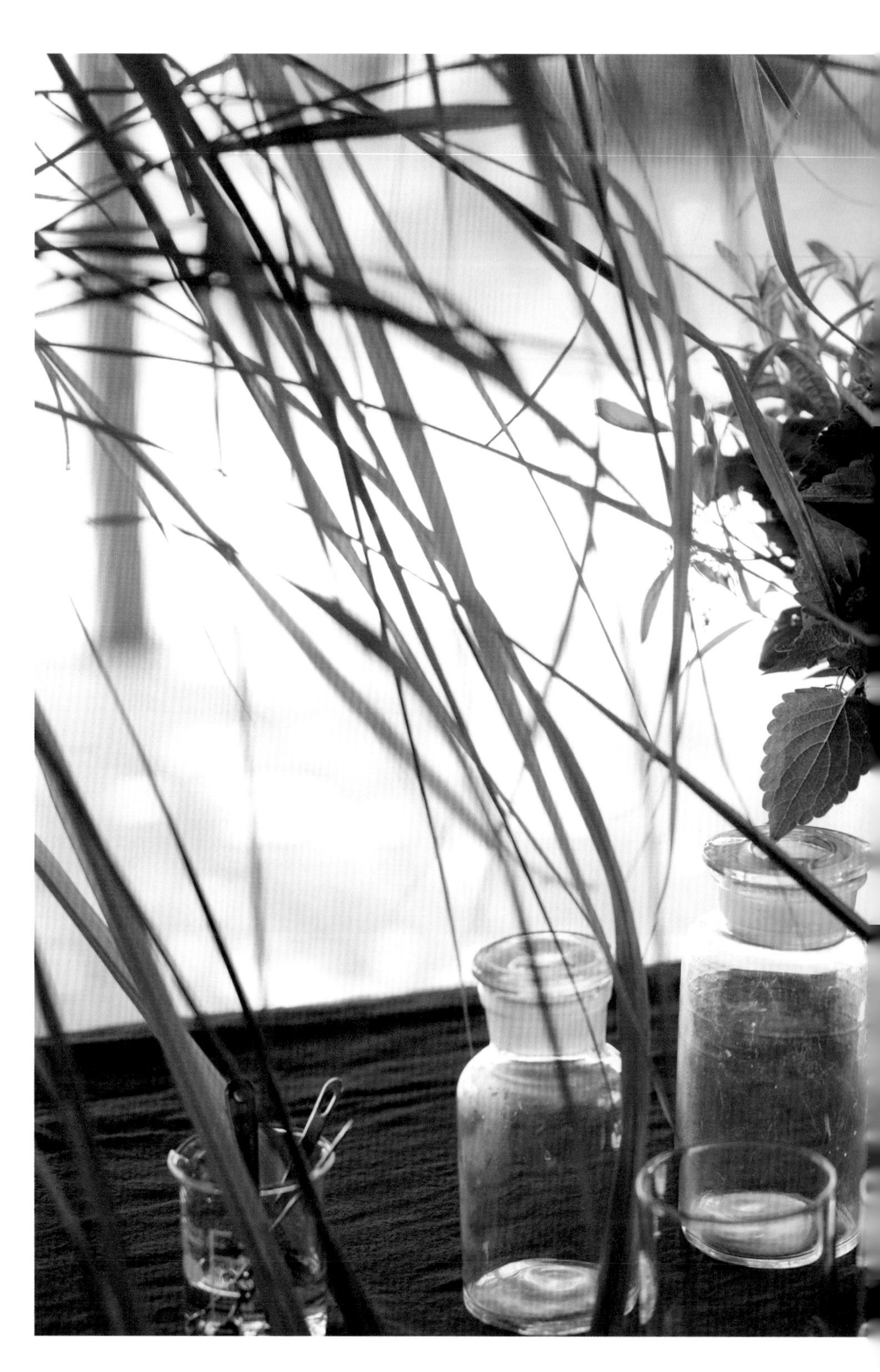

Lesson

# 4

ゆるめる
温める
巡らせる

# 巡らせる

デトックスと
パワーチャージ

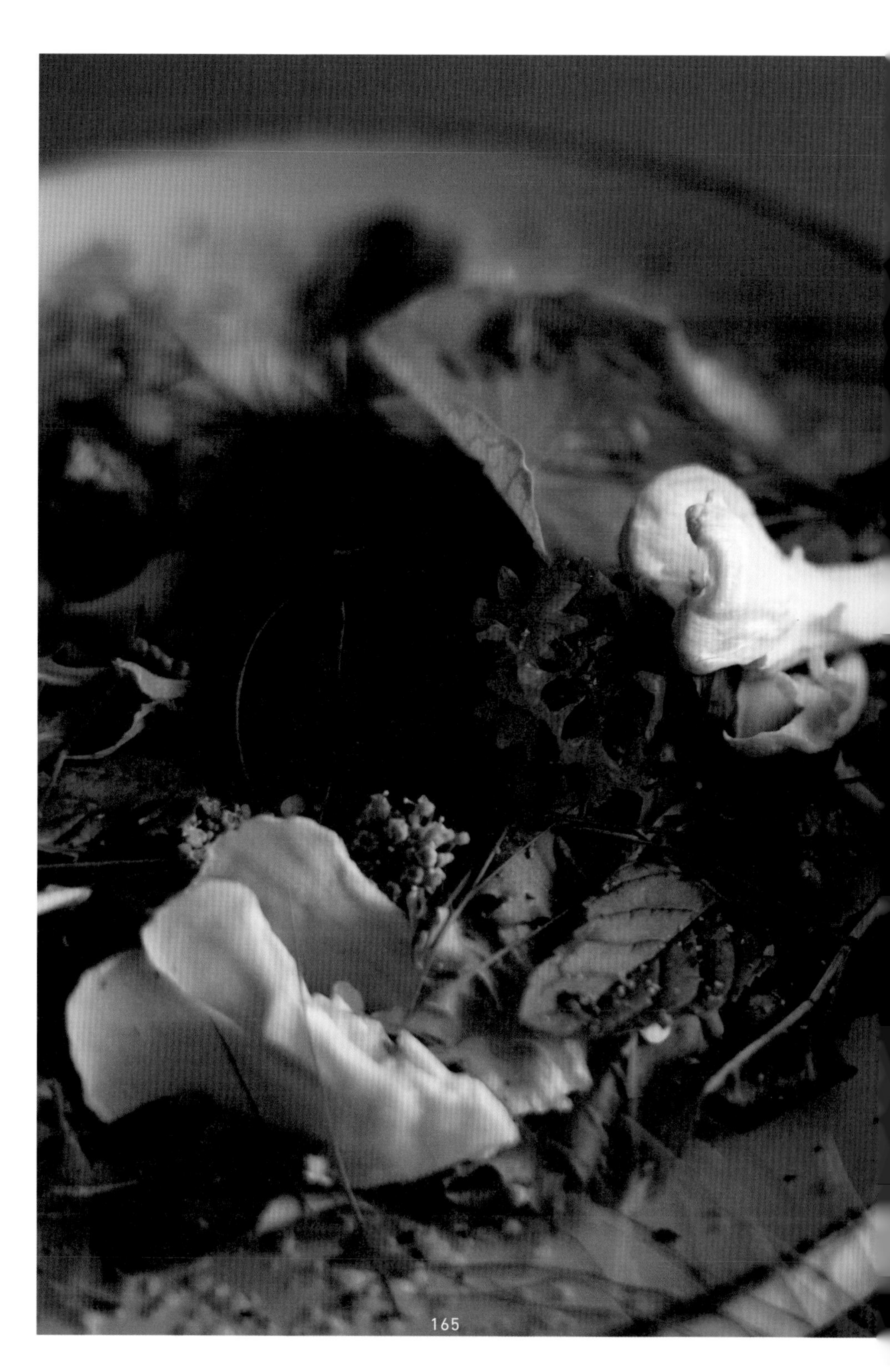

# 巡りのよいからだはスムーズな「入力」と「出力」がカギ

これまで、「ゆるんで」生命活動の中枢である自律神経系のバランスを取り戻し、「温めて」細胞の隅々にまで血液を通わせ代謝のために必要なものを届ける、というお話をしてきました。最後に、「巡らせる」ことの大切さについてお伝えしたいと思います。

「巡り」とは、からだへの〝入力〟と、からだからの〝出力〟のこと。これはデトックスと体質改善、それから免疫系のケアにつながります。

私たちは毎日、呼吸をして酸素を取り込み、二酸化炭素を排出し、食べ物から栄養素を吸収し、要らなくなったものを排出しています。これと同じことを、私たちの60兆の細胞ひとつひとつもやっています。からだに取り入れた酸素は、細胞ひとつひとつにも取り込まれ、細胞は二酸化炭素を吐き出します。私たちが食べた栄養素も同様に、細胞も取り込み老廃物を排出する……。この一連の流れの時にエネルギーが生まれ、それを「代謝」と言います。

ちなみに飲み込んで喉を通った後の消化の働きはもう無意識の領域なので、私たちがコントロールすることはできませんが、口の中にある間は唯一の意識で動かせる消化の段階です。よく噛んでなるべく食べ物を小さくし、噛むことでたくさん分泌される唾液の中のアミラーゼという消化酵素である程度分解しておくと、その後の胃や腸の仕事がとてもラクになります。昔から知恵袋的な健康法で「よく噛んで食べなさい」と言われるのは、このような理由なのですね。胃腸が弱い人は、ぜひ「よく噛む」を心掛けてみてください。基本的なことですが、とても大きな効果があります。

胃である程度消化された食べ物は、さらに十二指腸に送られミクロの単位にまで分解されます。そこから小腸に運ばれ栄養を吸収し、大腸で水分を吸収し、残った固形物が便として排出されます（この一連の働きを消化と言いますが、自律神経系の副交換神経が優位になっている時にしか動きません。消化不良や便秘に悩む人は、「ゆるめる」時間を大切にしてください）。

## 不要なものを溜め込むとからだは不調を訴える

さて、こうして食べたものが栄養素となって腸から吸収され、血液に混ぜられます。そして血流にのって毛細血管まで運ばれ、細胞に届けられるわけですが、この時もしも食べ物や飲み物に保存料や着色料などの添加物や農薬、合成ホルモン、重金属などが混ざっていたらどうなるでしょう？

ある程度は腸のバリア機能によって体内に入らないようブロックされます。しかし全部ではありませんので、ある程度は栄養素と一緒に血液に入ります。

それから現代は、空気中にもさまざまな化学物質が混じっています。ダイオキシンや排気ガス、畑や公園の農薬や殺虫剤……。身の回りの化粧品やシャンプー、洗剤、住宅や家具、持ち物などにも揮発性の化学物質が使われています。私たちは呼吸によって、どうしてもそれらも一緒にからだに取り込んでしまうのです。

例え話をしてみましょう。通販で、生きるために必須な酸素と栄養を細胞が注文したと想像してみてください。提供する店は私たちヒトで、お客さまが細胞です。宅配便は血液だと思ってください。注文した酸素と栄養素と一緒に、ものすごい大きなダンボールやたくさんの梱包材、DMやパンフレット、よく見せるための上げ底の箱やリボンなどが大量に付いてきました。このダンボールやDMなどが、化学物質や添加物などのからだにとって不必要なものにあたります。

でも、細胞はそれを全く必要としていません。それどころか、ゴミになってしまいます。なのでせっせとそれを片付け、二酸化炭素と老廃物を回収してくれる宅配便（血液＝静脈）に渡し、また持って行ってもらいます。各細胞から集められたゴミは大きなゴミ処理センター（肝臓や腎臓）に運ばれ、からだの外へと排出されます。

これは元々からだに備わっている、とてもすぐれた排出システムです。でも、このデトックスの働きにもエネルギーが必要。となると、必要のないものを片付けるのにエネルギーが使われてしまい、本来使いたかった「生きる」ことに回すエネルギーの分量が減ってしまいます。

また、血液で回収しきれなかった不要物が細胞と細胞の間にゴミとして溜まってきます。細胞同士はさまざまな物質をやりとりして動いているのですが、溜まったゴミに邪魔されて遮断されてしまうと細胞の機能が落ち、連携して働けなくなり、組織全体の機能が落ちてしまいます。

それから抗生剤や保存料などの菌を殺す働きがあるものは、からだにとって必要な菌を殺してしまい腸内環境のバランスを崩し、排出のシステムを低下させるとも言われています。化学物質には、内分泌（ホルモン）をかき乱すもの、酵素の働きを邪魔するものもあります。

からだ全体の機能が低下すると、疲れ、筋肉痛、関節痛、鼻炎、頭痛、下痢、便秘、不眠、集中力低下、食欲異常、むくみ、やせにくい、湿疹、蕁麻疹などの肌トラブル、乾癬（かんせん）、口内炎、ＰＭＳなどの症状が出てきます。それがさらに進むと、免疫異常、自己免疫疾患、内分泌異常、化学物質過敏症、不妊、アレルギー、喘息などに進行すると言われています。

今の私たちのライフスタイルは、無自覚でいるとからだに不要なものを、どうしても日常的に取り込んでしまいます。ですので、意識して「入力」と「出力」を工夫する必要があるのです。

# タンクの大きさは人それぞれ違う

先程お話したように、私たちのからだにはデトックスのシステムが備わっていますので、すべてのゴミを外に出せるといいのですが、どうしても体内に残ってしまうものが出てきます。この溜まったゴミもある程度の量までなら、からだはなんとか持ちこたえることができます。しかし、その量がどれくらいかというのは、人によって本当に違います。人種、年齢、体質、遺伝子、生活環境、腸内環境などが複合的に影響しますので、千差万別です。

例えば、人ぞれぞれにゴミを溜めておけるタンクを持っていると思ってください。タンクの下には蛇口がついていて、そこからゴミを流し出すことができます。それが大きい人もいれば小さい人もいます。

ゴミの量をなるべく減らしながら、出ていく量を多くすればタンクがいっぱいになることはありません。でも、入るゴミが多くて、出ていくゴミが少ないとタンクは溢れてしまいます。この溢れ出た時に、からだに「症状」が現れます。

よく兄弟が同じものを食べていても、全然平気な子もいれば、アレルギー症状がひどくなってしまう子もいる……それはこのタンクの大きさの違いです。アレルギー体質や化学物質過敏症の人（兼ねていることも多々あり）は、生まれつきこのタンクのサイズが小さめなのです。ですので、日常生活の中でなるべくゴミの入力を減らして、出力を大きくし、タンクの中のゴミをなるべく少なく溢れさせないように保つと、体質は変わりませんが症状を出さずに暮らすことができます（今の私がまさしくその状態です）。

また、新築の家に引っ越した途端、ひどい化学物質過敏症を発症するシックハウス症候群という症状がありますが、あれは一気に新建材や接着剤、塗料などの化学物質を吸い込み、タンクがいっぱいになり溢れてしまった状態です。そこに居続けると、ずっとタンクが溢れ続けてしまいますので、一旦、すべての化学物質から逃れて、きれいな空気と食べ物と水を取り、タンクの中のゴミを出さなくてはなりません。

こう書くと、タンクが大きい方がいいように感じる方もいるかもしれませんが、大きいとからだの中に溜め込むゴミの量も多く、溜まる時間も長いということなので、溢れた時の症状がひどいとも言われます。タンクが小さいとこまめに気を付けることになるので、よいこともあるのです。いずれにしろ、ギリギリまでOKと思わず、できるだけ少なくしておく方がからだも動きやすく気持ちがよいことは確かです。

また、胎児や赤ちゃんは脳や内臓の機能がまだ未発達です。タンクがまだでき上がってない状態だと考えてください。

入力に関して、食べ物や飲み物、生活用品、環境を選ぶことはまず最初に必要となりますが、これは後ほど184ページで詳述します。

# ハーブでからだを守る力を高める

不要なものを入れないために、からだを守る最大のバリア機能のひとつは皮膚です。皮膚がなかったら粘膜状のからだに細菌や化学物質が直接入ってしまいます。やけどや傷などでただれていれば、その部分から色々な有害物質が入ってきやすいですし、水分と皮脂、角質で覆われている、表皮の一番表面の層が薄ければ、やはりバリアのちからが弱くなります。

洗浄力の強いもので洗い過ぎると表皮の皮脂膜の層が薄くなり、摩擦力のあるものでこすり過ぎたりすると角質層が薄くなります。また洗浄剤や乳液、クリームなどに含まれる合成界面活性剤の種類によっては、タンパク質を分解して表皮部分を薄くしてしまうことがあります。

そうなるとバリア機能が低下してアレルゲンや汗、汚れ、そして有害物質も入り込みやすくなり、炎症を引き起こします。炎症が起きるとさらにいろいろなものを取り込みやすくなってしまい、さらに敏感な状態が増す、という悪循環にも。

これを防ぐためには、洗い過ぎないこと、こすり過ぎないこと。炎症が起きている時には、合成界面活性剤や保存料などの化学物質ができるだけ少ないスキンケア製品を使うことです。ハーブや植物オイルは炎症を鎮め、自然な皮脂膜の代わりをし、角質層の健康を取り戻します。

とても敏感になっている時には、ハーブのフェイシャルスチームをし、芳香蒸留水と植物オイルで保湿します。敏感肌でも使えるフェイシャルスチーム用のハーブは、ラベンダーとカモミール、オレンジフラワーやカレンデュラ、リンデンやマローブルーなどです。芳香蒸留水は、ラベンダーやカモミール、オレンジフラワーを、植物オイルはホホバオイルやマカデミアナッツオイル、カレンデュラオイル、アボガドオイルなどを薄く伸ばします。

精油を使うならラベンダーかローマンカモミールがやさしいのですが、とても肌が敏感になっている時には精油自体が刺激になることがあります。その際は精油は使わず、ハーブや芳香蒸留水だけでケアしてください。洗浄剤はできるだけお湯だけにしたり、またはクレイをお湯に溶かしたもの、上質な植物オイルを使ったせっけん、または界面活性剤の種類に気を付けているオーガニック系メーカーのものが負担がないでしょう。

それから腸にもバリア機能があります。腸の内側は粘液の層になっていて、それが異物の侵入をブロックします。腸内細菌もバリアとして活躍し、からだに入れたくない菌をガードします。

腸のバリア機能が低下する原因も炎症です。炎症を起こしやすい食べ物(乳製品、白砂糖、精製小麦食品、添加物など)を避け、消化のいいものを食べるようにしましょう。

ジャーマンカモミールは、炎症を抑える作用と消化器系を整える作用があります。リンデンやマローブルー、エルダーフラワーには粘液質という成分があり、それが粘膜の保護をします。どれも温かいハーブティーとして飲むとからだのバリア機能を高めてくれます。

炎症というのは、腫れたり熱を出したりというイメージがあると思いますが、そういう急性のものだけでなく、慢性的にからだ全体で起こるものもあります。アレルギーが発症している時や化学物質過敏症になっている時は、この慢性炎症が起きている可能性が高いのです。ハーブティーを飲んでいると、その慢性炎症が抑えられていきます。特に消炎作用のあるものは、ジャーマンカモミール、ラベンダー、カレンデュラ、ローズヒップ、セントジョーンズワートなどです。

これらでなくても、アレルギー持ちの生徒さんたちがハーブティーを常飲していることで、顔の赤みやいろいろなアレルギー症状が低減されて、慢性炎症が抑えられてきているなと感じることが多々あります。

## 実は、緑黄色野菜以上⁉ 栄養豊富なハーブ

現代社会で暮らしている以上、合成化学物質などを全くからだの中に入れないというのは不可能です。だからこそ、日々〝出せるからだ〟にするケアが必要。出せるからだにするコツは、

①ビタミン、ミネラルをしっかり取る
②腎臓、肝臓のサポートをする
③腸内環境をよくする
④リンパの流れをよくする
⑤血流をよくする
の5つです。このどれにも植物のちからがとても役立ちます。

まず①について。ビタミンとミネラルは解毒にもとても重要な栄養素です。からだには酵素という物質があり、これが消化、分解、吸収、拡散、代謝、排泄するまでのすべての段階に関係しています。酵素はないと生きていくことができない程、からだにとって大切なものです。

大きく分けると消化酵素と代謝酵素があり、ある一定の数がそれぞれの働きに分配されます。消化の悪いものを食べた時は消化酵素の比率が多くなり、消化のよいものを食べた時には代謝酵素に多く回されます。

代謝がいいと要らないものがしっかり排出されやすくなりますし、体温も上がるので血流がよくなります。この酵素を働かせるためには、補酵素となるビタミンとミネラル(カルシウム、マグネシウム、リン、鉄、銅、亜鉛、クロム、マンガン、セレン、ヨウ素、ナトリウム、カリウム、ビタミンはA・B・C・D・E・K、葉酸)が必須です。

これらがバランスよく、いつもからだに入っているといいのですが、実はここ50年で野菜の栄養素は軒並み半分以下になってしまったと言われています。これは農薬や化学肥料を使い続けることで、土に微生物がいなくなり、土のちからが落ちてしまったから。そのため、オーガニックや自然栽培の農家さんは土を健康にすることから始めるのです。

実は、オーガニックの野菜たちに負けず劣らず、ビタミンやミネラルがたくさん含まれているのが、ハーブや薬草です。ハーブや野草には、緑黄色野菜以上に、栄養素がぎゅっと詰まっています。

例えば、生のバジルと人参を比べると、βカロテン（バジル＝６３００μg／人参８６００μg）、ビタミンE（バジル3.5mg／人参0.4mg）、ビタミンK（バジル４４０μg／人参17μg）、カリウム（バジル４２０mg／人参３００mg）、カルシウム（バジル２４０mg／人参28mg）（※すべて１００gあたり）といった具合です。人参の代表的な栄養素βカロテンこそ人参の方が多いけれど、そのほかのビタミン、ミネラルはほとんどがバジルの方が豊富。

ほかにも、オレガノには葉酸やビタミン$B_1$、$B_2$、リンや鉄分、スギナにはマグネシウムやカリウム、ケイ素、鉄、亜鉛などさまざまなハーブにビタミンやミネラルがたっぷり含まれています。

ですので、料理の時にたっぷりの野菜にハーブを加えると、さらにからだを活性化させてくれます。調味料に混ぜると気軽に使うことができる上に、味の変化もついて、加工食材に頼る必要がなくなります（P.２００参照）。

ハーブティーでおすすめなのは、ネトルやスギナ、桑、ルイボス、ハイビスカス、クマザサ、ハトムギなど（P.２１４〜参照）。どれも栄養価が高く、またリラックスというよりはパワーを与えてくれるようなものが多いので、朝や日中のリフレッシュ、栄養補給におすすめです。
そして、ハーブのいいところが、②腎臓や肝臓のサポートもしてくれるところです。血液をろ過して、からだの老廃物を尿として体外に排出する働きを担う「腎臓」と、からだに有害な物質を解毒する「肝臓」がしっかり働いていることが、デトックスには大前提。腎臓のサポートをしてくれるハーブはネトルやスギナ、肝臓のサポートはダンディライオンやアーティチョークが有名です。

私自身の体質改善の体験談をお話ししますと、まず食事が無添加の発酵調味料を使った野菜中心の和食になり、油の質も変えたことで肌のトラブルが激減しました。そのあと、ハーブの量を増やし、無農薬無肥料の野菜を食べる量も増えたことで、またぐっと体質改善が進み、花粉症も金属アレルギーも出なくなりました。どんな食事法も頭でっかちになることなく、その時の自分のからだに合っているか、合っていないかで、取り入れるのがいいと思います。
③④⑤については、このあと説明していきます。

# まるで人間社会のような腸内細菌の世界

さて「出せる」からだづくりに欠かせないのが、〝よい腸内環境〟です。第2の脳と呼ばれる腸の大切さは、ここ数年でずいぶん認知度が高まっていますが、すこやかな腸内環境にもやはりハーブが役立ちます。

腸の中には無数の腸内細菌がいることはご存知だと思いますが、その数は1000種類以上、なんと100兆個にものぼります。「善玉菌」「悪玉菌」という言葉が有名ですが、一般的に「腸には、ビフィズス菌や乳酸菌などのよい菌がなるべく多く、悪玉菌はできるだけいない方がいい」というイメージをお持ちの方が多いかもしれません。

実はよい腸内環境のためには両方必要で、善玉菌が多過ぎても悪玉菌が少な過ぎてもよくないのです。善玉菌2割、悪玉菌1割、日和見菌（ひよりみきん）（どちらでもない菌）が7割のバランスで共存している状態が、腸の中が一番調和がとれています。私は初めてこれを聞いた時に人間社会みたいでおもしろいな、と思いました。「いい人」が多過ぎても窮屈そうだし、「悪い人」が多いと困るけど、ちょっとくらいいた方が健全な感じもあるし、そして大半はどっちでもない（あるいはどっちも持ち合わせている）普通の人というのが、調和のとれたちょうどいい社会なのではと思うのです。

さらにおもしろいことに、日和見菌は善玉菌が優勢になるとよい方に働き、悪玉菌が優勢になるとその味方をして悪い方に働きます。最近では、悪玉菌と呼ばれている菌も時にはよい働きすることがあるということが判ってきたりして、なんだかそこも人間社会のようです。

菌のバランスのほかにもう一つ大切なのが、菌の種類が多様である、ということです。できるだけ菌の種類が豊富な方が腸にとっては好ましいのです。

## 腸内環境を整えるには食事を整える

腸の中をのぞくと、いろいろな種類の菌が集まってまるで花畑のように見えるので、その群生は「腸内フローラ」と呼ばれます。腸内フローラはいくつも集まって腸の中の生態系をつくっています。この腸内フローラのバランスは毎日の生活の中で少しずつ変わっていきます。

腸内フローラをつくる上で、特に影響が大きいのが食事です。日本人の腸にはやはり野菜や海藻、穀物中心の和食が一番合っており、発酵食品と食物繊維、オリゴ糖を一緒に取るのが大切です。

善玉菌を含む発酵食品は、味噌、醤油、みりん、酢、酒などの日本の伝統調味料、酒粕、甘酒、塩麹、醤油麹、ぬか漬け、納豆、キムチ、ピクルス、ヨーグルト、チーズなどです。菌も人により、合う合わないがあり、日本人には日本の発酵食品が合うことが多いと言われています。腸内細菌研究の世界的な権威の光岡知足（ともたり）先生は、食べた菌が生きたまま腸まで届いても、胃酸などで死んでしまっても、腸に届きさえすれば腸内環境を整える効果があるとおっしゃっています。

腸内の環境が今、どんな状態かは便を見ればわかります。善玉菌が優勢の時は、便がバナナ状で色は黄色か茶色。1日1~3回のお通じがあり、臭いは酸っぱく、くさくありません。この時の便は発酵しているということです。それ以外の濃い茶色~黒、カチカチやベタベタ、くさい臭いがする時は、悪玉菌が優勢になっている証拠です。この時の便は腐敗しているということです。

食物繊維には不溶性と水溶性があり、便の材料となるものが不溶性の食物繊維。穀物や芋類、葉野菜、根菜類、きのこ類、豆類などに含まれます。この繊維質が便のかさを増すので、まずこれが足りないと出すものがありません。また、腸内を掃除し有害物質を吸着して排出してくれます。残便感のある人や便が細い、少ない人はこの食物繊維を増やしてみてください。

水溶性食物繊維は、海藻、オクラ、なめこ、長芋、里芋などのネバネバ食材、アボカドなどに含まれます。水に溶けゲル状になり、腸の粘膜の奥に入り込み、こびりついた老廃物を吸着してきれいに掃除してくれます。現代人はこちらの水溶性食物繊維が足りないことが多いので、意識して取りたい栄養素の一つ。コロコロの便や便秘の人はこちらも増やしてみましょう。

ハーブティーで水溶性の食物繊維を取ることも可能です。ダンディライオン、ゴボウ、桑、ローズヒップなどに含まれます（P.210参照）。食事以外でのプラスアルファとなるので、気軽に食物繊維が増やせるのがうれしいところ。

また、これらのハーブに豊富に含まれるフィトケミカル成分も腸内環境の改善に役立ちますし、ビタミンやミネラルも豊富です。

オリゴ糖は、味噌、醤油、漬物などの発酵食品、玉ねぎ、バナナ、ゴボウ、にんにく、大豆、キャベツ、アスパラガス、とうもろこし、はちみつ、てんさい糖などに含まれ、善玉菌のエサとなります。

腸は自律神経と密接につながっているため、ストレスも腸内環境に大きく影響します。毎朝起きたら白湯を一杯飲む、リラックスして副交感神経を優位にするなどの「温める」「ゆるめる」ケアがストレスをやわらげ、腸内環境を整えることにつながります。

## 不要なものを排出する「からだの下水管」リンパ

先に、静脈がからだに不要なものを回収してくれるという話をしました。実はもうひとつ、すぐれた回収の仕組みが備わっています。それが「からだの下水管」とも呼ばれるリンパです。「リンパの巡りがいい」ということは、タンクの中をいつも少なくしておくことに大きくつながります。リンパはリンパ管が血管のように網の目のようにからだ中に張り巡らされていて、その中を水のような透明のリンパ液が流れています（部分によっては白いこともあります）。リンパ液はからだ中でつくられ、静脈に入り切れなかった大きめの老廃物や余分な水分、異物や細菌を回収します。

リンパ系は血液の流れとは違い、一方通行です。毛細リンパ管という細い管から始まり、そこからリンパ管、リンパ節につながり、徐々に太くなっていって、胸管という太いリンパ管に合流して鎖骨の下あたりから静脈に合流します。そして不要物は最終的に肝臓、腎臓に運ばれ処理されます。

もうひとつ、リンパの流れが血液と大きく違うところは、とてもゆっくりだということ。血液は心臓を出発してから、からだ中を一周して戻ってくるまでに約30秒と、ものすごいスピードですが、リンパ液は一周するのに8〜12時間かかります。ポンプとなる心臓を持っている血液は勢いよく流れることができますが、リンパはリンパ管が自ら収縮してリンパ液をゆるやかに流す働きしかないからです。ただ、周りの筋肉が動く時にポンプの作用で流れが促進されるので、呼吸や運動、ストレッチなどによって筋肉を動かして、リンパ液の流れをよくすることができます。

リンパ液の流れが滞る理由は血流とほぼ同じで、冷えとストレス、運動不足です。流れが悪いと、冷えが引き起こされるところも血液と同じです。リンパの流れが滞っていると、むくみや重だるさ、疲れ、しびれ、ビリビリした痛みを感じることも。

全身に張り巡らされたリンパ管のところどころには、リンパ節という関所のような場所があります。大きさは豆粒くらいで、全身に600〜700個ありますが、代表的なところは、ひざ裏やそけい部、肘の裏、わきの下、あご下、耳の下などです。疲れてリンパの流れが悪い時に押すと痛みを感じるところ、と想像するとわかりやすいでしょうか?

リンパ節はフィルターのような役割をして、リンパ系の中に入った異物をキャッチします。そして、全身をパトロールしている免疫細胞であるリンパ球が、リンパ節で細菌やウイルスを発見すると、闘って炎症を起こしたりします。風邪を引いた時や怪我をした時にリンパが腫れやすいのは、これが理由です。

このようにからだにとって大切な働きをしているリンパですが、リンパ液の流れに沿ってマッサージすることで、不必要な異物や老廃物を集め、排出を促すことができます（P.204

参照）。

その時に、体液の循環を促す精油を使うとさらに効果が高くなります（P．202参照）。リンパがすっきりと流れるとデトックスされるだけでなく、一緒に血流もよくなり、むくみや冷え、疲れの改善、肌のくすみなども解消されて、とてもすっきりします。溜め込まない、巡りのいいからだのために、ぜひ習慣にしてください。

## からだの「入力」機能をシンプルにする衣食住

ここでは、タンクをいっぱいにしないための、衣食住のコツをお伝えしたいと思いますが、その前に、少し気を付けていただきたいことがあります。添加物や薬、化学物質についてのからだへの影響を考え出すと、一気に世の中のものが悪いものだらけに見えて、すべてが毒のように思えてしまうことがあります。そうなると自分の囲まれている世界は、怖いところだという設定になり、こころの中に「不安」や「怖れ」が増えてしまいます。何を見ても「良いか悪いか」「正しいか間違っているか」の二元論に陥りがちです。

また「間違っている」社会を正そうと、正義感から批判的になったり、人を変えたいという気持ちが湧く人もいるかもしれません。こうなると、こころは穏やかとか健やかとは言いがたい状態です。

何の疑問も抱かずに消費していた世界から、別の価値観の世界に移行する時にそのようなマインドになることがあるかもしれませんが、「心身一如」、こころとからだはつながっています。そのような心持ちは、もしかしたら添加物よりも自身に影響が大きいかもしれません。

最初にもお話ししましたが、どの添加物も化学物質も、悪いものを作ろうと思って添加されているわけではありません。それぞれに、添加されるための理由があるのでしょう。

ただ、自然からかけ離れ過ぎたものは、生き物としての私たちとそぐわないことがいろいろとあるのも事実。大切なのは、バランスを取り戻すことです。きっと今が、行き過ぎたことに気づいて戻っているプロセスの最中なのです。おおらかな気持ちで、できる人から、まず自分の足元から、少しずつできることをしましょう。

からだにはすぐれたデトックスシステムがありますし、復元力もあります。そして、さらにデトックスを進めるため知恵もたくさんあります。怖れなくても大丈夫です。

幸いなことに、自然栽培の野菜や、抗生物質などを使わないで育てた動物のお肉、昔ながらの発酵調味料やていねいに搾った油、無添加の洗剤や化粧品など、意志を持って素晴らしい製品を作ってくれている農家さんやメーカーさんがいらっしゃいます。それから、想いを持ってそれらを使っている飲食店や、取り扱っている小売店がたくさんあります。

私が無添加な生活にシフトした20年前とは比べ物にならないくらい、社会全体の理解が進んでいますし、手に入りやすくなりました。「間違っている世界の悪いものを取り入れないため」にそれを買うのではなく、「手間を掛け、こだわってていねいに作られらた、すばらしい製品を購入できることに感謝」しながら、それらを選択しましょう。なにしろ、本当においしかったり、質がよかったりします。それを購入することが生産者さん、製造者さんを応援することになり、世の中のバランスを少しずつ取り戻すことにもつながります。

それから、100％完璧ではなくても大丈夫です。私自身は一番アレルギーがひどく、化学物質過敏症気味だった時は、一時期徹底してタンクの中身を減らしましたが、仕事で外に出たり、子育てなどの社会生活を営む中で選択できないことも多々あります。今はだいぶからだが反応しないようになったので、生活全体の70％くらいがクリアできていればよしとして、自宅以外での生活はあまり気にしていません。セルフケアで調整できる方法を知っているので、よりそう感じるのかもしれません。そういう意味でもセルフケアは役立ちます。

どのくらいが調和点か、というのは人によって違いますし、正しい答えがあるわけではありません。今、症状が出ているのか、家族の理解があるか、職業やライフスタイルなどさまざまな環境の中で、ご自分の「ちょうどいい」を見つけましょう。

まさにからだの声を聴く時と同じです。答えは内側にしかないのです。そういう在り方で選択した時には、他の人の選択も尊重できるはずです。

では、できるだけ「入力」をシンプルにするための、衣食住のポイントを紹介します。

## 食

◎無添加、無化学調味料を心掛ける
家での食事には加工食品を使わずに、素材そのものを。塩、醤油、みりん、味噌、酢、スパイス、ハーブ、上質な油などで調理すれば、自然に無添加になります。

◎なるべく未精製のものを取る
白米↓雑穀米、分づき米(玄米は消化器系が弱い人やアレルギー体質の人は注意)
精製小麦↓未精製小麦、小麦の摂取量にも注意
精製塩↓あら塩
白砂糖↓きび砂糖、黒糖、てんさい糖、オリゴ糖、ステビア、アガベ、メープルなど。
精製することで、貴重なビタミンやミネラルが奪われ、食材まるごとのよさがなくなり、血糖値が上がりやすい、高血圧になりやすいなどの影響があります。
玄米は栄養素も食物繊維も多くとてもよいものなのですが、消化力の弱っている時には負担になったり、外側の部分がたくさん残っているだけに無農薬を選ばないと残留農薬の心配があります。特にアレルギーがひどい人は消化力が弱っていることが多く、慢性炎症が起きている状態なので気を付ける必要があります。
無農薬無肥料を選ぶ、12時間以上浸水する、発酵させて酵素玄米にする、毎日食べることに

こだわらない、などの工夫が大切です。玄米が強過ぎると感じる場合は、分つき米（途中まで精米したもの。3分つき、5分つきなど選べます）、雑穀などを組み合わせてもよいでしょう。

◎発酵食品を毎日取る

腸内環境のために、漬物（添加物のないもの）、発酵調味料、甘酒、上質なチーズ、ヨーグルトなどを。ただし、乳製品は合わない人もいるので注意。

◎調味料は本当に発酵しているものを

味噌、醤油、酢、酒、みりんなど、日本の伝統的な発酵調味料は世界に誇る健康食材です。ことさら気を付けて発酵食品を取らなくても、毎日の食事にこれらを使っていれば腸内環境のためには十分とも言われています。ただ、現在一般的に市販されている調味料は、添加物が入っていて本当に発酵しているものではない場合があります。ぜひ、昔ながらの製法で作られた本当に発酵したものを選んでください。

わからなかったら、裏面の原材料を見て選ぶことです。味噌なら「米、大豆、塩」、酢なら「米」のみ、とシンプルです。

こだわって本当の発酵調味料を作っているメーカーさんは手間と時間を掛け、本当に良質なものを作ってくれています。一般的な金額より多少高くても、それを選択することで日本の伝統食が守られ、腸内環境も守られます。高いと言っても1回に使う量はほんの少しですし、何より食事がぐっとおいしくなります。そしてからだへの効果もとても高いと感じます。

◎油の質に気を付ける

アレルギー体質の人は、特に油が症状に影響します。低温圧搾の植物油（オリーブ、ごま、米、菜種、えごま、シソ、亜麻仁など）を選び、オメガ9、6、3を偏ることなく、バランスよく使いましょう。理想的なバランスは4対3対3です。意識しないで暮らしているとオメガ6が過剰になりオメガ3が不足しがちです。そして1日の油の総摂取量も大さじ3杯以下になるようにしましょう。

◎野菜

できれば無肥料、無農薬の自然栽培、またはオーガニック栽培を。自分のちからで育った野菜はパワーがあります。ミネラル、ビタミンや抗酸化成分がたくさん詰まっていますし、健康な土から受け取ったよい菌があります。たっぷりちからのある野菜を食べることがデトックスになりますし、腸内環境も整えます。

◎魚

できるだけ近海の小型～中型の魚を。しらす、じゃこ、いわし、あじ、さんま、鮎、鮭など。青魚からは必須脂肪酸であるリノレン酸を摂取できます。日本人が魚を食べなくなったことからのリノレン酸不足が慢性炎症やアレルギーの一因とも言われています。

◎肉、卵

飼料にこだわり、放し飼いで育てられた牧場のものがベストです。

# 衣

◎素材

肌に触れる部分はできるだけ天然素材(麻、綿、シルクなど)を。

◎洗剤(合成洗剤、柔軟剤)に注意

昔ながらのせっけんがベストですが、水質によってはせっけんカスや使い勝手の問題があります。環境負荷も皮膚刺激も少ない界面活性剤を使ったもの、無香料または天然精油だけで香り付けされているものがありますので、そういうものを選びましょう。特に肌に炎症が起きている人は洗剤に気を付けて、柔軟剤などは使わないようにしましょう。

◎化粧品、シャンプーなど

できれば精油やハーブ、芳香蒸留水を使って手作りするのが望ましいですが、今は本当にオーガニック系のよいものが手に入りやすくなりました。基準はメーカーによって異なりますが、界面活性剤にこだわった肌のバリア機能を壊さないもの、天然の植物のちからを取り入れたものがたくさんありますので、その中から肌に合うものを選びましょう。

# 住

◎除菌殺菌のし過ぎに注意（特に乳幼児）

何にでも除菌剤、抗菌剤が入っているものを使用して無菌状態に近い生活は、腸内の菌が多様であることの邪魔をします。特に乳幼児期はいろいろなものを舐めて腸内の菌の種類を増やしたり、菌に対する抵抗力をつけている時期です。多少の菌がいることよりも殺菌、除菌をし過ぎる方が健康に害を及ぼします。どうしても気になる場所にのみアルコールスプレーや、精油を使った天然の抗菌作用のあるものを使いましょう。手洗い、うがいも普通にすれば、ふだんは特に除菌の必要はありません。

◎住居用洗剤の香料、化学物質

できるだけ、せっけん、重曹、セスキ炭酸ソーダ、クエン酸、酢などを使ったナチュラルクリーニングを。また最近は洗剤の必要のないクロスやアルカリ水などもあります。

◎住環境

建材や家具、電化製品などを購入した時は、可能であれば少し外に出しておいて化学物質がある程度揮発してから室内に入れます。無理な場合は窓を開けてよく換気したり、ヒノキなどから抽出したホルムアルデヒド除去スプレーもあります。

# 巡らせる実践

不要なものが溜まりがちな現代の暮らしでは、
デトックスが必須。植物を使った日々のケアで
〝出せる〟、そして〝パワーみなぎる〟からだへ。

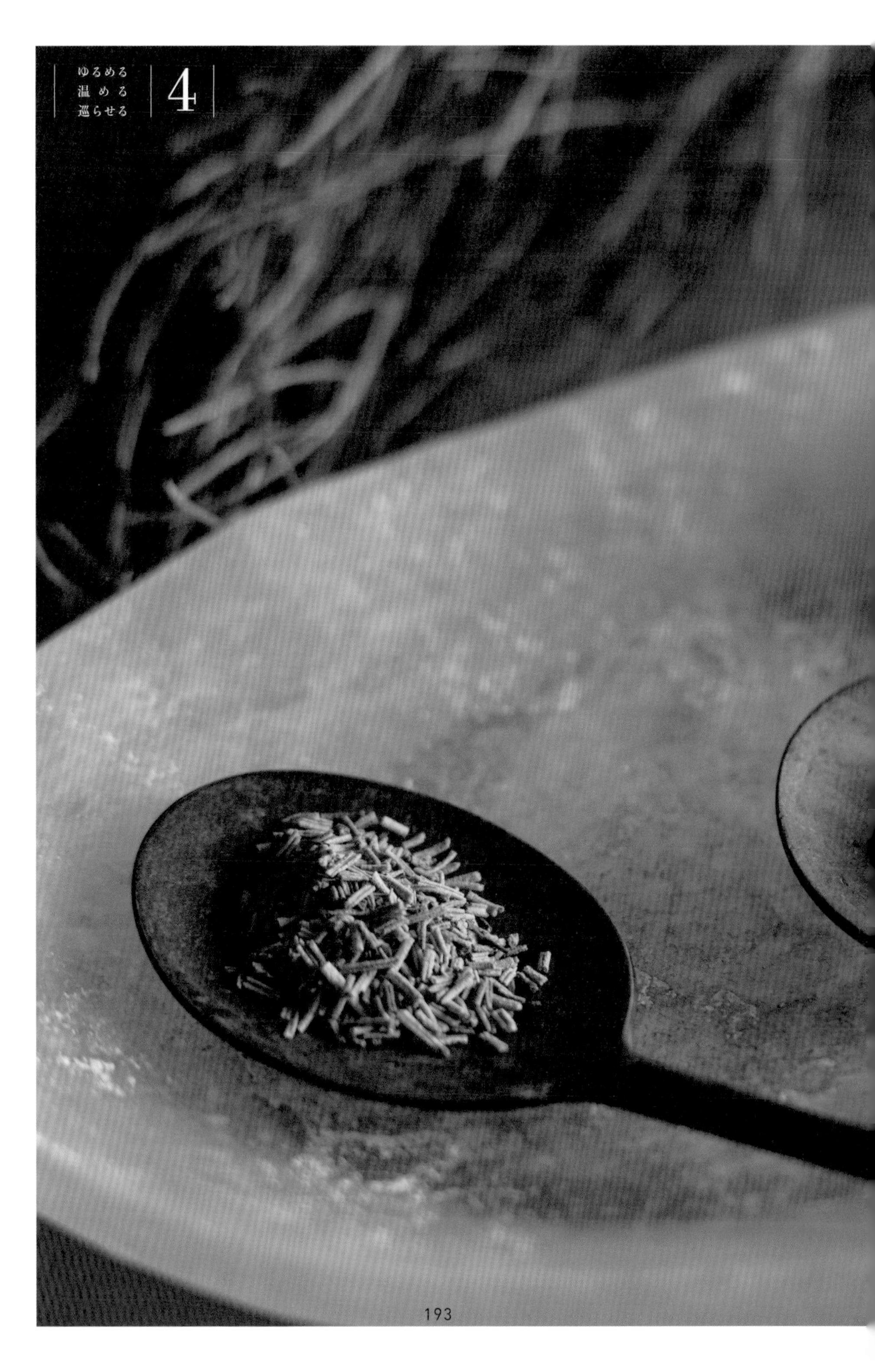

「出す」「入れる」を兼ね備えた

# 巡らせるハーブティー

日々、からだの巡りをよくしておくために、ハーブティーや薬草茶を常飲するのはとてもよい方法です。巡らせるためには、①余分な古いものを出す　②新たな水分と必要なビタミン、ミネラルをしっかり入れる、この二つの作業が必要。

①のためには、腎臓・肝臓のサポート、利尿作用のあるもの、スムーズな排便を助けるもの（食物繊維が多い、善玉菌を増やすもの）、発汗作用のあるハーブを飲むのが役立ちます。②のためには、代謝酵素を働かせるのに必要なビタミン、ミネラルが多いパワーハーブを取り入れ、代謝力の高いからだに整えていきます。

植物がすぐれているのは、①と②の両方の作用を兼ねているものがとても多いということ。例えば、スギナは腎臓の働きを高めすぐれた利尿作用でデトックスしながら、カルシウムやマグネシウム、亜鉛などのミネラルも補給。ダンディライオンは、腸内環境を整えながらカリウムや鉄分などのミネラルも取ることができます。

ヨクイニンという名前で漢方薬としても使われる日本の薬草ハトムギも、すぐれた利尿作用があるのでからだの余分な水分を排出してむくみを解消したり、ニキビや肌荒れ、シミ、そばかすなどを改善して肌を美しくてくれます。柿の葉には、豊富なビタミンCやミネラル、タンニン、カテキンなどが含まれ、断食の時に飲むお茶としても利用されてきました。

196ページ～のブレンドの中でエルダーフラワーとリンデン以外はそれ程鎮静作用は強くないので、朝～日中、仕事中や活動したい時に飲むといいでしょう。その分、OFFになる夕方～夜は「ゆるめる」ブレンド（P.72～参照）で自律神経を整えて。

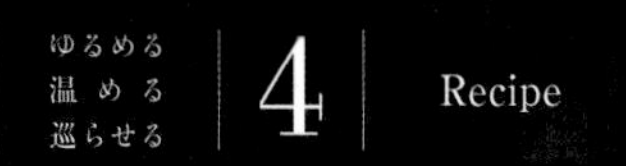
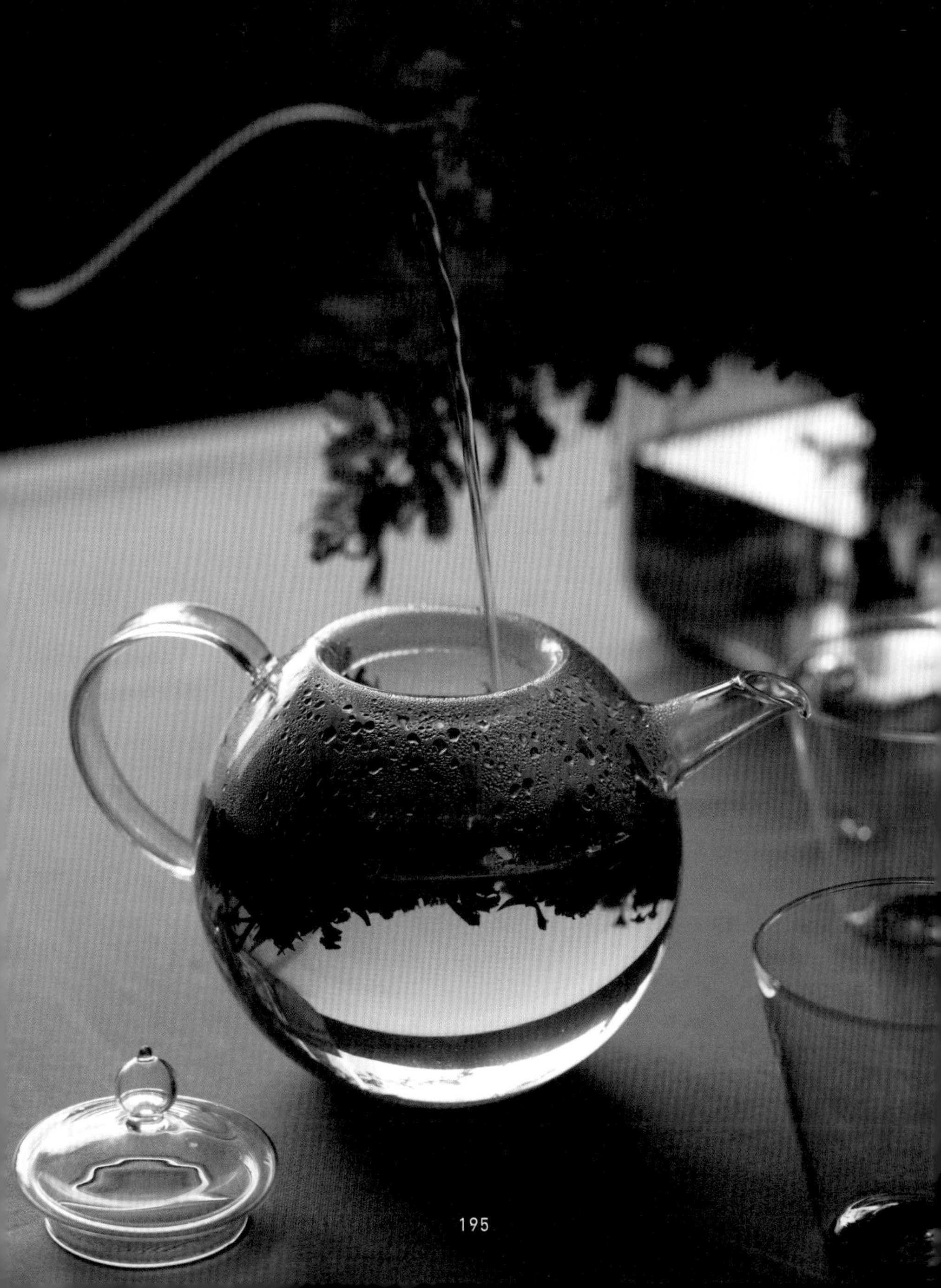

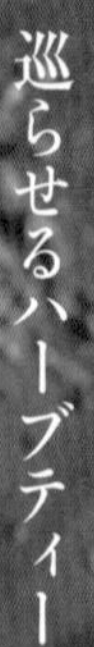


## 美容効果もある和のブレンド

**[ 材 料 ]**

スギナ：小さじ⅓
桑：小さじ½
クマザサ(熊笹)：小さじ½

**[ 効 能 ]**

ミネラル豊富でデトックス効果の高いスギナに、腸内環境を整える桑、血液を弱アルカリ性にして体内を浄化するクマザサをブレンド。どの薬草もビタミン、ミネラル、その他抗酸化力の高いフィトケミカル成分がとても豊富で、からだの機能をアップしてくれます。デトックスや生活習慣病＆体臭予防に、ダイエット、髪や爪、肌をきれいにしたい人に。和のブレンドで飲みやすい味。

## 花びらの毒素排出ブレンド

**[ 材 料 ]**

エルダーフラワー：小さじ1
リンデンフラワー：小さじ1
カレンデュラ：ひとつまみ

**[ 効 能 ]**

利尿、発汗を助けてむくみを改善したり、毒素を排出するブレンド。からだを温めたり、リラックスさせる効果もあるので、こころをほぐしたい時、穏やかな気持ちになりたい時にもおすすめ。エルダーフラワーはアレルギーや風邪の初期症状にも。リンデンフラワーはストレスの緩和や高血圧、動脈硬化予防も。カレンデュラも合わせて、花びらが生み出す、ほのかに甘くやさしいハーブティーでデトックス。

## からだの機能を回復・薬草ブレンド

**[ 材 料 ]**

ハトムギ：小さじ1
ビワ：小さじ1
柿の葉：小さじ1
カキドオシ：小さじ1

**[ 効 能 ]**

排出力が高く、美肌にもよいハトムギに、日本で昔から飲まれてきた伝統的な薬草をブレンド。万能の薬草と言われるビワの葉は血液の浄化、肥満の防止、疲労回復効果などがあります。ビタミン、ミネラルが豊富な柿の葉と合わせると、より栄養価が高まり、からだの機能回復に。カキドオシも日本の民間療法ではよく使われた薬草。利尿、消炎作用があり、結石の治療や糖尿病の改善などに使われてきました。また子どものかんしゃく時にも使われ、別名かんとり草とも。どれも日本の平野部〜山間部に幅広く自生している植物をブレンドした、庶民の野草茶です。

## 体質改善のデトックスブレンド

**[ 材 料 ]**

ダンディライオン：小さじ1
ネトル：小さじ1
ローズマリー：小さじ⅓

**[ 効 能 ]**

デトックス力にとてもすぐれたダンディライオンとネトルに、代謝を上げるローズマリーを合わせたブレンド。利尿、便秘改善効果のあるダンディライオンに、ミネラル豊富で浄血・造血の効果があり体質改善してくれるネトル。どちらもデトックス療法に使用されるハーブです。若返りのハーブとして有名なローズマリーは抗酸化力が高く、最新の研究では肥満を予防する効果も。からだの機能を目覚めさせるようなブレンドです。

※いずれもティーカップ2杯分(湯の量およそ400ml)

日常使いでからだを整える

# デトックス調味料

ハーブにはすぐれたデトックス効果があるので、食事に加えることで栄養価を高めながら無理なくからだを整えることができます。

〝ハーブ料理〟というと何か特別なものに感じてむずかしく思えるかもしれませんが、ネギやショウガなどの身近な薬味や香草のように使うと思えば、いつもの食事に抵抗なく加えられるはず。

おすすめは、ハーブを混ぜた簡単手作り調味料を日常使いすること。バター、塩、味噌、油、酢、醤油、砂糖など、混ぜることができる調味料なら何にでも混ぜてOK。普段使っている調味料なら、構えることなく自然にハーブを口にすることができますし、何より、定番の料理が新鮮なおいしさに！ キッチンに常備しておけば、サラダに、パスタに、ドレッシングや漬けダレ、スープや炒め物にも。野菜、肉、魚、和洋も問わずいろいろな料理に使えます。

調味料に使うハーブは、ドライハーブ、フレッシュハーブどちらでも大丈夫。フレッシュは特別な味と香りでとてもおいしいのですが、水分が含まれる分、保存に気を付けてください。その点、ドライハーブは3～6カ月は保存可能でキッチンに常備しておきやすいのが利点。とはいえ、色や香りが飛んでしまうと風味や栄養価も落ちてしまうので、なるべく早めに食べましょう。

ハーブは、デトックス効果に加え、実は抗酸化力、栄養価ともに高く、緑黄色野菜にも負けず劣らずのパワーが。例えば、バジルやオレガノ、ローズマリー、スギナなどは、抗酸化力や栄養価がとても高く、まるごと食べることでからだを整えてくれます。さまざまなハーブに、各種ビタミンやミネラルがたっぷりと含まれているのです。

## ハーブバター

ジュニパーベリーとピンクペッパーのピリリとした風味と、ハーブのスッとしたおいしさが特徴的なハーブバター。トーストはもちろん、クラッカーやビスケット、蒸し野菜、魚料理、炒め物、パスタなどに。

**[ 材 料 ]**

バター：100g
バジル：大さじ1
オレガノ：大さじ1
ディル：大さじ½
ローズマリー：小さじ1
ジュニパーベリー：小さじ1
ピンクペッパー：小さじ1

**[ 作り方 ]**

1. バターは常温に戻して柔らかくしておく
2. フレッシュハーブ の場合はすべて細かく刻む。ドライハーブの場合はジュニパーベリーのみ細かく刻む。
3. ボウルなどに、すべてのハーブとピンクペッパー、バターを入れ、まんべんなく混ぜる。
4. 容器に入れて冷蔵庫で保存する。

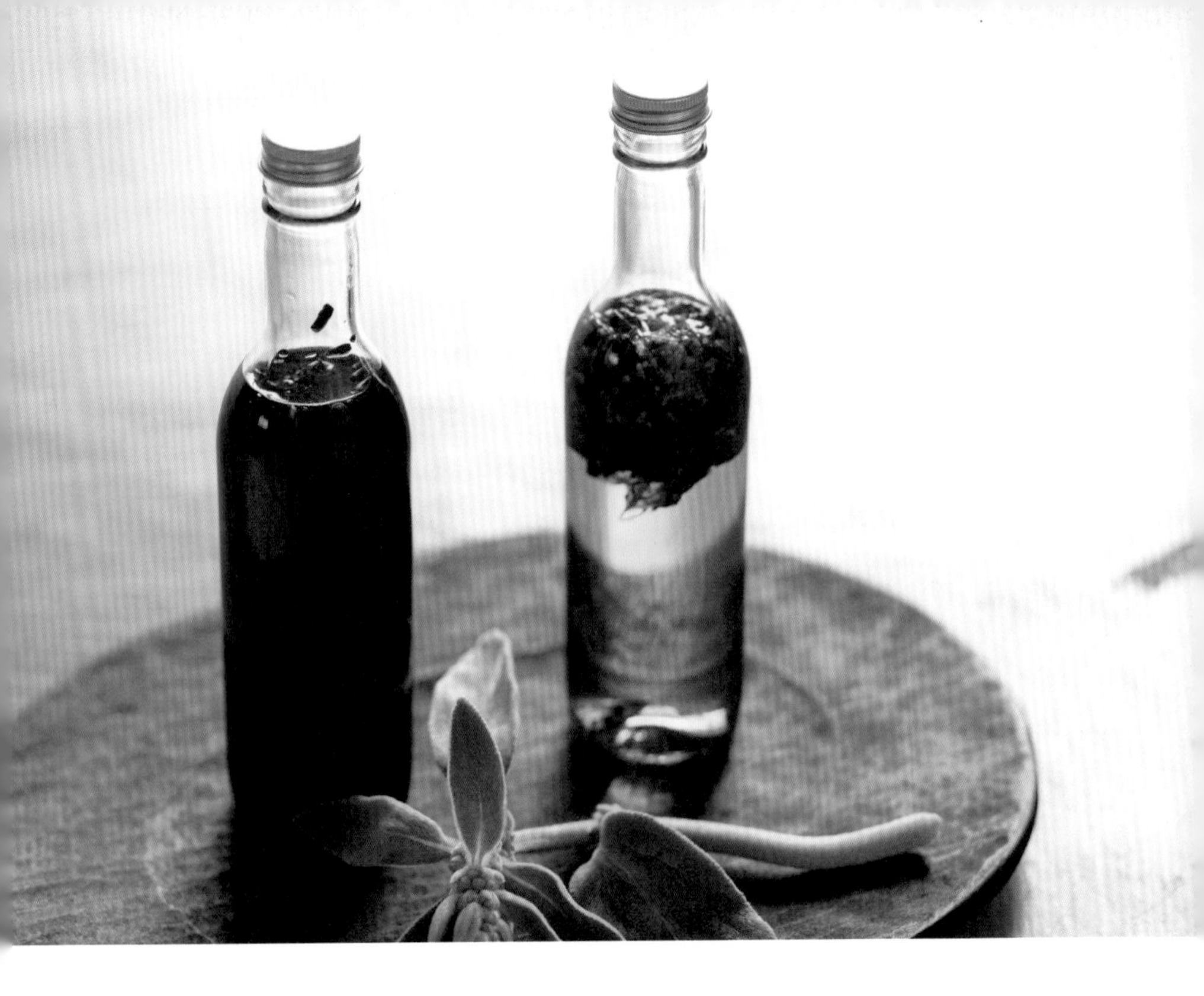

## ハーブビネガー

**[ 材 料 ]**

米酢：500ml
ハイビスカス：3g
ローズマリーの茎(フレッシュ)：約10cm
(ドライの場合は1g)

**[ 作り方 ]**

煮沸消毒した瓶に米酢とハーブを漬け込み、常温で3日間置く。冷蔵庫保存し、1カ月以内に使い切るように。

**[ 効 能 ]**

ハイビスカスの赤色が溶け出し、きれいな赤色のお酢になります。赤色はアントシアニンという高い抗酸化成分。ローズマリーも抗酸化力が高いのでアンチエイジング力が高まります。ハイビスカスのクエン酸も加わり、すっきりとしたさわやかな風味に。マリネに使うと野菜がピンク色に染まります。その他、ドレッシングや酢の物にも。

## ハーブオイル

**[ 材 料 ]**

インカインチオイル：500ml
オレガノ：4g
チャイブフラワー：2g

**[ 作り方 ]**

材料を煮沸消毒した瓶に入れ、常温で3日間置く。冷蔵庫保存し、1カ月以内に使い切るように。

**[ 効 能 ]**

インカインチオイルはオメガ3を多く含みながらも抗酸化力が高く、風味にクセもないのでさまざまな料理に使いやすいオイル。ビタミンA、B、Eやナイアシン、葉酸などを含む栄養価の高いオレガノと、西洋アサツキとも呼ばれるネギ属のチャイブの花を漬け込み、風味のよいハーブオイルに。チャイブは花がなければ、葉でも十分おいしくなります。そのままサラダに、パンに、スープやパスタに、ひとさじたらりとかけて。

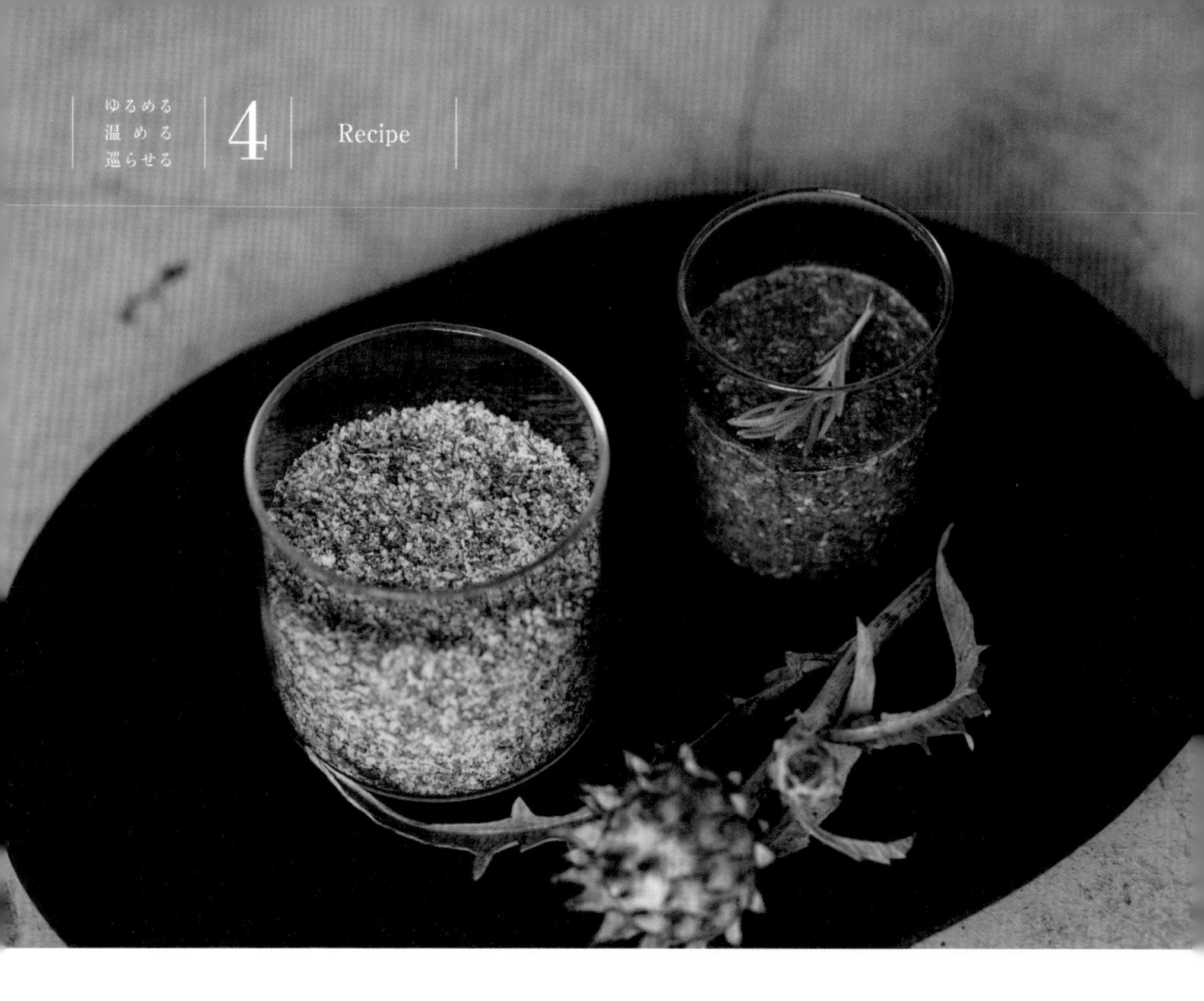


## ハーブソルト

**[ 材 料 ]**

天然塩：180g
バジル：15g
ローズマリー：5g
タイム：5g
スギナ：2g

**[ 作り方 ]**

天然塩にハーブを全て混ぜる。

**[ 使い方 ]**

ハーブソルトは、簡単に作れて手軽に使えるので、まず最初にトライして欲しいハーブ調味料。おいしく栄養価が高くなるコツは、ハーブの分量を多めにすること。また、スギナを加えることでミネラルがぐっと増えます。混ぜるハーブは、すり鉢で擦ってから塩と混ぜるなど、食べやすいようできるだけ細かく。サラダやパスタ、スープ、肉料理、魚料理、煮込み料理、何に加えてもおいしい。

## ハーブ味噌

**[ 材 料 ]**

味噌：200g
バジル：10g
エルダーフラワー：5g
ラベンダー：2g

**[ 作り方 ]**

味噌にハーブを全て混ぜる。

**[ 使い方 ]**

エルダーフラワーとラベンダーの甘い香りが、味噌の香ばしい味と絶妙にマッチ。そのまま野菜スティックにつけたり、みりん、酒、砂糖でのばして味噌ダレに。マヨネーズと混ぜた味噌ドレッシンクにしてもおいしい。味噌は必ず無添加で本当に発酵しているものを使って。

からだのつまりや滞りを出す

# マッサージオイル

リンパマッサージは、リンパ液の流れる方向に沿ってからだをマッサージしデトックスを促すケア。その際、肌の滑りをよくすためにオイルを使いますが、体液の循環をよくしたり、余分な水分や老廃物を排出する働きのある精油を加えると、よりデトックス効果が高まります。

代表的な精油は次の5つ。ジュニパーベリーはとても排出力の高い精油で、体液の循環を促進しリンパの滞りを解消。利尿を促し老廃物を速やかに排出します。

サイプレスは、すぐれた収れん作用があり循環を促すので、静脈瘤のある人や、むくみやたるみのある時のマッサージによく使用されます。

グレープフルーツは、体内の循環を促しながら、脂肪を融解する作用があるのでセルライトの解消に効果的。ただし、光感作があるので紫外線に当たる時間の使用は避けてください。

ローズゼラニウムはリンパや腎臓・肝臓の機能を高めたり、体液の循環を助け、解毒を促します。

シダーウッドはアトラス、バージニア、ヒマラヤンなどの種類がありますが、どれもリンパ液の滞りを解消して循環を助けるので、むくみや疲労のある時のマッサージに最適です。深い森を思わせる樹木の香りで、からだもこころも浄化しながらデトックスしてくれます。

静脈瘤のある人のマッサージにもおすすめですが、その際はやさしくなでるようにして、あまりちからを入れないでください。

ベースの植物オイルはホホバオイル、マカデミアナッツオイルなど256ページから好みのものを選びましょう。そこに、ここで挙げた5つの精油から2〜3種、1〜2%の濃度でブレンドして使用してください。

## ホルモンケアもできるデトックスオイル

[ 材料 ]

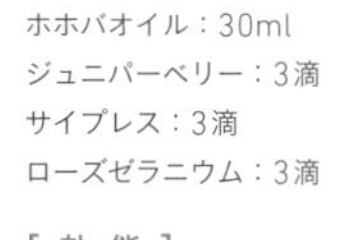

ホホバオイル：30ml
ジュニパーベリー：3滴
サイプレス：3滴
ローズゼラニウム：3滴

[ 効能 ]

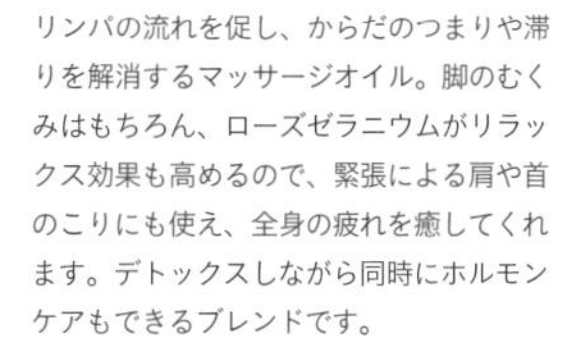

リンパの流れを促し、からだのつまりや滞りを解消するマッサージオイル。脚のむくみはもちろん、ローズゼラニウムがリラックス効果も高めるので、緊張による肩や首のこりにも使え、全身の疲れを癒してくれます。デトックスしながら同時にホルモンケアもできるブレンドです。

老廃物を排出してスッキリ

# 巡らせる リンパマッサージ

リンパは、からだの要らないもの（老廃物や毒素など）を排出する役割を担っていますが、運動不足や冷え、ストレスなどによって、流れが悪くなったり滞りが生じることがあります。すると、からだが重い、疲れる、むくむ、冷える、痛みなど不快な症状を感じるように。そのまま放っておくと病名がつくような症状につながることもあり注意が必要です。

反対に、リンパの流れがいいと老廃物がスムーズに排出され、免疫力も上がってからだはスッキリ。よく眠れるので「朝から元気！」という状態に。

リンパマッサージは、リンパの流れる方向に沿ってからだをなでさすることで、リンパ液の循環を助けて老廃物や毒素の排出を促すケアです。

1日1回、お風呂上がりや足湯後などからだが温まっている時に、巡らせるマッサージオイル（P.202参照）を使って全身をマッサージしましょう。圧をかけて筋肉をほぐすマッサージとは違い、力を入れずに手のひらで軽くなでるだけで十分です。

マッサージの時に意識したいのは、リンパ液の老廃物をろ過する役割を担う〝リンパ節〟。血管のように全身に張り巡らされ約600～700カ所あると言われているリンパ管が集中している箇所で、耳下、あご下、鎖骨、わきの下、肘の内側、へそ、そけい部、ひざ裏などが重要なリンパ節です。左ページのの写真の矢印の方向に沿って、各リンパ節に向かって老廃物を流すようなイメージでからだをさすってください。

特に左鎖骨はリンパ液の最終出口となるので、マッサージを始める時は鎖骨周りをさすって、まず流しておくこと、そして重要なリンパ節の部分もしっかりとなでるのがポイントです。

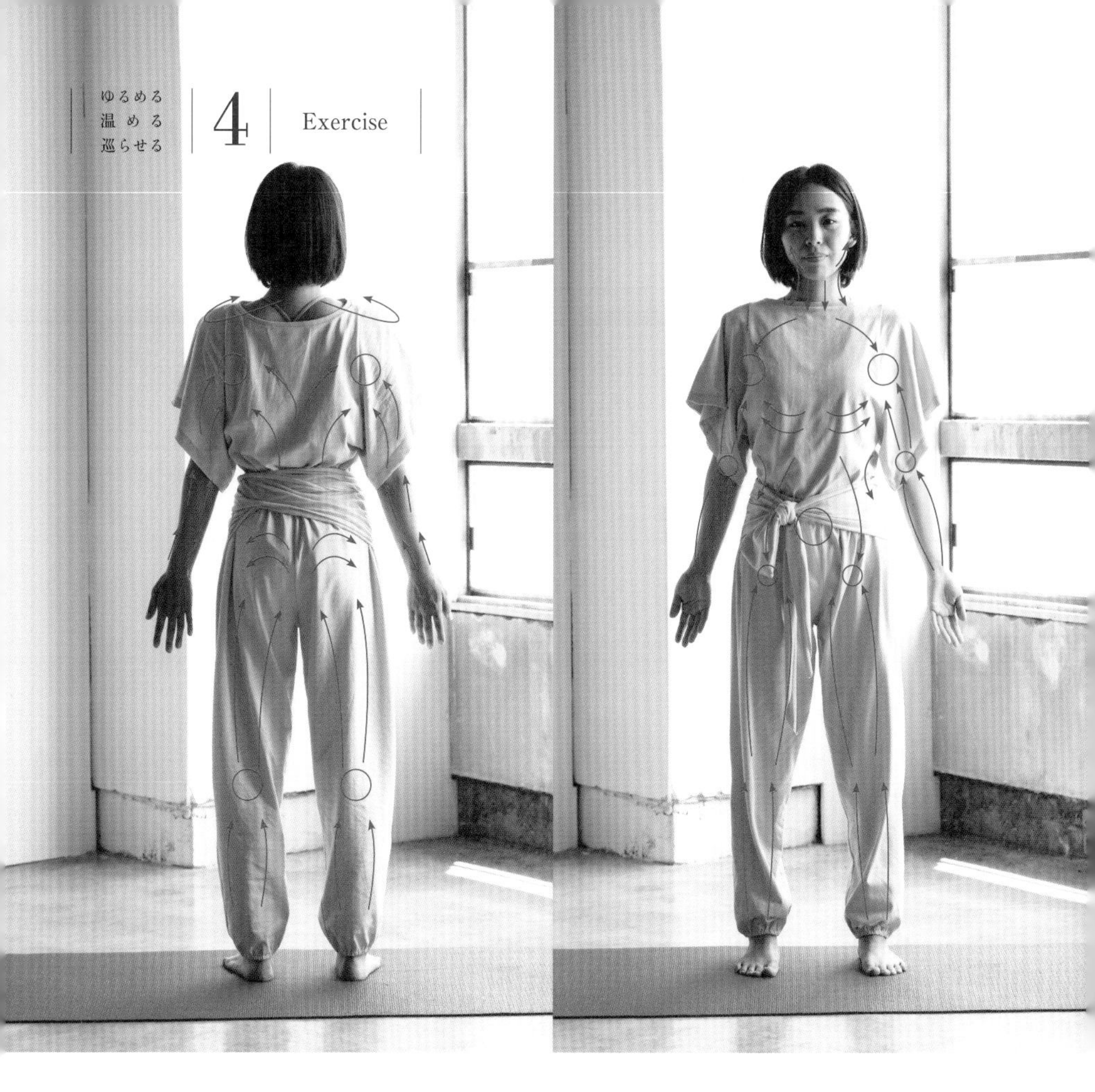


## リンパマッサージのやり方

1. 手のひらに100円玉くらいのオイルを出し両手全体に広げる（少なくなったらまた足して、肌を引っ張らないように気をつける）。
2. 鎖骨の中心から外側に向かって、鎖骨の上下を手のひらと指全体を使ってやさしくなでさする。
3. 人差し指と中指でフェイスラインをはさむようにして、あご下の中心から耳の前と耳の下までのリンパ液を流す。（左手で右側を、右手で左側をはさむとやりやすい）
※これ以降すべて手のひらと指全体を肌に密着させてなでる。
4. 耳下から＆首の付け根から肩を通り鎖骨まで流す。
5. 鎖骨下、胸の上部を左右それぞれのわきに向かって流す。
6. 肘の内側から二の腕を、わきに向かって流す。
7. 手首から肘の裏側に向かって流す。
8. 胸の下、へその上のエリアを左右それぞれのわきに向かって流す。
9. 背中の手の届く範囲をわきに向かって流す。
10. おなかからそけい部のリンパ節に向かって流す。
11. おしりを矢印の方向にそけい部に向かって流す。
12. ひざの上から太ももをそけい部に向かって流す。
13. ももの裏側をおしりの付け根に向かって流す。
14. 足首からひざに向かって流す。
15. ふくらはぎからひざの裏側に向かって流す。

マッサージの後は温かいハーブティーや薬草茶を飲みましょう。流れた老廃物や毒素がからだから出ていき、新しい水分が補給できます。オイルは、肌にもからだにもよい成分が含まれているので、拭き取らずそのままの方が効果があります。もしも気になる部分があれば、そこだけ軽くティッシュオフしてください。

体質改善&症状を軽減

# アレルギーケアの精油&ハーブティー

アレルギーにはいろいろな症状がありますが、特に多いのは花粉やハウスダストによる鼻炎と、肌のかゆみや湿疹などのトラブルです。どちらも日々の食事や生活習慣で症状を軽く、または出ないように調整していくことができますが、ハーブや精油もその役に立ってくれます。

アレルギーのケアには大きく分けて2種類あり、①からだの内側から改善し、アレルギー症状が出ないようにしていくケア ②今出ているアレルギーの症状の辛さを軽減するためのケアがあります。

①はこの本全体でお伝えしている「ゆるめる」「温める」「巡らせる」のすべてが役に立ちますが、特に「巡らせる」の章でお伝えしているデトックスと腸内環境を整えるケアが必須です。これは、アレルギー症状が出ている時、出ていない時に関わらず、日々の生活で体質改善をしていくケアになるので、よくなったと感じるまでに少し時間がかかることもあります。

それまでは、出ている症状に対して対処療法的にハーブや精油を使ってみましょう。それが②のケアで、ここで紹介するのは鼻炎と肌のトラブルのためのレシピです。

花粉症やハウスダストによる鼻炎には、ティーツリー、ユーカリグロブルス、ペパーミントをブレンドした精油の芳香浴や吸入を。ロールオンを作って、鼻の下に塗り込むのもいいですし、マスクに一滴垂らすと揮発した成分が目のかゆみまで抑えます（肌に直接つかない位置に垂らしてください）。

ルイボス、ネトル、エルダーフラワーのブレンドティー（P．208）は、体質改善しながら今出ている花粉症の症状も抑えてくれるお茶。温かいものを1日かけて600㎖以上飲むと効果的です。特に、血液をきれいにしながら新

## 花粉症・鼻炎にさわやかオイル

**[ 材 料 ]**

ティーツリー：4ml（80滴）
ユーカリグロブルス：4ml（80滴）
ペパーミント：2ml（40滴）
（できあがり量 10ml）

**[ 効 能 ]**

花粉症やハウスダストなどの鼻炎には、ティーツリー、ユーカリ、ペパーミントの呼吸器系に働きかけるパワフルな3種を。抜けるようなスーッとする香りが鼻づまりやムズムズを解消しラクにしてくれます。芳香浴でお部屋に焚いたり、マスクに一滴垂らすと鼻炎症状だけでなく目のかゆみまで軽減されます。
※ユーカリは刺激の少ないユーカリラディアタでも可。
※妊娠・授乳中は避けてください。

## 肌トラブルをやわらげるオイル

**[ 材 料 ]**

カレンデュラオイル：30ml
ラベンダー：3滴
ローマンカモミール：2滴

**[ 効 能 ]**

カレンデュラの花を漬け込み、油溶性のカロテノイドを抽出したものがカレンデュラオイル。抗菌、消炎作用にすぐれ、損傷を受けた皮膚や粘膜を治して保護するので、アレルギー肌のトラブルや湿疹、赤みのある肌の回復に使われます。ローマンカモミールとラベンダーはどちらも皮膚炎、湿疹、かゆみ、乾燥などをやわらげ、敏感肌にも使える精油。とはいえ、精油は濃度が高いので肌の様子を見て量を半分に減らしたり、とても敏感になっている時は精油は入れずカレンデュラオイルだけにしたりと調整してください。

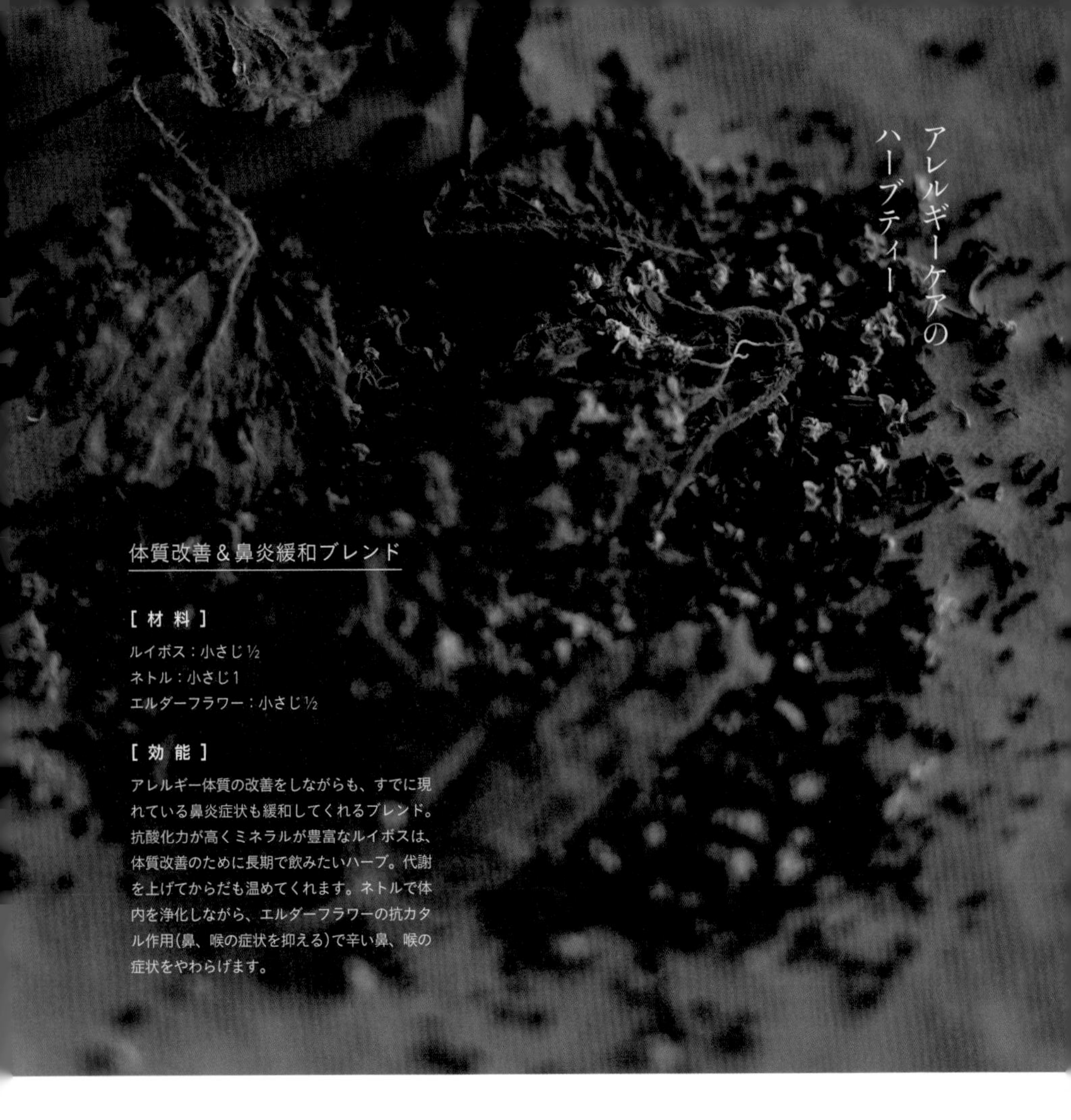

## アレルギーケアのハーブティー

### 体質改善＆鼻炎緩和ブレンド

**［材料］**

ルイボス：小さじ½
ネトル：小さじ1
エルダーフラワー：小さじ½

**［効能］**

アレルギー体質の改善をしながらも、すでに現れている鼻炎症状も緩和してくれるブレンド。抗酸化力が高くミネラルが豊富なルイボスは、体質改善のために長期で飲みたいハーブ。代謝を上げてからだも温めてくれます。ネトルで体内を浄化しながら、エルダーフラワーの抗カタル作用（鼻、喉の症状を抑える）で辛い鼻、喉の症状をやわらげます。

たに血液を作る作用のあるネトルは、ビタミンCや鉄分などもバランスよく含むので貧血予防にも。老廃物や尿酸を排出し、からだを浄化してくれます。花粉症以外にもアトピー、ニキビ、じんましんなど、さまざまなアレルギー体質改善のために飲みたいハーブです。

アトピーやその他アレルギーからくる肌のトラブルに使える精油は、ラベンダーとローマンカモミール。どちらもかゆみや炎症を抑える作用がありますが、刺激が少なく敏感肌でも安心して使用できます。カレンデュラオイルで希釈するとさらに効果的です。

ハーブティーは、鎮静作用があ

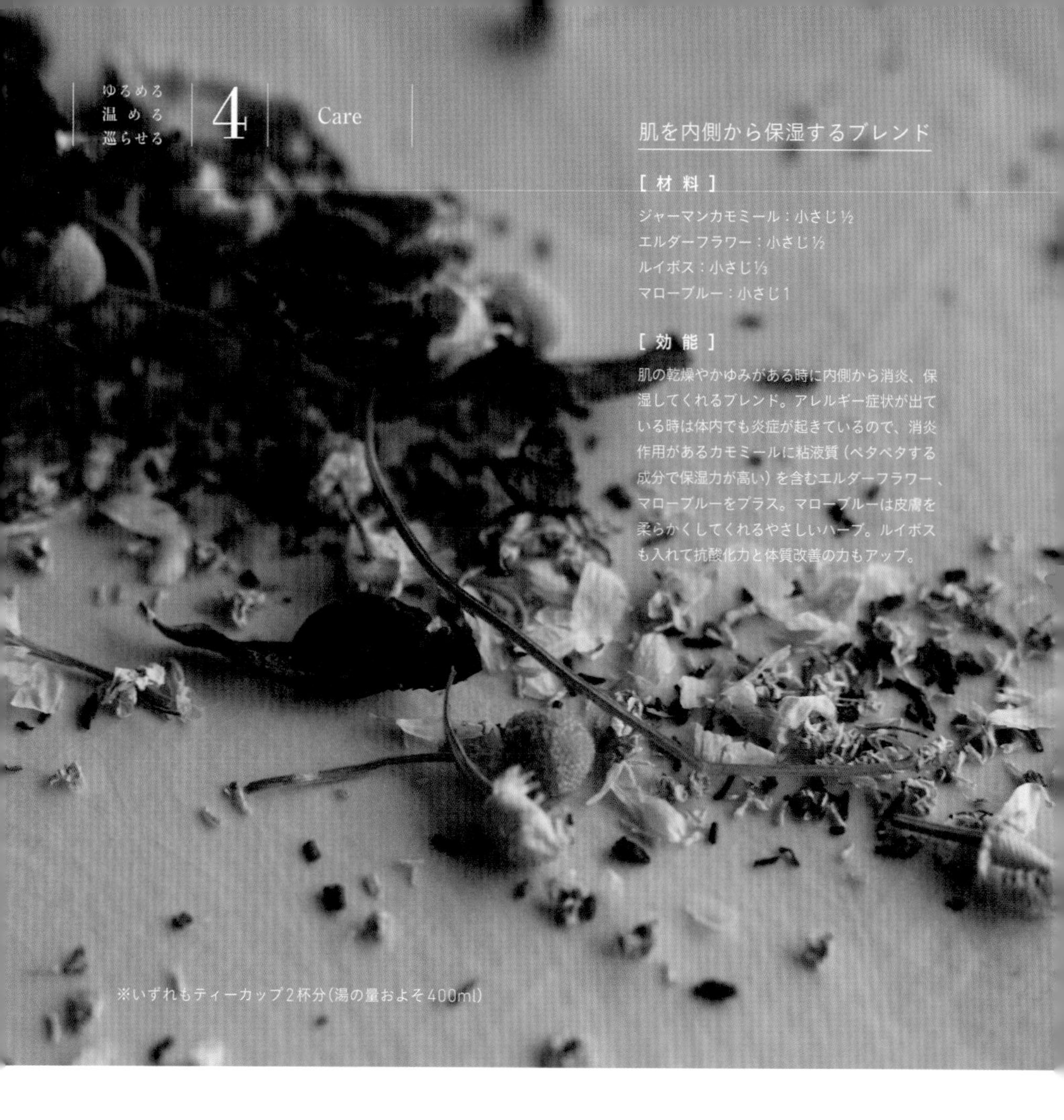


り炎症を抑えるジャーマンカモミールを中心に、エルダーフラワー、マローブルー、リンデンなどの保湿力のあるもの、ルイボスなどの体質改善をするものなどをブレンドしていきます。

①のケアを続けているとアレルギーの症状自体が出なくなるので②のケアが必要なくなりますが、それまではハーブや精油をうまく使いながら快適に過ごしましょう。

食物繊維と水分を同時に補える

# 便秘ケアのためのハーブティー

腸にいい成分と言えば食物繊維。水に溶けにくい不溶性と水に溶けやすい水溶性の2種類があり、いい便のためには両方必要ですが、現代人に特に不足しがちなのは水溶性の食物繊維。海藻やなめこ、オクラなどのネバネバ食品に含まれますが、実はハーブにも水溶性食物繊維が多いものが多種あります。

桑（マルベリー）の葉やダンディライオン（タンポポの根）、ゴボウ、ローズヒップなどはその代表格。ハーブティーにして飲めば、水溶性の食物繊維がたっぷり取れるうえ便秘対策に必須な水分補給もでき、ほかのハーブとの組み合わせでストレスケアや冷え解消という別のアプローチからの便秘ケアも一気に叶います。

桑は食物繊維の他にもＤＮＪという成分やカルシウム、鉄分、亜鉛などのミネラルも多い栄養価の高いハーブ。特にＤＮＪは糖分の吸収を抑え、食後の血糖値の急上昇を防ぐ働きがあるので、糖尿病予防やダイエットにも。糖質を取る食前に飲むのが効果的です。

ダンディライオンは西洋タンポポの根を干したもので、細かくして焙煎したものはタンポポコーヒーとして飲まれています。肝臓、腎臓、胆のうをサポートするのでデトックスハーブの代表格ですが、イヌリンという水溶性食物繊維も含み、善玉菌のエサとなって腸内フローラを改善します。ゴボウ茶にもイヌリンが含まれ、同じく善玉菌のエサになるオリゴ糖も含むので、さらに腸内環境を整える効果が期待できます。

ローズヒップにはペクチンという食物繊維に加え、レモンの20〜40倍と言われるビタミンCや抗酸化成分も。桑以外は根や実など固いものが多いので、熱湯で5〜10分くらい蒸らしてしっかりと成分を出してください。

## 腸内環境を整える美のブレンド

**[ 材 料 ]**

ダンディライオン：小さじ½
ローズヒップ：小さじ½
ペパーミント：小さじ½

**[ 効 能 ]**

腸内環境の改善と腎臓、肝臓サポートをしてくれるダンディライオンは、妊婦さんや授乳中の人でも安心して飲めるハーブのひとつ。ローズヒップのビタミンCは熱で壊れにくいので温かくして飲んでもたっぷり取れるうえ、ビタミンA・B群、ビタミンEや鉄分などのミネラルも含み、美容にもとてもいいハーブです。ペパーミントは胃腸の調子を整え、胆のうの働きをサポートして脂肪の分解を助けてくれます。香ばしくて少し酸っぱい、そしてさっぱりした、クセになるような味のブレンドです。

## デトックス＆温めのブレンド

**[ 材 料 ]**

ゴボウ：小さじ½
桑：小さじ½
ショウガ：小さじ¼

**[ 効 能 ]**

食物繊維が豊富なゴボウと桑に、ほんの少しショウガを加えた、デトックス＆温めのブレンド。桑だけでなくゴボウにも血糖値の上昇を抑える作用があるので、糖尿病をはじめとする生活習慣病予防に。ゴボウにはサポニンも含まれるので、免疫向上、抗酸化、冷え改善などの効果も。ゴボウも桑もショウガも日本人にはなじみのある味なので飲みやすく、食事やおやつのお供に最適。糖分の吸収を抑える効果をしっかり出すためには、食前から飲むようにしてください。

※いずれもティーカップ2杯分（湯の量おおよそ400ml）

# 巡らせるハーブ一覧

デトックスしながら、からだに必要なものをしっかり補うハーブで、
体質改善しながらどんどんキレイに。

## ネトル

浄血と造血の働きがあるネトルは血液の汚れを浄化しながらアレルギー体質を改善。クロロフィルやビタミン、ミネラル、葉酸を豊富に含み、特にビタミンCと鉄分を一緒に含むため貧血予防にも役立ちます。利尿作用も強く、老廃物を排出してくれます。

【作用】利尿、浄血、造血
【からだ】花粉症、アレルギー体質改善、貧血予防
【ブレンド例】
+ルイボス：アレルギー体質改善
+ペパーミント：体内浄化、消化促進
+ダンディライオン：デトックス、体内浄化

## スギナ

ケイ素をはじめとするミネラルや抗酸化成分がたっぷり入ったスギナは、骨や軟骨を強くし、肌のコラーゲンやエラスチンなどの結合組織を強化。爪や髪、歯の健康にも。利尿作用もとても強くむくみやリウマチ、痛風、関節炎、膀胱炎や尿道炎の時にも使用されます。

【作用】利尿
【からだ】膀胱炎、尿道炎、リウマチ、神経痛、関節炎、痛風、爪や髪のケア、骨折、外傷時の栄養補給、骨粗鬆予防、スキンケア
【こころ】活力アップ
【ブレンド例】
+桑：デトックス、ミネラル補給、スギナを飲みやすく
+ネトル：デトックス、ミネラル補給、アレルギー体質改善
+ダンディライオン：デトックス、むくみ改善

## ダンディライオン

別名「タンポポ」は世界各地でハーブとして使用されてきました。肝臓の機能を助け老廃物の排出を促し、腸内環境をよくして便秘を解消。利尿作用もあるためデトックスハーブとして有名です。ビタミンやミネラル(鉄分、カリウム)も豊富。

【作用】強肝、利胆、緩下(かんげ)(便通促進)、強壮、浄血、催乳、利尿、抗炎症
【からだ】肝臓のサポート、油の消化、便秘、リウマチ、結石、むくみ、消化不良、疲労、乳腺炎、母乳の出が悪い、腫れ物
【ブレンド例】
+ローズヒップ：便秘解消、ビタミン、ミネラル補給
+ペパーミント：胃腸の調子を整える、油物の消化
+ゴボウ+フェンネル(少々)：母乳の出を助ける、温め

## 桑

食前に飲むと糖分の吸収を抑え、血糖値の急上昇を防いでくれます。水溶性食物繊維も豊富で腸内環境を改善しながら各種ビタミン、ミネラル(鉄、カルシウム、亜鉛など)も補給。血液を浄化するクロロフィル、鎮静効果のあるGABAも含む機能性のとても高いハーブ。

【作用】血糖調整、鎮静、血液浄化
【からだ】ダイエット、糖尿病予防、肥満予防、腸内環境改善、便秘、ミネラル補給
【こころ】軽いリラックス
【ブレンド例】
+ペパーミント：胃腸ケア
+ローズ：糖分の吸収を抑える、洋菓子のお茶に
+ネトル：デトックス、ミネラル補給

## ハイビスカス

真っ赤な酸っぱいハーブとして有名なハイビスカスは、クエン酸をはじめリンゴ酸、ハイビスカス酸など多くの酸味成分を含むので肉体疲労時に最適。エネルギー代謝と新陳代謝を高めてからだに活力を取り戻します。消化を助け、便秘解消や利尿の効果もあるのでデトックスにも。赤い色素が目の疲れも回復。

【作用】代謝促進、緩下(かんげ)、利尿消化促進、抗炎症
【からだ】肉体疲労、血流改善、新陳代謝促進、肌荒れ、消化促進、便秘、むくみ、風邪、眼精疲労
【こころ】リフレッシュ
【ブレンド例】
+ローズ：美肌
+ルイボス：代謝促進
+ローズマリー：便秘、からだの活性化

## ハトムギ

漢方では「薏苡仁(ヨクイニン)」という名で呼ばれる日本のハーブ。利尿作用が高く、むくみを改善し新陳代謝を高めてくれます。ビタミンBやアミノ酸など美肌成分も多く、肌荒れ、いぼ、ニキビなどの改善にも。香ばしくて飲みやすく、お粥にして食べてもおいしい。妊娠中は避けて。

【作用】代謝促進、美肌、利尿、消炎、排膿(はいのう)(うみを出す)、鎮痛
【からだ】むくみ、神経痛、リウマチ、高血圧、抗アレルギー、いぼ、肌荒れ、ニキビ、できもの
【ブレンド例】
+黒豆：温め、婦人科系ケア、美肌
+そば：むくみ改善、血管強化
+スギナ：デトックス、スギナを飲みやすく、美肌

## ローズヒップ

「ビタミンCの爆弾」と異名を持つ程ビタミンCが多く、その量はレモンの20倍と言われ免疫力アップや美肌に役立ちます。一緒に含まれるビタミンBが、ビタミンCが熱で壊れるのを防止。リコピンやビタミンA、B、Eなどの抗酸化成分も豊富に含み、炎症を抑えてくれます。

【作用】免疫向上、緩下(かんげ)、抗炎症
【からだ】風邪、インフルエンザなどの感染症時、発熱、便秘、美肌、日焼け
【ブレンド例】
+ハイビスカス：定番の酸っぱいブレンド
+ローズ、ローズマリー：美肌
+ネトル：貧血改善

## クマザサ(熊笹)

日本の山地に多く見られる笹の一種。豊富な葉緑素を含み、血液を浄化して新しい血を作る助けに。抗菌作用が口臭や体臭を予防。多糖類が免疫力を上げてガンを予防し、アレルギー体質を改善。便秘や胃腸の不調にも。さっぱりとした味で飲みやすく、ビタミンB、Cやミネラル(カルシウムなど)も多く含む。

【作用】抗菌、消炎、免疫増強、解毒、浄血、造血、利尿、健胃、抗がん
【からだ】便秘、口内炎、口臭、貧血、胃腸の不調、ガン予防、アレルギー体質改善、糖尿病、高血圧
【ブレンド例】
+緑茶：ガン予防
+ネトル：貧血解消、アレルギー改善
+ハトムギ：デトックス、ミネラル補給

# 巡らせる精油一覧

樹木や柑橘系の香りと毒素排出作用でからだもこころも浄化。
マッサージやスキンケアに使って巡りのいいクリアなからだへ。

## グレープフルーツ

脂肪を分解し代謝させる働きがあるのでセルライトが気になる部位のマッサージに。胃腸、肝臓、胆のうのサポート、リンパの流れをよくして老廃物も排出。フレッシュな香りは抑うつ状態から脱する手助けも。光感作注意。

【作用】抗不安、気分を高める、神経強化、消化器機能アップ、活力増加、鎮静、鎮痛、利尿
【からだ】脂肪融解、消化不良、食欲不振、ダイエット、むくみ、疲労
【こころ】不安、抑うつ、精神疲労、ストレス
【ブレンド例】
+ジュニパーベリー：デトックス
+ベルガモット：消化不良改善、リンパマッサージ、ストレスケア
+サイプレス：むくみ、たるみ解消

## ジュニパーベリー

デトックスで有名な精油。スーッとした針葉樹の香りで心身を浄化。むくんだ時にマッサージするとリンパの流れをよくして毒素を排出。利尿作用も高く膀胱炎にも。関節炎や筋肉痛、静脈瘤のトリートメントにおすすめ。作用が強いので2週間以上の連続使用は禁止。

【作用】強壮、抗炎症、抗菌、抗カタル、鎮痛、通経、利尿
【からだ】むくみ、冷え、筋肉痛、神経痛、リウマチ、静脈瘤、膀胱炎、ニキビ、脂性肌改善
【こころ】リフレッシュ、浄化
【ブレンド例】
+ローズゼラニウム：リンパの流れを良くする、リラックス
+マジョラム：冷え改善
+ローズマリー：リウマチ、神経痛

## ローズゼラニウム

リラックスしながらリンパの流れを促進してくれる精油。ストレスや緊張からくる首&肩こり、背中、頭の疲れをほぐすのに最適。ラベンダーやマジョラムとブレンドしたマッサージオイルを使えば、痛みや炎症も取りながらリラックス。ホルモンバランス調整にも。

【作用】ホルモン調整、緩和、強壮、リンパ強壮、抗うつ、抗炎症、傷跡形成、皮膚再生
【からだ】静脈瘤、むくみ、肩こり、首こり、頭痛、生理痛、生理不順、冷え、スキンケア、ヘアケア
【こころ】不安、イライラ、PMSや更年期の不調
【ブレンド例】
+サイプレス：女性ホルモンケアとリンパ循環
+ラベンダー：緊張からくる首こり、肩こり
+イランイラン：頭部、脳の緊張をゆるめる

## サイプレス

引き締める力の強いヒノキ科の樹木の香り。足の疲れやむくみにマッサージや足湯で使うと巡りがよくなります。顔のむくみやたるみにも効果的。女性ホルモンに似た働きがあり、更年期のホットフラッシュの改善にも。妊娠中や子宮筋腫、乳腺炎などのエストロゲン過多により悪化する症状がある時は禁忌。

【作用】強壮、静脈強壮、収れん、抗菌、エストロゲン様(女性ホルモンに似た働き)、通経、利尿
【からだ】むくみ、疲れ、ホットフラッシュ、咳、痔、静脈瘤、脂性肌改善、たるみ改善
【こころ】リフレッシュ
【ブレンド例】
+ジュニパーベリー：むくみ改善、デトックス
+ローズ：更年期の不調改善
+ラベンダー：スキンケア

## パチュリ

体液の循環を促進する働きがあるため、オイルマッサージにブレンドすると静脈瘤やむくみの改善に。スキンケア効果も高く、乾燥や老化が気になる肌に最適。手作りコスメに加えると、保湿・収れん効果が高まります。

【作用】 うっ滞除去、静脈強壮、抗炎症、収れん、健胃、抗菌、抗真菌(菌を抑える)、鎮静
【からだ】むくみ、静脈瘤、皮膚炎、アンチエイジングのスキンケア
【こころ】不安、無気力
【ブレンド例】
+レモングラス：むくみ、筋肉疲労
+ジュニパーベリー：静脈瘤
+フランキンセンス：アンチエイジング、スキンケア、リラックス

## レモングラス

疲れの原因となる乳酸を排出。血流もよくするので肉体疲労や筋肉痛の時にマッサージをすると効果大。菌を抑える作用もありスプレーを作って水虫やとびひのケアにも。虫が嫌う香りなので虫除けにも◎。妊娠中はNG。

【作用】強壮、血管拡張、抗炎症、抗菌、抗真菌(菌を抑える)、消化促進、昆虫回避、収れん
【からだ】筋肉痛、肉体疲労、むくみ、水虫、とびひ、水いぼ、虫除け
【こころ】リフレッシュ
【ブレンド例】
+ローズマリー：筋肉痛予防、筋肉痛改善
+レモンユーカリ：虫除け
+ティーツリー：水虫、とびひ、水いぼ

## シダーウッドヒマラヤン

ヒンズー教徒に「神の木」と呼ばれるヒマラヤの高地に生息するマツ科の針葉樹。循環を促進しながら筋肉の緊張をゆるめ、むくみや静脈瘤、腰痛、生理痛、筋肉痛を改善します。ウッディでエキゾチックな香りは香水にも使用され、こころを落ち着かせる瞑想にも最適。妊娠中、幼児、授乳中は使用NG。

【作用】 循環促進、静脈強壮、鎮痙(ちんけい)、神経強壮、鎮静、皮膚再生、リンパ強壮、利尿、収れん
【からだ】むくみ、静脈瘤、筋肉痛、生理痛、腰痛、スキンケア
【こころ】緊張、不安、焦り
【ブレンド例】
+ユズ：循環促進、冷え
+ジュニパーベリー：リンパマッサージ
+サンダルウッド：深いリラックス

## ブラックペッパー

マッサージオイルにブレンドすると、血行をよくして筋肉や関節をほぐし、むくみや冷えを解消します。スポーツ時や肉体疲労時に。スッキリとした香りは男性にも好まれ、気持ちをリフレッシュしてくれます。

【作用】利尿、血行促進、循環促進、強壮、解熱、抗カタル、殺菌、消化促進、鎮痙(ちんけい)
【からだ】冷え、筋肉痛、むくみ、消化不良、肉体疲労、喉の不調
【こころ】リフレッシュ
【ブレンド例】
+レモングラス：筋肉痛、肉体疲労
+ジュニパーベリー：デトックス、リンパマッサージ
+ローズマリー：筋肉痛、リフレッシュ

体験談 3

# リウマチに悩み、頑固だったわたしが植物のちからでおおらかに

（N・Iさん 50代）

10年前からリウマチの持病を持っていて、長い間たくさんの薬を飲んでいました。5年程前に自然療法の病院に入院したり、玄米菜食などを取り入れいったんはよくなりましたが、一緒に暮らす家族との兼ね合いもあり長続きしませんでした。

3年ぐらいはどうにか体調もよかったのですが、徐々に手指が痛くなり、今まで痛くなかったひざも痛くなり、立ったり座ったりも時間が掛かるように。生理は3週間もおさまらず出血量が多くなり、久しぶりに婦人科にも行くようになりました。漢方薬を試しましたが、それも効かなくなり仕事を辞め病院も変えて、またリウマチの治療をし始めました。

数年間リウマチの薬を飲んでいなかったので、薬がすぐ効いてよくなるに違いないと思っていたのですが、リウマチの勢いが凄くて薬が効かず、歩くことができないくらい両ひざは腫れ上がっていました。

病院を変えて初めて知ったのですが、私のからだはリウマチの薬の効きが特に悪く、それで前の先生も何種類もの薬を処方するしかなかったようです。そして、「よくなったからと薬をやめると、次は今回より4倍くらいの痛みが来ますよ。今後薬は増えることはあっても減ることはないと思ってください」と主治医から言われました。

リウマチの再治療を始めてから1年くらい経

ち、痛み止めの注射をしたりしながら、どうにか歩けるようになった頃、たまたま友人に誘われて植物療法の講座に行くことになりました。植物療法についてはほとんど知識がなく、痛むところに芋湿布を貼るくらいでした。

実際に学んでみると、想像をはるかに超える内容でした。精油、ハーブの香りを嗅ぐだけで自律神経が整えられ、自然治癒力がアップすることにかなり驚きました。「匂いを嗅ぐだけで癒されて勝手に整えられていく」。面倒くさがりの自分でも、負担なく取り入れやすいと思いました。

講座で学んでからは、ハーブティーをよく飲むようになりました。ローズマリー、ネトル、ヒースを中心に、デトックス作用のあるものを飲むようにしました。それから、アロマオイルを肩、首回り、手首によく塗っています。ロールオンアロマもバッグに入れて持ち歩き、ちょっと疲れたなぁと思った時にこめかみや、首筋、肩に塗っています。

講座の回を重ねるごとに、からだがしゃんとしてくるのがわかりました。最初の頃は、椅子から立って誰かと接触したらすぐによろけて転びそうな状態だったのに、だんだんと立ったり座ったりもラクにできるようになり、手指のちからもしっかりしてリウマチの痛みが全くなくなりました。指が痛くてずっとピアノを弾くこともできなかったのですが、何年振りかに弾くことができたのも、とてもうれしいことでした。

私の場合、植物療法だけで「医者いらず」とまではいきませんが、からだの声を少しずつですが聴く事ができるようになりました。植物のちからが知らない間に効いて、こころの持ち方まで自然とおおらかになってきたと思います。まだまだ、手放せていないもの、知らず知らず自分を縛っているものがありそうです。でも、そういう未熟な自分もかわいがっていきたいな、と思っています。

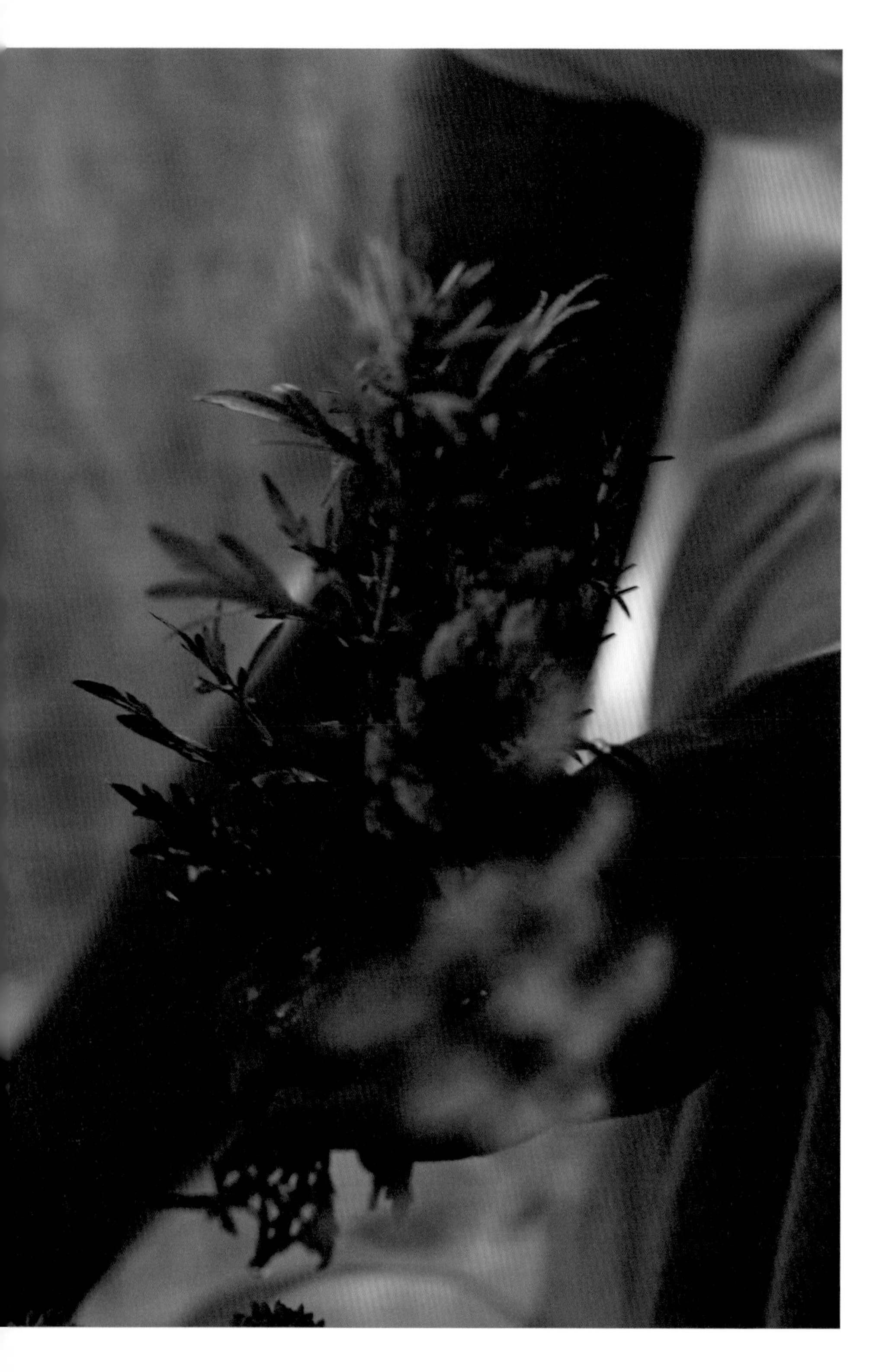

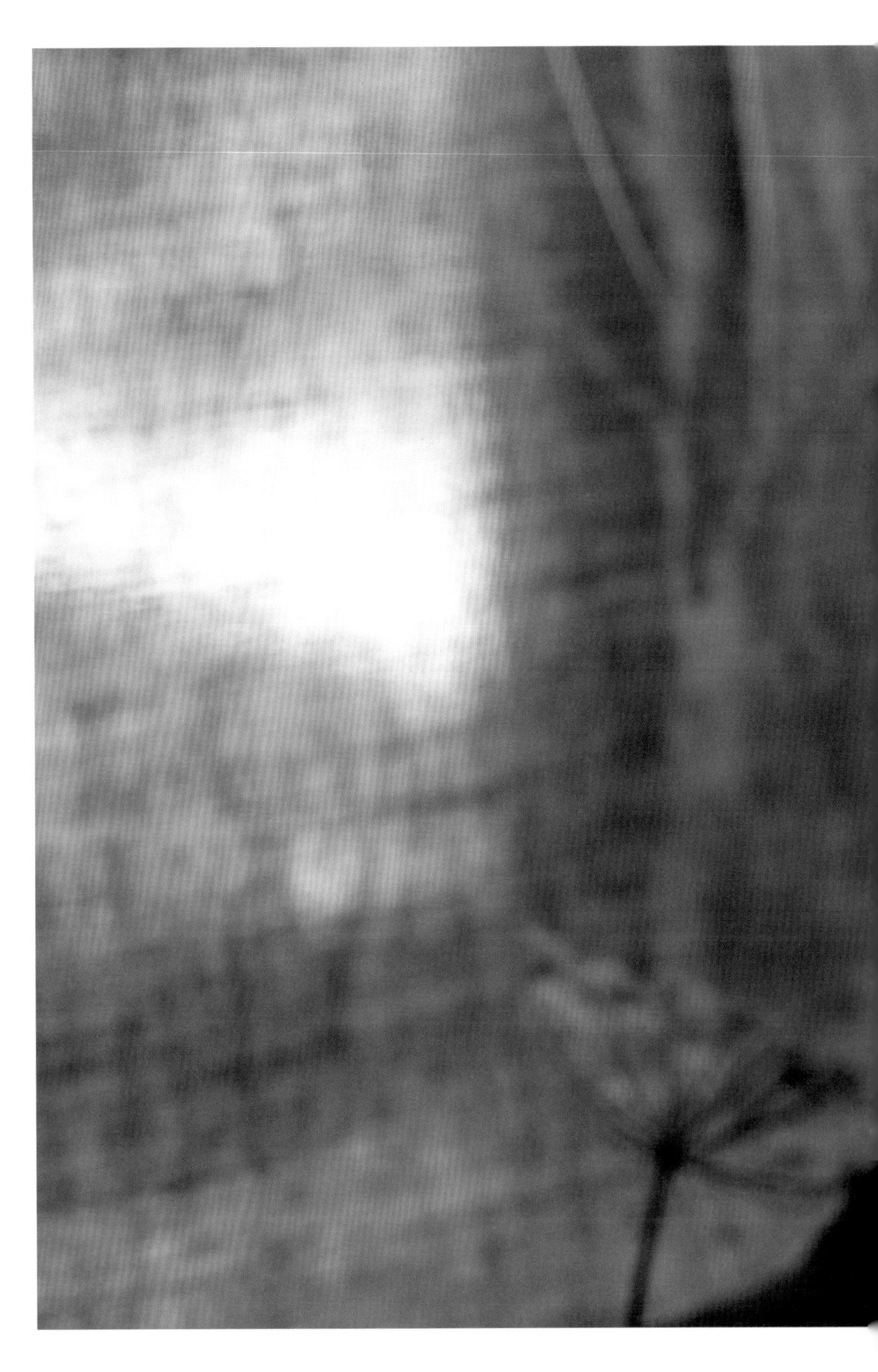

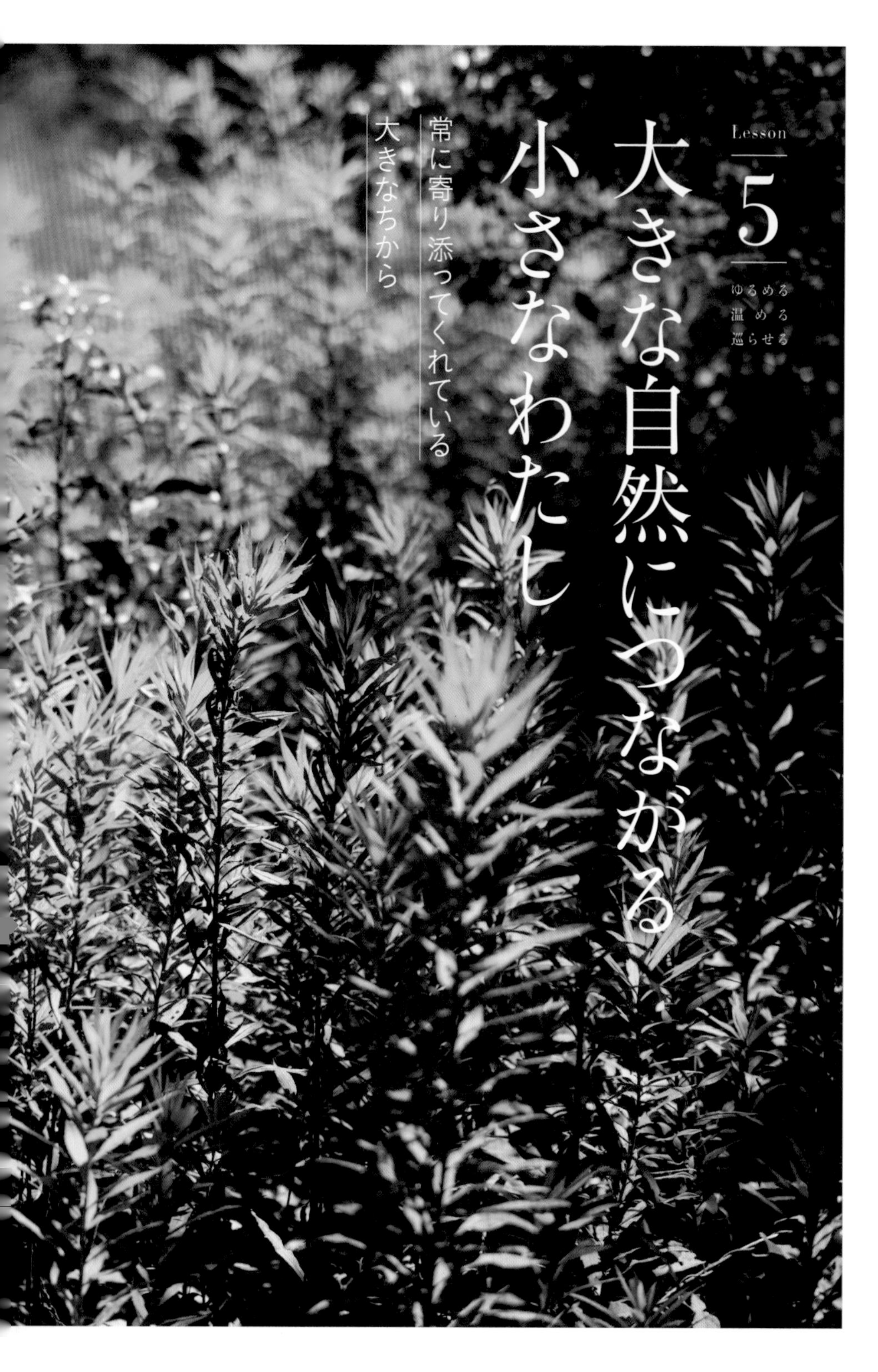

Lesson 5

ゆるめる
温める
巡らせる

# 大きな自然につながる小さなわたし

常に寄り添ってくれている
大きなちから

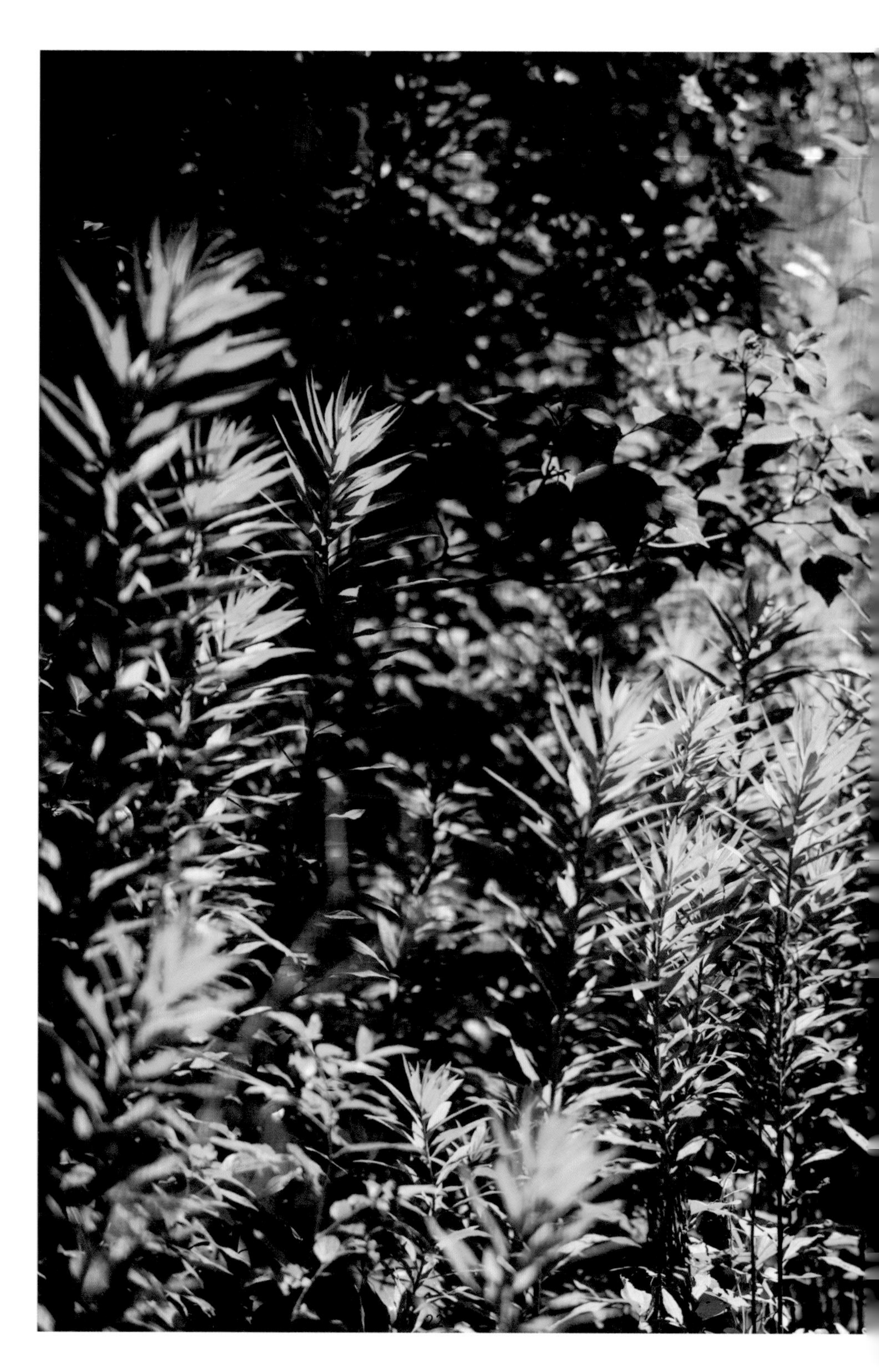

# 「からだ」にどんな眼差しを向けているか

第1章で、20代〜30代にかけて、私自身がいろいろな経験と気付きを得ながら不調が治っていった話をしました。その中でも「これはとても大きな転機だった」と感じている体験があります。

まだ子どもが生まれる前の30歳を少し過ぎた頃、沖縄に一人旅に出掛けました。沖縄は、私が生まれ育った「本土」とは違う文化があるのを感じ、その頃頻ぱんに訪れていた場所でした。自然が、分け隔てなく日常にそのまま染み込んでいる印象がありました。少し郊外に行けば手つかずの自然に囲まれ、夕方になると海辺に近隣から人が集まってきます。そして何をするでもなく、海に夕日が沈んでいく美しい光景をただ眺めています。

暗くなったら家に戻り、家族みんなで食事をします。歌ったり踊ったりも本土の人より頻ぱんです。大切なものを大切にする、当たり前のことが残っている――。そのおおらかな風土に私は癒されていました。

特に本島の北部にある「やんばるの森」が大好きでした。湿度の高い亜熱帯の森は空気が濃く、いくつもの滝があり、無数にある沢から周りを囲む青い海に向けて、透明の水が流れています。少し涼しいしっとりとした空気、ごうごう、さらさら、ちょろちょろ……さまざまな勢いで流れる水の音、大きな小さないろんな形の葉が揺れるたびに触れ合う音。

恐竜の時代から自生する「へご」という10mもある大きなシダ植物が群生していて、青空に向かって大きな葉を広げています。くるんと丸まった巨大なゼンマイのような新芽は茶色い毛がみっちり生えていて、今にも動き出しそうです。

ここにしかいないさまざまな鳥の声、虫の声に混ざって、ヤンバルクイナの甲高い鳴き声も時折聞こえます。あたり一面が濃い緑色で、時折風が吹くと、まるで森全体が大きな生命体のように蠢(うごめ)きます。

この時の旅の目的は、やんばるの森にただ佇むこの時間でした。誰にも邪魔されず、時間も気にせず、ただひとりでぽつんと、大きな森に囲まれたかった。まだスマートフォンもSNSもない時代です。どこかの知らない誰かに発信するなんてことは1ミリも考えず、深い深い森の中で、ただただ呼吸をしていました。

「すごい」――。

もしこの時の感覚を言語化するとしたら、ありきたりだけれどこの言葉しか浮かばないような、圧倒されるような時間でした。

その時突然、「この〝からだ〟も、この『すごい』森と同じ自然なんだ」と、急に気が付きました。「あぁ、そうだ、今ここにいるこの〝わたし〟も、この水と、へごと、鳥と虫となんら変わらない『すごい』自然なんだ」という感覚が、急に実感としてありありと感じられた瞬間でした。

それは、からだの奥の方が躍動するような喜びを伴っていました。誰が何を言おうと、私の中では、ああ、そうだそうだ、と肯定するしかないような、衝撃と言ってもいいような体感でした。

その頃の私は、自然療法に興味を持ち出して2～3年くらいでしょうか。

いろいろなことを頭で学んで、新しい知識を得て、今まで無関係だった「自然」に興味がいっぱいの頃でした。自然はいつも、私の向こう側にある別の世界でした。少し怖くて、わからないことが多くて、でも懐かしいような、もっと近づきたいけれど足がすくむような、そんな存在でした。

それがこの時、理屈を超えて、初めて「この〝わたし〟も『自然』である」という感覚が急に入ってきたのです。からだの奥に、生命力のようなものを感じました。

理由はわかりません。おそらく、境界線を消し去るような圧倒的な森のいのちのちからかもしれません。

その時に気が付きました。私は今までずっと、自分のからだに、どんな眼差しを送ってきたのだろうか、と。ダメで、弱くて、ちからがないと思っていました。いつも心配していました。心配からたくさんのケアをあれこれしていました。

「あぁ、大丈夫だ。私の『からだ』もこの自然なのだから大丈夫」――。

〝心配〟の眼差しが、〝信頼〟の眼差しに転換した瞬間でした。

この時を境に、私の不調はぐんぐんと治っていきました。そして沖縄から戻ってすぐ、新しいいのちがおなかに宿りました。結婚してから特に意識もせず、自然に任せていたら5年経っても授からなかった子どもが、突然やってきました。

根底で、自分に向けてどんな眼差しを、どんなエネルギーを送っているか、というのは、実はとても影響が大きいと私は思っています。

人に対して、心配からあれこれ世話を焼いてもうるさがられるのは、からだも同じかもしれません。「からだを信頼して、からだ本来のちからが発揮できるように環境を整える、寄り添うようにケアをする」。そういう在り方がとても大きなちからになるのです。

## 「感じる」世界に正誤も優劣もない

私の植物療法のクラスでは「感じる」ことを大切にしています。ハーブティーを飲んでからだやこころがどんな感じがしたか？　精油の香りを嗅いで、どんな感覚があったか？　トリートメントをしたら、どんな感じがしたか？　さまざまなことを生徒さんに、感じてもらいます。

感じるというのは、「考える」とは違う世界です。考える時は頭で生み出しますが、感覚はもうすでにそこにあります。それを言葉にするために頭でキャッチしますが、必ずしも言語化する必要はありません。もしそれを誰かに伝えたい場合は、人によっては色だったり、音だったり、ダンスだったりすることもあるでしょう。

「感じる」というのはとても主観的な世界で、本来そこに正誤も優劣もありません。ただ「今、そう感じた」、それだけです。

自然療法を取り入れる時、この「感じる」ということがとても大切な作業になります。まずからだに起こった微かな違和感を感じる。これが、不調に早く気付くコツです。早めに対処すればするほど、治癒のプロセスが短くなります。

それから自分のケアが適切だったかどうかも、からだを感じてみて判断できます。よくなった感じ、変わらない感じ、違和感が大きくなった感じ。すべて自分にしかわからない感覚です。知識を蓄え、理知的に「考える」ことが重視される教育の中で、「感じる」ことを忘れてしまった大人がたくさんいます。

生徒さんでも、最初は戸惑われる方が多いです。でも実は、「感じる」ことは産まれてからずっと途切れることなく続いている自然な働きであり、そこに伸びていたアンテナが鈍ってしまっているだけ。もう一度取り戻すことは、誰にでもできます。

自分の内側にある感覚をそのまま受け止め、それが心地よくなるように何かを施す——。この繰り返しが自然療法でのセルフケアなのです。そして、それは唯一無二の自分の感覚を信じ、受け入れることにつながり、自己肯定感を高めるケアにもなります。

## 「病むちから」も「治るちから」も同じもの

「〈病気になる〉ことと〈治る〉ことは、対立する異種の力学が働いた結果のようにみえますが、じつは、おなじ〈力〉の異なった表現でしかありません」。

鍼灸師であり代替医療に関する翻訳や著書も多い、日本のホリスティック医療の第一人者、上野圭一先生の著書『わたしが治る12の力』からの一文です。

以前は私も、病気と治癒は全く正反対の、別々のものだと考えていました。でも今は、この言葉の通りかもしれない、と思っています。

私たちが「病」と名付け、忌み嫌っているものをよく観察すると、実は治りつつあるプロセスの一部であったり、または全体から見たら「バランスを取るため」「自分を守るため」の反応であったり、どんなことも意味があって起きているのだと気付きます。

例えば風邪を引いた時に寒気がして熱が出たり、咳や鼻水が出たりしますが、これも体内に入った異物（菌やウイルス）を追い出すために、からだが自ら起こしている反応です。炎症を起こして対抗し、異物がいなくなれば抗炎症に向かい治癒します。免疫細胞がこのプロセスを記憶すると、次の同じような疫（えき）を免れることができます。

病んでいると呼ばれる状態は辛さを感じることが多いので、できるだけ体験したくないですし、誰もが健やかでありたいと願うのは当然のことです。ただ一方で、ずっと無菌室で育ち、風邪ひとつ怪我ひとつ経験したことのない子どもがひ弱であるのが容易に想像できるように、一生何が何でも健康であらねばならぬと固執して生きることもまた不自然です。

私たちは病んでは治り、傷ついては治り、調和と不調和を繰り返しながら成長していきます。そして、からだには寿命があるので、いずれは誰もがそこに向けてスローダウンしていきます。「何一つ問題ない完璧な健康体だけが〝正解〟で、他は〝間違い〟だ」という二元論的な在り方も、それはそれで不健康です。揺らぎながら整えていく、その営みそのものが、生きているということです。

・・・・・

そのことについて大きな気付きと学びを与えてくれた生徒さんがいます。

Yちゃんは、ヨガのインストラクターをしている天真爛漫でとてもチャーミングな女性です。初めて講座に来てくれた時が30代前半だったでしょうか。健康に意識が高く元気いっぱいな印象でしたが、最初の自己紹介の時に、高校生の時から過食嘔吐の症状があることを教えてくれました。17歳の時には、一時いのちの危険があり入院をしていたこと、今も治っていないこと、などを話してくれました。それは壮絶な体験ではあるのですが、Yちゃんのキャラクターもあるのか、なんだかそのままのYちゃんがとても幸せそうに見えます。

ヨガの先生なので普段の食事にも気を使い、運動もして、お肌もツヤツヤで、ご実家のお父さんお母さん、旦那さまとも仲が良く、どんな感情にも素直でオープンで、たくさんの生徒さんにも囲まれ、確かに過食嘔吐はあるのだけど明るくそれを受け入れ、その症状が現れてからの長年の経験で、それを補う整え方を自分で熟知している。なんというか「そのままで」Yちゃん全体のバランスがいいのです。

会った初日にその話を聴きながら、私は「まぁ、無理に治さなくてもいいんじゃないかな」という言葉が思わず口に出てしまいました。それくらいありのままのYちゃんが魅力的でした。

それを聞いたYちゃんは、ものすごい衝撃だったそうです。17歳で過食嘔吐の症状が出て以来、ずっと治さなければ、どうにかしなければ、変わらなければと思い続けていたし、家族もみんなそれを望んで完治するようにと応援、サポートしてくれていたので、とにかくいつも「このままじゃいけない」と自分を責めていた。それが、まさか「このままでいい」だなんて思ってもみない考え方だったそうです。けれどそう思うと、何年もずっと背負っていたずっしりと重い荷物をやっと降ろせたような、ほっとした気持ちになったと教えてくれました。

それからいろいろな学びの中で、Yちゃんは過食嘔吐の症状が17歳の自分を守ってくれていたこと、あれがなかったらきっと自分は生きていられなかったことに気付いた、と教えてくれました。

今も自分のキャパを超えるようなことがあると症状が出るけれど、少しずつ自分をゆるめていけば、症状がなくても大丈夫になる時がくるんじゃないかな、と思えるようになったこと。それが「いつなのか、治るか治らないか」に、振り回されなくなったことも教えてくれました。

もちろん周りで見守ってきたご家族のご苦労や心労は計り知れず、完治して欲しいと願うそのお気持ちも十分理解できます。Yちゃんも症状がなくなれば、それはそれでラクになる点も多いでしょう。

ただ、Yちゃんは、治っても治らなくても幸せです。どんなことが起きても、前向きに乗り越えるしなやかな強さも持っています。治る、治らないがYちゃんの幸せを左右することではない領域にたどり着いている、そのことを周りがジャッジできるでしょうか。

病んでいる（と私たちが呼んでいる）ことで、その人全体がバランスを取っていたり、または全体が調和に向かう最中だったり、何よりそのプロセスに向き合うことでかけがえのない経験をしている、その体験の中に光があり尊さがあるのだと思います。

体験者は、救うべきかわいそうな人ではなく、人生の課題に取り組む勇敢な人なのです。

# 意識と無意識、全体としての「わたし」

生徒さんの変化を見せてもらう中で、「本当にこころとからだはつながっているんだなぁ」という体験が多々あります。からだを観察しながらこころの声にも気付き、それによってからだもこころも同時に癒され、調和していく体験です。

それは意図せず、自ずから然るべく起きてくることなので、私は感動しながら見守っているだけなのですが、私の好きなユング心理学の学びも含めて考察すると、このようなことが起きているのではないかと思っています。

前述した通り、からだ、特に内臓の動きや血液の流れなどは「無意識」の働きです。からだに意識を伸ばして、からだからの欲求を聴く作業は、そのまま無意識との対話になります。

私たちは普段、意識できる範囲で「頭」を使い、いろいろな事を判断して選択し、行動しています。その時「私」が考え「私」がした、という実感があると思います。一方で、「私が心臓を動かしている」「私が胃を動かしている」という実感がないのは、意識の領域ではないからです。

では、意識できないその部分は「私」ではないのでしょうか？　意識の主体・「私」と認識している中心を、ユング心理学では「自我」と捉えます。自我は思考、言語、知識を使い理性的に自ら意思決定します。自我は生まれた時にはまだ形成されていません。0歳からいろいろな経験をして、社会の中で年齢を重ねながら徐々につくられていきます。それは、自分と他者を区別するため、世界を認識するため、自分という人格を一つにまとめるため、社会でよりよく生きていくために必要なプロセスです。自我を形成するさまざまな観念・その人なりの「こうあるべき」「ねばならない」は、自分を守る必要がある時にでき上がります。

特に戦後、日本に西洋の文化が入ってきて、個の確立が叫ばれるようになると、より自我の形成が重要視されるようになり、私たちは普段「この自我こそが自分自身だ」と感じています。ところが実は、「私」が何をしていてもどんな時にでも、60兆の細胞が「次の瞬間にいのちをつなぐ」というひとつの目的に向かって、粛々と任務を全うしているその「からだ」も間違いなく「わたし」です。

こころの領域でも意識できる部分というのは実は5％程度に過ぎず、95％を占める無意識もまた「わたし」です。本来は意識と無意識の領域すべてをひっくるめた全体が「わたし」です。この全体の中心をユング心理学では「自己（ｓｅｌｆ）」といいます。

現代社会は常に頭を使い、義務や強制、みんなでつくった「こうあるべき」「ねばならない」に従うことが優先され、時として、内なる声をうまく抑制できることが賞賛されます。大人になるにつれて、社会の中で「私」がどう振る舞うか、何を達成するか、どんな考えを持っているか、の重要度が増していきます。

でも、それは「わたし」全体から見たら、とても偏ったバランスの悪い在り方です。自我が肥大している、とも言えます。

無意識の領域であるからだやこころの声は、とても感覚的です。「したい」「したくない」「好き」「嫌い」の世界です。それは子どもじみていて、抑圧すべき感情でしょうか？　全体のたった5％の意識で、制圧すべき、取るに足らない感覚でしょうか？　あれだけの知恵を持った精巧なからだの仕組み、常によくあろうとするエネルギー、そこからやってくる無意識の声が、そうだとは思えないのです。

抑圧されたからだの声こころの声は、無意識の奥へと閉じ込められ、滞りとなります。感情にふたをして、なかったことにしたエネルギーは行き場を失い、突然あらぬ場所から暴発することがあります。それが、「なぜか無意識にあんなことをしてしまった」「制御できなかった」という行動です。もっと進むと「病」という形で現れます。かといって、無意識からの欲求をただそのまま行動に移すのは、成長ではなく退行です。

本来、自我は無意識からの欲求を認識するために、そして摩擦なくスムーズに社会で実現できるような方法を考えるために使われるのが理想です。

「無意識の状態で生まれた私たちが、健全な自我を育て、大人としてもう一度無意識の領域を統合しながら、より大きな『わたし』とつながり自己実現していく」――。そういう自然な成長欲求が、人には備わっているのだと思います。

・・・・・

生徒さんのひとり、Mさんは上級のアドバンスクラスで、自分のためのセルフケアのメニューを考え、それを実践していました。ハーブや精油を使った植物療法をはじめ、食事やそのほかのライフスタイルに至るまで、からだとこころを整えるために心地よいケアをしていきます。

もともと、ヨガにもアーユルヴェーダにも精通していた健康意識の高いMさんは、食事にも気を付けながらいろいろなケアを行っていたのですが、どうしても毎日お菓子を食べることがやめられません。特にお菓子の中でも、小さな子どもが食べるような白砂糖たっぷりの甘い駄菓子を、仕事から帰宅した夕飯前にいくつも食べてしまうのです。

時々ひどくなる神経痛やアレルギーにも影響しているのではないかと思い、やめなくてはと思うのにどうしても毎日食べてしまう自分がいる。頭では抑えきれないこの感情に、Mさんは向き合ってみました。

すると、まずお菓子に依存している自分に気が付いたそうです。そしていつから食べ始めたんだろうか……と思い返すと、ずいぶん小さな子どもの頃からだなぁ、と思い出しました。実家にいつもこういう駄菓子があってそれを食べていた、という記憶を辿っていたら、「あぁ、そういえば私はいつも寂しくて、その気持ちをお菓子で紛らわせていたんだった」という思い出をありありと思い出しました。

大人になったMさんの中に、小さかったMさんの「寂しい」という感情が誰にも受け取ってもらえないままリアルに息づいていました。「そうだね、寂しかったんだよね」。それに気付いた瞬間、やっと出会えたような、まるで小さなMさんがやさしさで包まれたような、温かいエネルギーが胸に溢れました。そして、もう今は寂しくないからお菓子は必要ない、とストンと思えたのでした。

それ以来、Mさんはそういうお菓子を食べたいという欲求がすっかりなくなりました。努力することなく、すんなりとやめることができたのです。そのまま今でもお菓子の必要なく生活しています。

生徒さんたちの体験、それから私自身の体験を通しても、今まで打ち捨てられていた「わたし」の一部分に出会った時、ないがしろにされていた大切な「わたし」の一部分に出会った時、とても温かい満たされた感覚になります。

「あぁ、やっと見てもらえた、やっと出会えた」というような、心の底から安心した感覚です。もしかしたら不調というのは、その内なる声に気付くために起きていたんじゃないか、そう思えるほどに、それはかけがえのない体験となり、私たちの根底を安心で満たします。

# ただ「在る」だけでつながっている

自然療法は世界中に数多くありますが、そのほとんどが「ホリスティック療法」です。ホリスティックとは、ギリシャ語の「全体」＝「ホロス（ｈｏｌｏｓ）」を語源とした言葉で、「全体」「つながり」「バランス」などを包括した意味になります。

私自身が自然療法を学んだ中で一番よかったと思うのは、このホリスティックな感覚をつかんだこと、ホリスティックな物の見方ができるようになったことです。長期に渡って講座に参加してくださる生徒さんが「物事の捉え方が変わった」「考え方が変わった」と言う方が多いのも、私と同じことが起きているのだと思います。

とはいえ、もともと東洋哲学は物と物をバラバラに見るのではなく、その間にある「つながり」を見る文化です。日本人にはとても受け入れやすく、すんなりと理解しやすい概念だと思います。

からだをよく観察していると、すべてのものはつながり合っていて影響を与え合っているのだとわかります。私たちの細胞ひとつひとつがそれぞれに生きているかのように、呼吸をして栄養を取り込み、要らないものを排出している――。もしかしたら細胞は、自分が独立して生きていると思っているかもしれません。

それと全く同じ営みを、私たちの「からだ」全体も行なっています。呼吸で酸素と二酸化炭素を交換し、消化器系で栄養素を吸収し、要らなくなったものを排出する……というかたちで。

私たちは自分のからだが個体として生きていると思っているけれど、実は60兆の細胞ひとつひとつが活動しているまとまりとして全体が保たれています。その営みは「部分」は「全体」の相似形であるという、宇宙の特性〝フラクタル構造〟のようです。

また、からだには100兆個もの微生物が共生しています。この生態系がバランスよく保たれていることで、私たちの健康が保たれています。私たちが〝自分〟だと認識しているこのからだには、無数のほかの生物が実は一緒に生きているのです。でもおそらく微生物ひとつひとつは、自分がヒトのからだの一部だとは認識していないでしょう。

小さな生き物がただ内なる欲求のまま生を全うし、そのことがヒト全体を生かしている――。自然界の不思議な仕組みです。

そう思うと私はどこまでが「わたし」でしょうか？　皮膚の上まで？　私が今飲んだ水は私の中に入ったとたんに「わたし」でしょうか？

私たちのからだは約60～70％が水分です。飲んだ水は血液になったり、リンパ液になったり、細胞の中の水分になったりしながら、からだの中をとどまることなく循環して、唾液や涙、汗、尿となって外に出てまた水の流れと混ざり合います。この時の水はいつまで「わたし」でしょうか？　外に出るまで……？

地球上も表面の70％が水分で覆われています。水は無尽蔵に湧いているわけではなく、一定の量（14億㎦）がとどまることなく、ぐるぐると地球上を循環しています。海水や川の水は蒸発して雲になり、やがて雪や雨となってまた地表に戻ってきます。植物も含むすべての生物はこの水を体内に取り込み、循環させ排出しています。

私たちが飲んだ水はからだを巡り、出ていくとまた大きな水の流れにのって地球を巡り、雲になり雨になり、川になります。今、目の前にある樹々が吸い上げている水は、もしかしたら以前「わたし」の中を巡っていた水かもしれません。隣にいるヒトのからだの中の血液は、以前あなたの中にあった水かもしれません。すべてはつながり合った同じ循環の中にあるのです。

水だけでなく、エネルギーもつながりの中で生まれています。

すべてのエネルギーの源は太陽です。太陽の光を植物が光合成をして、デンプンなどの有機物を合成します。それを草食動物が食べ、草食動物を肉食動物が食べ、それぞれのエネルギーに変えています。そして動物が排出した老廃物や、息絶えた動物のからだを菌が分解し土にします。それを土壌とし、新しい植物が生まれ、また太陽の光をエネルギーに変えます。

地球上にこれだけの無数の生物が生きていられるのは、太陽光という無尽蔵に降り注ぐエネルギーを、植物が光合成をして変換しているからです。全生物がつながり合って「太陽の光」を受け取り、取り込んでいるのです。

からだの仕組みを観察しながら、そこにつながる環境を見ていくと、途切れることなく続く〝いのちの連なり〟があります。細胞が無意識にからだ全体を支えているように、菌類、動物、植物も含めたあらゆる生物が、太陽、空気、水、土と一体となって無意識に地球という大きな生命組織を成しています。無数の菌が私たちのからだの部分であるように、私たちヒトも地球の「部分」です。そして地球は太陽系の部分であり、太陽系は大きな銀河の部分であり、それは宇宙の果てまで続きます。

すべてのものがつながり合った美しい調和の中の「部分」として私たちは存在している。ただ「在る」だけでつながっている——その実感をありありと得た時、ヒトは源を発見したような、深い安堵を感じます。

日本では古来より、人智を超えた何かをすべての自然に見出し「八百万（やおよろず）の神」として信仰してきました。「太陽にも月にも樹にも花にも水にも風にも〝カミ〟がいて、それにより生かされている」という感謝の気持ちが自然に根底に流れていました。

自然と共に暮らしていたヒトたちは、「つながっている」という感覚が常にあったのだと思います。暮らしの中で分け隔てなく自然とつながり合っていたら、それは知識ではなくごく当たり前の感覚だったでしょう。

戦後、近代化が進み経済が発展しながら社会が変化していく過程は、そのまま自然とのつながりが希薄になっていくプロセスだとも言えます。その社会の変化が、私たちのからだに大きく影響していることは「ゆるめる」「温める」「巡らせる」の章で書いた通りです。

不調は、もともと備わっているからだの自然な仕組みと、今の社会システムのギャップも、大きな原因のひとつです。

無意識は自然そのものです。いつでも全体とつながって調和を保とうとしています。自然を無視して「意識」だけで作られた近代社会がどんどん拡大していく様子は、無意識からの声を無視して自我を肥大させていく個人の動きと相似形です。そして地球という大きな生命体のバランスが崩れ、個人のからだとこころのバランスが崩れます。

でも、私たちが大きな全体の中の部分であるならば、ひとりひとりが「つながりを取り戻すこと」「こころとからだのバランスを取り戻すこと」は、全体がそうなることとイコールです。

ひとつひとつの細胞を元気にするように、私たちひとりひとりが元気でありましょう。
どうぞ、あなたの内側に存在する自然の叡智を信じて、あなた自身を整えてください。
あなたが健やかであれば全体は健やかで、あなたが満ちていれば全体も満ちています。そのためにこの本がお役に立てたら、こんなに幸せなことはありません。

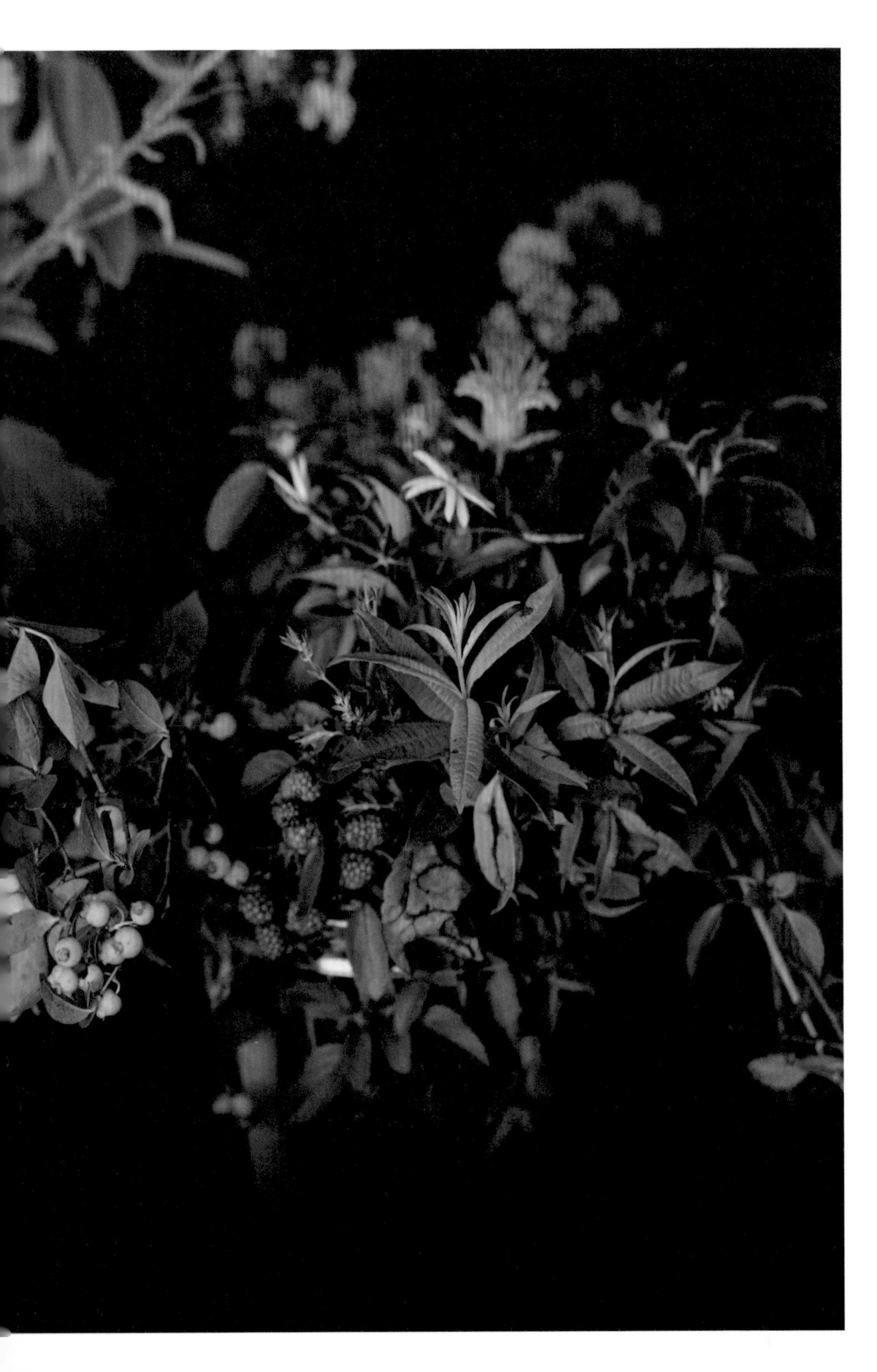

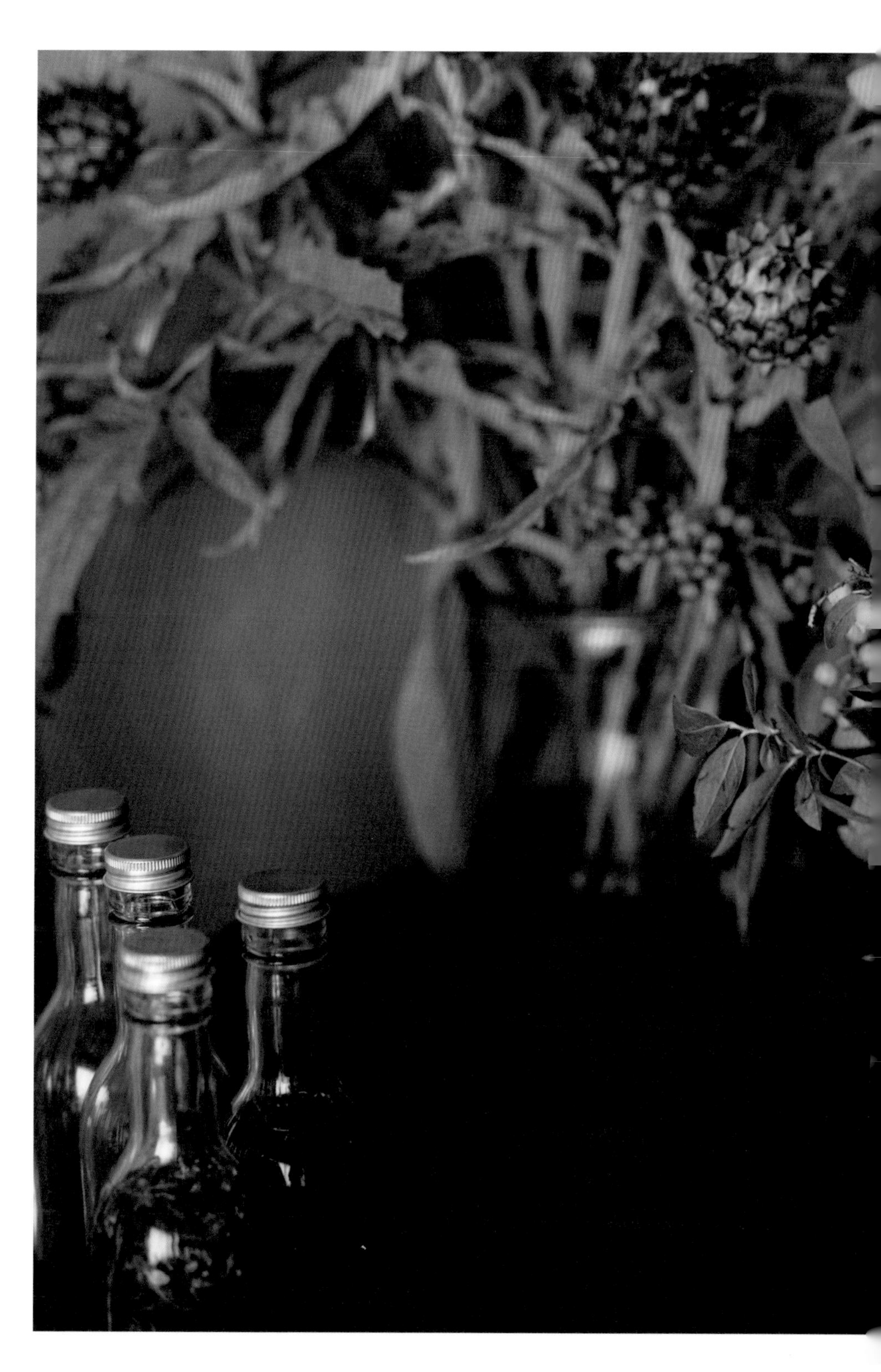

# 植物療法をもっと知るために

ハーブや精油は「選び方や使い方がむずかしそう」と思われがちだけれど、おおまかな基本を知れば初めてでも大丈夫。セルフケアで迷った時は、ここに立ち返ってみて。

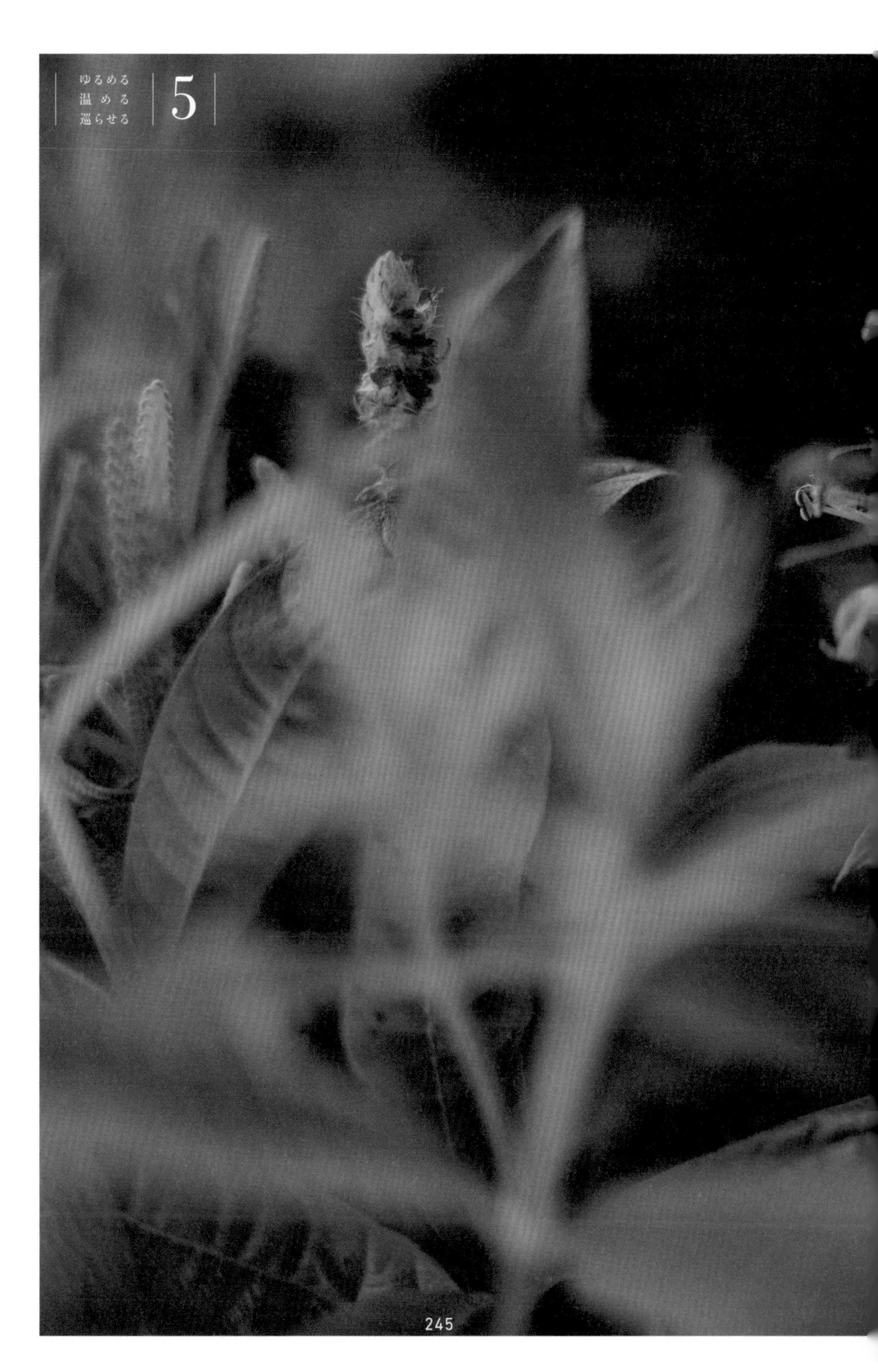

# 植物はなぜ緑の薬になるのか？

植物療法は「世界最古のセラピー」と言われ、はるか昔から心身を整えるために伝承されながら使われてきました。世界中の足元には薬草が生え、全ての場所でそれを人々は役立ててきたのです。

では、なぜ植物はそのような有効成分を含んでいるのでしょう？　たまたまヒトに都合のいい成分が入っていたのでしょうか？　実はそこには理由があります。

植物と私たち動物の大きな一番の違いは「動かない」ということです。動物はエネルギーとなる食べ物を得るため、またはからだに負担になる紫外線や暑さ、寒さから逃れるために移動することができます。しかし植物は一度種が土に根付いたその瞬間から、一生をそこで過ごすことを運命づけられます。

植物と動物は見かけが違うので全く違う生物のように感じますが、実は植物も細胞の塊でできていて、代謝を繰り返し成長をし、生殖をします。それにはエネルギーが必要です。移動しない植物という生命体は、ほかの生物の命を奪わずに太陽の光と二酸化炭素、そして水があればエネルギーを作り出せるよう進化しました。この仕組みが光合成です。

そのため、植物は独立栄養生物と呼ばれ、ほかの生物を食べなければ生きていけない私たち動物のことを従属栄養生物といいます。

植物は光合成の際に空気中の二酸化炭素を吸収し、代わりに新鮮な酸素を供給します。きれいな空気は植物がなければ作られず、植物なしで私たちが生きていくことは不可能なのです。

植物は光合成の時にさまざまな微量成分も作り出します。それが…ビタミンや食物繊維、そしてフィトケミカル成分です。それらは、強い紫外線や菌、ウイルス、昆虫などのいのちを脅かすものから動いて逃げられない植物が、身を守るために自ら生合成している成分。例えば、南国の紫外線の強い土地には高い抗酸化成分を含む植物が自生しており、そこに住む人たちはその植物を内服、外用して紫外線のからだへのダメージを軽減してきました。

このように植物が自分のいのちを守り、維持するために作り出しているさまざまな成分を、生物の仲間として私たちがいただいている、というのが緑の薬の仕組みです。

動くことなく、生きるためにほかの生物を必要とせず、静かに佇む植物が私たちに与えてくれる恩恵は計り知れません。私たちはずっとその恵みを受けながら共に暮らしてきたのです。

## 4つの
## 植物のちから

### 抗酸化

植物が自らの細胞の酸化を防ぐために作り出した高い抗酸化成分で、私たちの細胞の酸化も防ぐことができます。これはアンチエイジングにつながります。

### 自然治癒力を高める

私たちのからだにある正常な状態に戻ろうとするちから（ホメオスタシス＝恒常性の維持）をサポートし、自然治癒力を高めます。

### デトックス

からだの中に溜まった余分な老廃物や有害物質を利尿や排便、発汗などの作用により排出を促します。またビタミンやミネラルを補給して代謝力を高めます。

### 薬理作用

植物自体に含まれるさまざまな作用のある薬のような成分がからだやこころに作用し、影響をもたらします。ほぼ単一成分である医薬品と違い、多成分であることが心身をやさしく最適な状況に調整し、副作用が少ないという特徴を生んでいます。

# ハーブの選び方・保管法

## 保管の仕方

購入したものも自家製のものも、保存方法は同じです。ドライハーブの消費期限は保存状態がよければ、半年〜1年程。熱と光で変質するため、遮光性の高い密閉容器に入れ、湿気のない冷暗所に保管します。茶筒が望ましいですが、日の当たらないところで短期間の保管ならガラス瓶を使用することも。一緒に乾燥剤を入れておくと安心です。

また、ハーブの形状が大きいものの方が保存しやすく、細かくなればなるほど酸化しやすくなります。自宅で作ったものは大きい形のまま保存し、飲む直前に細かくすると味も香りもよくなります。

ブレンドしたものを保管する場合、細かいハーブが下に溜まります。ティーポットに入れる時によく混ぜ、まんべんなく茶葉が入るようにしましょう。

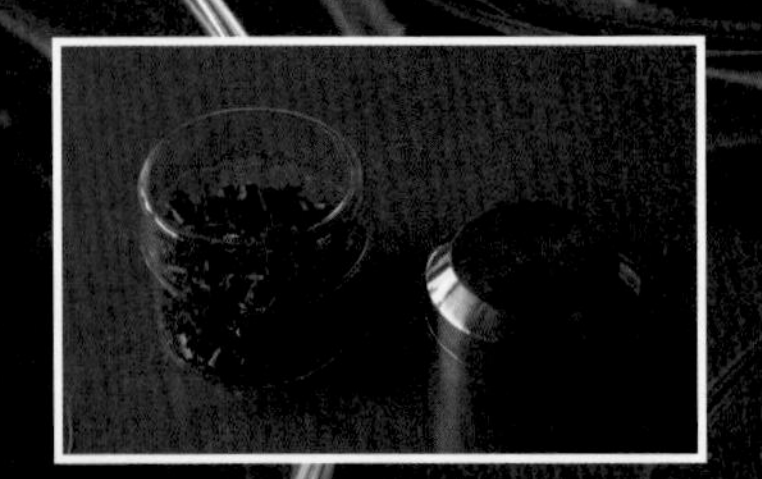

## 選び方

ハーブティーは乾燥しているとはいえ、野菜と同じく自然のものです。時間とともに少しずつ変質しますので、なるべく新鮮なものを飲み切れる分だけ、その都度購入しましょう。新鮮さの基準は「色」「香り」「味」の濃さ。これはこのままフィトケミカル成分がしっかりと含まれている、ということにつながります。保管状態によって、時間とともにこれらがあせていきますので、できるだけ色も香りも味も濃いものを選ぶのがポイントです。

ハーブティーは専門店や農園直営店、ライフスタイルショップやスーパーマーケットなどさまざまな場所で販売されています。自分で選ぶ基準がまだでき上がっていない時は、ハーブの専門ブランドで出しているものを選んだり、ハーブ専門店から購入するといいでしょう。顔の見えるハーブ農家さんから購入するのも安心です。できれば、オーガニックや無農薬、残留農薬をチェックしているものを選びましょう。

## 自宅で栽培する時

自宅の庭やベランダでハーブを栽培してハーブティーとして楽しむ場合、まず園芸用のものとハーブを間違えないことが重要です。例えばセージやラベンダー、ローズマリーなど多数の品種が作られているハーブがたくさんあります。その中には植物療法で使われるハーブと、園芸種があります。種や苗を買うときにわからなかったら「学名」をチェックしましょう。学名は1つの植物に対して、ひとつだけなので、同じ学名であれば大丈夫です。

栽培は地植えの方が育てやすいですが、ベランダなどの場合は鉢植えでも大丈夫です。その際は、土がたくさん入る大きめのコンテナを使用し、水をたっぷりと与え、風通しのいい場所に置きます。収穫時期はハーブによって違いますので、ここでは書ききれませんが、ハーブ栽培の本がたくさん出ていますので、そういうものを参考にしながら育ててみましょう。

収穫したハーブは風通しのいい場所で乾燥させます。直射日光が当たると、色や香りの成分が飛んでしまうので、日陰干しがおすすめです。茎ごと収穫するのものは少しずつ束ねて、高いところに吊るして。大きく束ねると内側がカビやすいので、少しずつ小さな束で乾かすのがコツです。葉や花だけを収穫するときは、平らなザルに広げて乾かします。

でき上がりの目安はカリカリ、パリパリになったらですが、日本の湿気の多い気候だとよく乾かさないとカビが生えることがあります。心配な場合は、家庭用のフードドライヤーなどを併用してもよいでしょう。

# ハーブティーの入れ方

## 基本の入れ方

植物療法としては1年を通じて手に入り、品質も安定しているドライハーブを使うのが定番ですが、フレッシュハーブ特有のさわやかな香りや味をいただける期間は短いもの。旬の時期の特別なものとして楽しみましょう。栽培しやすくフレッシュでもおいしくいただけるハーブはレモングラス、レモンバーム、レモンバーベナ、ペパーミント、スペアミントです。2～3種類混ぜるとよりおいしさが引き立ちます。ずっと浸しておくと苦味が出るハーブもあるので、ティーポットに注いだお湯は最後の1滴まで入れてしまいましょう。2煎目、3煎目も飲めますが有効成分が一番しっかり含まれているのは1煎目です。

※この本で紹介しているレシピは、いずれもティーカップ2杯分(湯の量400ml)です。

## フレッシュハーブ

**[ 作り方 ]**

1. 洗って水気をよく切ったフレッシュハーブをポットに入れます。ハーブの量はドライハーブの時の3~4倍。フレッシュハーブの場合は見た目がポットの中いっぱいになるくらいに入れます。
2. 熱湯( 一人分:約180ml)を注ぎます。
※フレッシュハーブの水分でお湯の温度が下がりやすいので、熱湯を使用するのがコツです。
3. ふたをして、5分程度蒸らします。
4. ティーカップにハーブティーを注げばでき上がり。

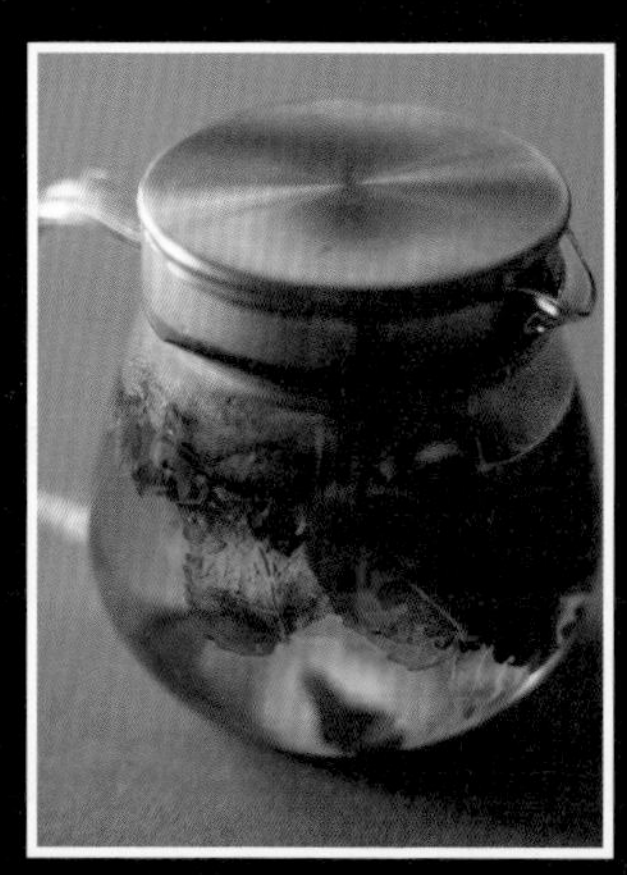

ドライに比べるとフレッシュハーブの方が味が出にくいので、茶葉をたくさん入れることと熱湯を使うのがポイントです。

## ドライハーブ

**[ 作り方 ]**

1. ティーカップ1杯(約180ml)に対しておよそ小さじ1杯(約1g)の茶葉をティーポットに入れます。ただし、細かいハーブと大きめのハーブでは嵩(かさ)が違うため、調整が必要です。細かいものは少なめに、リンデンやマローブルーのような大きいものは多めにしてください(写真下参照)。
2. 熱湯(一人分:約180ml)をゆっくり注ぎます。お湯の温度は必ず高め(約90~100度)にしましょう。その方がハーブの成分をたくさん抽出できます。
3. ふたをして、柔らかい葉や花のハーブは3分、実や根などの固いハーブが入っている場合は5~10分程蒸らします。
※蒸気にもハーブの有効な成分が含まれているので、必ずふたをして逃さないようにします。
4. ティーカップにハーブティーを注げばでき上がり。

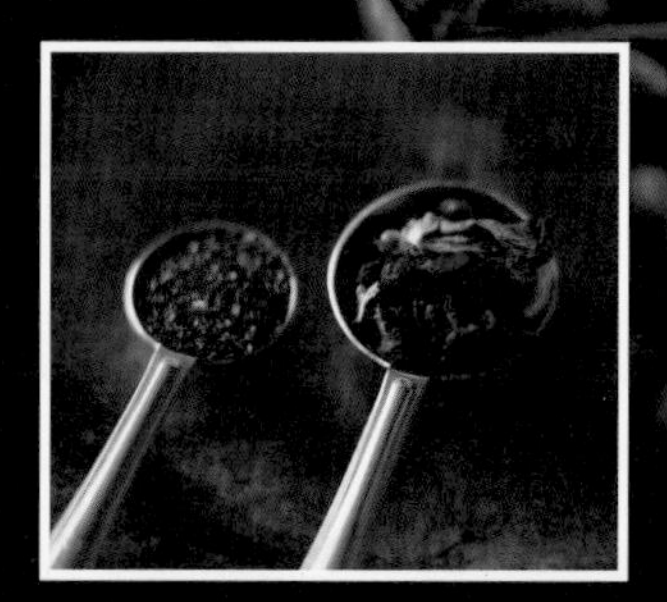

# ハーブティーの飲み方

## ブレンドの組み合わせ

ハーブティーはシングルでもブレンドでもおいしく飲めますが、2種類以上を組み合わせることで味わい深くなり、薬効の相乗効果も期待できます。混ぜてはいけない組み合わせも特にありません。単体で飲んで苦手な味も、ブレンドすることにより飲みやすい味に変えることができます。セラピーとしての心地よさを大切にするためにも、苦手な味のものを我慢して飲むことはおすすめしません。お気に入りのブレンドを見つけましょう。味のグループをおおまかに知っておくと選びやすくなります。

### さわやかな味（シトラス、ミント系）

レモングラス、レモンバーム、レモンバーベナ、ペパーミント、スペアミント

### 酸っぱい味

ローズヒップ、ハイビスカス

### フローラルなハーブらしい味

ジャーマンカモミール、ローズ、オレンジフラワー、エルダーフラワー、リンデン

### 香ばしい味

ダンディライオン、マテ（ロースト）、ルイボス（赤）、ゴボウ、ソバ、黒豆、ハトムギ

### 草っぽい味

ネトル、ラズベリーリーフ、セージ、パッションフラワー、セントジョーンズワート、スギナ、桑（マルベリー）

## 飲み方とタイミング

ハーブティーは1日に3～5回、間を空けて飲むのが効果的です。例えば、3回なら朝昼晩、5回なら朝、午前、昼、午後、寝る前、というように。これは体内にできるだけハーブの有効成分が入っている状態を維持するためです。

とはいえ、ライフスタイルによって飲みやすい時間や飲みづらいタイミングがあるかと思います。その時は無理せず、ご自分のペースで飲んでください。

理想は毎回ゆっくりとティーポットでていねいに入れて飲みたいところですが、そこにこだわることでハーブティーを飲む習慣が遠のいてしまうようであれば、保温ポットやティーパックを使用するのもいい方法です。例えば、日中用のハーブティーをまとめて500mlの水筒に入れて職場に持っていく、市販のお茶パックに1杯分ずつあらかじめ詰めておくなど、無理なく取り入れやすい方法を見つけましょう。

飲むタイミングはその効能に合わせると効果を感じやすくなります。例えば消化を助けるハーブは食前や食後に。元気にしてくれるパワーハーブは朝や日中に。鎮静効果の高いハーブは夕方～夜のリラックスタイムに、というように。目的に合わせたタイミングで飲むことで、1日のコンディションをデザインするような気持ちでいると楽しめるでしょう。

体質改善が目的の場合は、1日に500ml以上のハーブティーを飲むことをおすすめします。

# 精油の選び方・楽しみ方

## 保存方法

遮光瓶に入っていても、直射日光、高温多湿を避け、子どもやペットの手の届かない冷暗所にて保管します。酸素に触れて酸化しないようしっかりとふたを閉めておくことも大切です。また、精油は揮発性が高いので、ふたを空けたままにしておくとどんどん揮発してしまいます。

精油は未開封の状態で製造日よりおよそ1年半、ふたを開けてからは、柑橘系は約半年、そのほかのものは1年程使用できます。

## 選び方

精油(エッセンシャルオイル)を購入する時に、まず一番大切で絶対に守って欲しいのが天然100%の精油を選ぶことです。合成香料やアルコールなどが少しでも混ざっているものはアロマセラピーとしては使えません。なるべく専門店にて購入し、ラベルに学名、産地、抽出法、ロットナンバーが記載されているかを確認しましょう。

また紫外線により品質が劣化しやすいので遮光瓶にて保存されている、1滴ずつ出しやすいようにドロッパー型の中ぶたが付いていることも大切です。

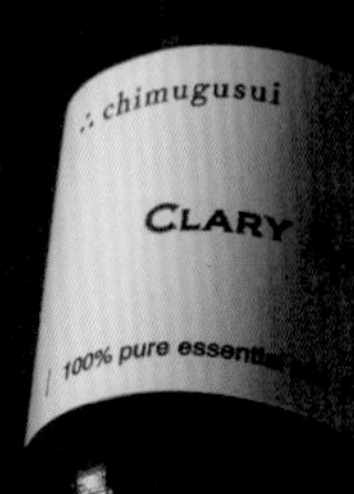

# 楽しみ方

[ スキンケア、ヘアケア ]
化粧水やバーム、美容オイル、ヘアスプレー、ヘアオイルなどを手作りして精油を混ぜることができます。スキンケア・ヘアケア効果はもちろんストレスケアにもなり、お手入れがこころもからだも労わる特別な時間になります。無香料無添加のシャンプーに精油を混ぜるのもおすすめです。

[ 温湿布 ]
洗面器に熱湯を入れ、精油を1、2滴入れます。フェイスタオルを半分に折り、まるめて棒状にし両端を手で持ったまま、真ん中だけ熱湯に浸します。タオルの乾いている両端部分をそれぞれの手で持ってしぼると、アロマ蒸しタオルのでき上がり。
広げて適温にし、首の後ろや肩、目などに当て温めます。腰やおなかに当てるときは、乾いたタオルでくるむと服を濡らすことなく、温かさが持続します。温かい蒸気と精油の香りの相乗効果でとても気持ちのいいケアの方法です。

[ マッサージ ]
植物オイルに精油を混ぜ、マッサージするのもアロマセラピーの有効な方法のひとつです。健康な成人が日常のセルフケアで安全に使える精油の濃度はからだで1%、顔で0.5%。例えば10mlのマッサージオイルを作る時、からだ用は精油2滴、顔用は精油1滴です。

[ 沐浴 ]
入浴時に精油をお風呂に入れる方法と、洗面器を使った手浴、たらいやバケツを使った足浴があります。どれも心地よいと感じる38～41度くらいの湯に、入浴の場合は5～6滴、手浴、足浴の場合は1～2滴精油を入れます。精油は水に溶けないので、よく撹拌させながら入ります。直接肌に触れるのが刺激を感じるようであれば、天然塩やエプソムソルト、少量の植物オイルに混ぜてから湯に入れるとよいでしょう。

[ 冷湿布 ]
温湿布の熱湯を水に変え精油を1、2滴入れます。捻挫や日焼け、軽いやけど、打ち身など炎症が起きていて冷やした方がよい急性の症状の時に使います。

[ 芳香浴 ]
精油の香りを嗅ぐ方法全般を芳香浴と言います。
●芳香器で部屋に拡散する。
●カップに熱いお湯を入れそこにアロマオイルを1~2滴垂らしてデスクに置く。
●ティッシュやハンカチに1滴つけて持ち歩いたり、寝る時に枕元に置いておく。
●アロマスプレーで部屋に香らせる。
などさまざまな方法があります。

[ 吸入法 ]
耐熱の洗面器やボウルなどに熱湯を入れ、精油を1～2滴垂らし呼吸とともに吸い込みます。その時にバスタオルを頭からかぶりテントのように空間を作ると、より成分を取り込みやすくなります。洗面器と顔の距離は蒸気の熱さと精油の香りがちょうど心地よく感じるところを探し、5分くらいを目安に気持ちがいいと思える間吸入します。
※アクセサリーやメガネははずし、精油の揮発成分が刺激しないよう目はつぶってください。
時間や道具がない時はカップに熱湯を入れて精油を1～2滴垂らし、それを鼻の近くに持っていって嗅ぐ、簡易版でも効果があります。

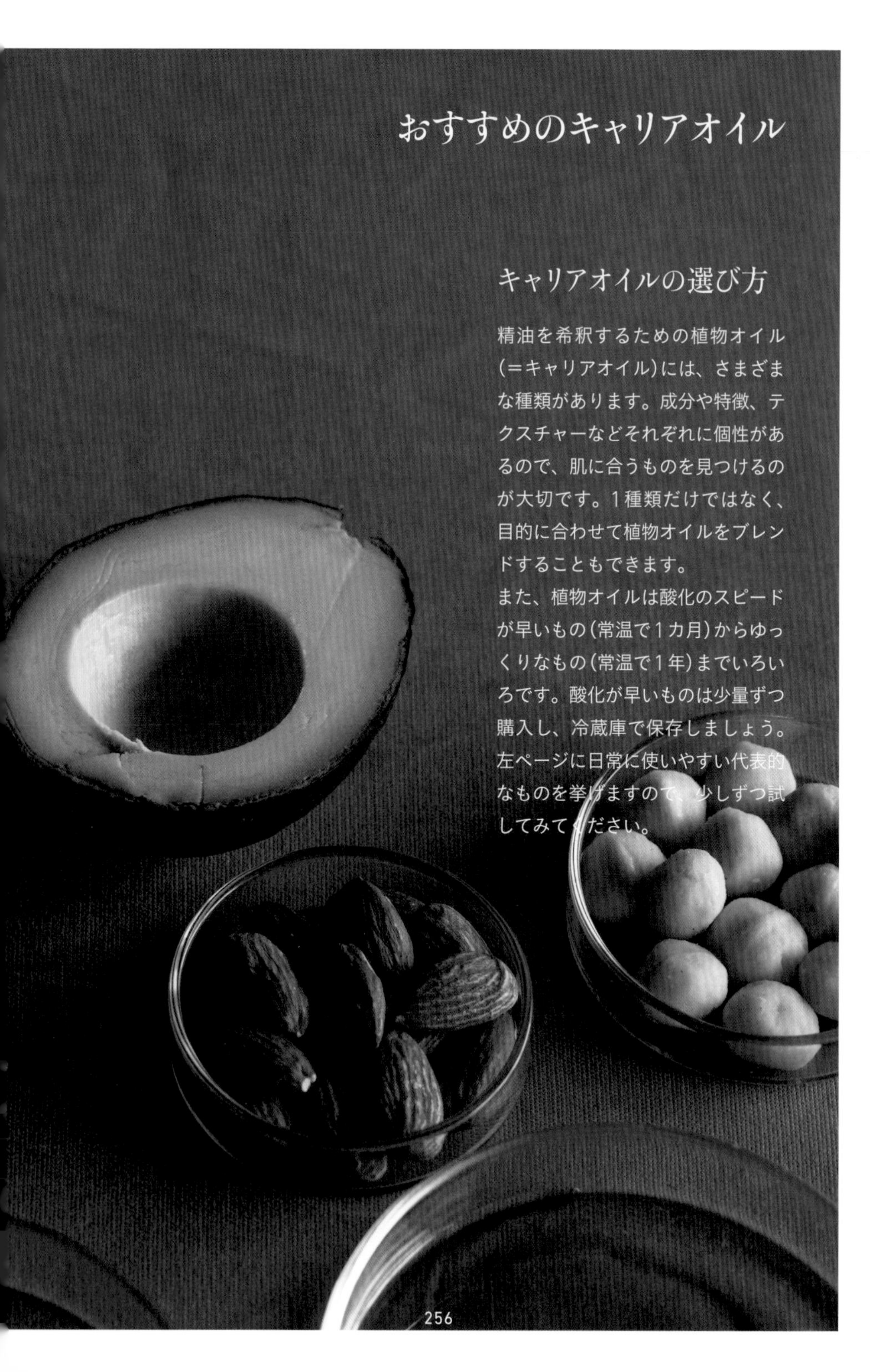

# おすすめのキャリアオイル

## キャリアオイルの選び方

精油を希釈するための植物オイル(＝キャリアオイル)には、さまざまな種類があります。成分や特徴、テクスチャーなどそれぞれに個性があるので、肌に合うものを見つけるのが大切です。１種類だけではなく、目的に合わせて植物オイルをブレンドすることもできます。

また、植物オイルは酸化のスピードが早いもの(常温で1カ月)からゆっくりなもの(常温で1年)までいろいろです。酸化が早いものは少量ずつ購入し、冷蔵庫で保存しましょう。

左ページに日常に使いやすい代表的なものを挙げますので、少しずつ試してみてください。

[ カレンデュラオイル ]
カレンデュラの花びらをオイルに漬け込み、脂溶性の有効成分を抽出したもの。ベースはオーガニックのサンフラワー油が使用されることが多い。炎症やかゆみを抑え、傷や湿疹、乾燥、肌荒れなどを改善します。ガラス瓶にカレンデュラの花びらを入れマカデミアナッツオイルなどを注ぎ、1カ月常温で保存すれば自分でも抽出可能。

[ ローズヒップオイル ]
ハーブティーとしても飲まれるローズヒップの実から得られるオイル。脂溶性のビタミンA、E、カロテノイドなど抗酸化成分をたっぷり含み、美容オイルとして人気があります。αリノレン酸が多いオメガ3系オイルなので酸化には注意。

[ セサミオイル ]
アーユルヴェーダで使用されるゴマの油。リノール酸が多めですがセサミン、セサモール、ビタミンEと、高い抗酸化力のある成分が含まれるので酸化しづらく常温で半年程は持ちます。アンチエイジングや乾燥、肌を丈夫にしたい時に。

[ ライスオイル ]
玄米の米ぬかから作られるオイル。γオリザノールという抗酸化成分が皮膚の乾燥や肌荒れ、筋肉痛に効果を発揮。化粧品などにも配合されています。さらりとして癖がなく使いやすいですが、多少酸化が早いので3カ月くらいを目安に使い切ってください。

[ 月見草オイル ]
γリノレン酸が多く、PMSや生理痛、更年期の不調をやわらげる作用のあるオイル。婦人科系にいい精油をブレンドしておなかまわりをマッサージするとよいでしょう。乾癬(かんせん)、湿疹、傷の治癒にも。オメガ3系で酸化が早いので少量ずつ購入して早めに使い切ってください。

[ アボカドオイル ]
アボカドの栄養素がたっぷりのオイル。保湿力にすぐれ、乾燥肌や疲れた肌に最適です。こっくりとしたテクスチャーなので、ホホバオイルやセサミオイルなどのさらりとしたものに10〜20％混ぜると使いやすいです。

[ マカデミアナッツオイル ]
年齢とともに減ってしまうパルミトレイン酸を含むアンチエイジングオイル。保湿しながら新しい細胞の成長を促進。比較的酸化しづらいオイルなのでバームなどの加熱が必要な手作りコスメにも向いています。

[ ホホバオイル ]
ホホバの実から抽出され、オイルと呼ばれますが実は成分のほとんどがワックス。皮膚にやさしくなじみ、すべての肌タイプの人に使用できると言われています。とても酸化しづらく常温で1年は保管できますが、低温で固まってしまう性質があるので冬などは湯せんにかけて溶かす必要が。さらりとして使いやすく、スキンケア効果も高いオイル。

## 【精油の注意事項】

### 1 原液を使用しない

天然100%、オーガニックだとしても原則は直接肌につけるのはやめましょう。目に入らないようにし、万が一原液がついたり目に入ったらすぐ洗い流してください。これは品質の善し悪しの問題ではなく、精油は大量のハーブから抽出した、とても高濃度な液体なので、肌に刺激が起きたり、毛細血管から運ばれ体内に入った後に肝臓を通して解毒される時にからだの負担になり得るからです。例外としてラベンダーとティーツリーのみ、ほんの少量でしたら局所使いで原液で使用する時があります。

### 2 飲用しない

精油は内服せず、外用でのみ使用します。ヨーロッパでは内服することがありますが、特別な訓練を受けた医師や薬剤師の指導のもとに行われます。日本でのセルフケアの内服は危険を伴いますので、必ず外用のみとしましょう。

### 3 光感作に注意

柑橘系の皮から圧搾法で抽出したアロマオイルや一部のそれ以外のオイルには、太陽の光に当たるとシミや皮膚刺激の原因となる成分が含まれています。以下に主なものを挙げますので、肌に使用した時には紫外線に当たらないようにしましょう。

アンジェリカルート、オレンジビター、グレープフルーツ、ベルガモット、マンダリン、ライム、レモンなど

### 4 長期使用に注意

長期間に渡り同じ種類のアロマオイルを使用し続けると、ある日突然アレルギーになったり、皮膚刺激を起こしたりする場合があります。2週間使ったら3日休む。同じ目的の別のオイルにする（例：リラックスのためにラベンダーを使用→ゼラニウムやスイートオレンジと交代）、1回の量を少なくするためになるべく数種類をブレンドする、など工夫して同じものばかり使い過ぎないようにしましょう。

### 5 妊娠、授乳中

特に妊娠初期は香りに敏感になるので無理な使用は控え、気持ちよく使える時期が来たら使用しましょう。また妊娠、授乳中は普段の半分の濃度に抑えます。

〈妊娠初期から使える精油〉
スイートオレンジ、グレープフルーツ、ティーツリー、ネロリ、フランキンセンス、ローズウッド

〈妊娠6カ月から使える精油〉
ラベンダー、ローマンカモミール、ジャーマンカモミール、ユーカリ、サンダルウッド

### 6 子どもとお年寄り

基本的には生後1年まではアロマオイルは使わず、ハーブティーや芳香蒸留水で代用します。

子どもでも比較的安心して使えるアロマ

オイルはラベンダー、ティーツリー、オレンジスイート、ローマンカモミール、レモンマートルなどです。1歳からは大人の¼濃度（0・25％）に薄めて、3～10歳は½濃度（0・5％）で。11歳からでもからだの大きさや体調などを見て薄めに、必要な時のみ使いましょう。

からだの機能が弱まってくるお年寄りにも、赤ちゃんや子どもと同じく濃度を半分以下にします。またアロマオイルの香りに慣れない人もいるので、ご本人の意思を尊重し、無理には使用しないようにします。

### 7 肌につける場合

感染症や熱のある時、けがをしている時はマッサージには使用できません。皮膚疾患のある時は慎重にし、少しでも刺激や違和感がある時は中止して下さい。あらかじめパッチテストをすると安心です。マッサージ前後にアルコールの飲用はしないようにしてください。

## 【ハーブの注意事項】

妊娠中に避けた方がいいハーブは以下の通りです。毎日飲む、大量に飲むのは避けましょう（時々ハーブティーとして飲む、たまに少量お料理に使う程度でしたら影響はありません）。

- セージ
- タイム
- バジル
- フェンネル
- ローズマリー
- シナモン
- エキナセア
- クローブ
- ジュニパーベリー
- セントジョンズワート
- ヒソップ
- ヤロウ
- ヨモギ（マグワート）
- 桑（マルベリー）
- チェストベリー
- アンジェリカ
- ラズベリーリーフ（臨月からは可）

### 〈妊娠中のおすすめハーブ〉

- ペパーミント（つわり中）
- ハイビスカス
- ローズヒップ
- エルダーフラワー
- リンデン
- レモンバーベナ
- ダンディライオン
- ルイボス
- ネトル（少量）
- ラズベリーリーフ（臨月から）

# おわりに

この本に出会ってくださり、ありがとうございました。

からだやこころ、自然、無意識という、本来言葉ではないもので成り立っている世界を言語化するのは思った以上の大仕事で、深い海の底に潜って彷徨っては水面に浮かんで息継ぎをしながら形にし、またひとり深く潜りに行く…という繰り返しのような作業でした。

もちろん海底にはいままで培われた伝統療法や代替療法、生理学の叡智の数々があり、その知恵や恩恵に大きな尊敬の念を覚えながらの執筆の日々でした。

初めての書籍出版に声をかけてくださったエクスナレッジの別府美絹さんには、産みの苦しみにあえぐ私を励まし、始めの一歩からゴールまで素敵な本になる道筋を船長のように導いてくださり、心から感謝の言葉しかありません。

呼吸が深くなるような素晴らしい写真を撮ってくださったカメラマンの松村隆史さん、初心者の私の文章をプロの手できれいにまとめてくださった編集者の名嘉あゆみさん、内面の美しさが滲むような佇まいをみせてくださったモデルの後閑麻里奈さんにも、心より御礼申し上げます。

また、ヨガの監修を快諾してくださったヨガラシャ浜松のサリ先生、第五章の壮大なテーマに助言、考察をくださったボディサイコセラピスト、心理療法家の贄川治樹先生なくしては、この本は完成しませんでした。ご縁に心から感謝いたします。

執筆の間は、家族とスタッフが家庭と仕事を支え応援してくれ、本当に幸せ者だと思っています。ありがとうございます。

そして常滑、広島、岡崎、静岡、川崎など、全国各地で講座を開催してくださった主催者の方々、何より10年の間にチムグスイの植物療法講座に学びに来てくださった大勢の生徒さんたちがいなければこの本は生まれ得ませんでした。

私の名前で出させていただいていますが、これまでの皆さんとの体験の積み重ねがこの一冊に詰まっています。本当におひとりおひとり全員に感謝の気持ちでいっぱいです。

たくさんの方々と培った学びが、ひとりでも多くの方のお役に立てることを祈っています。

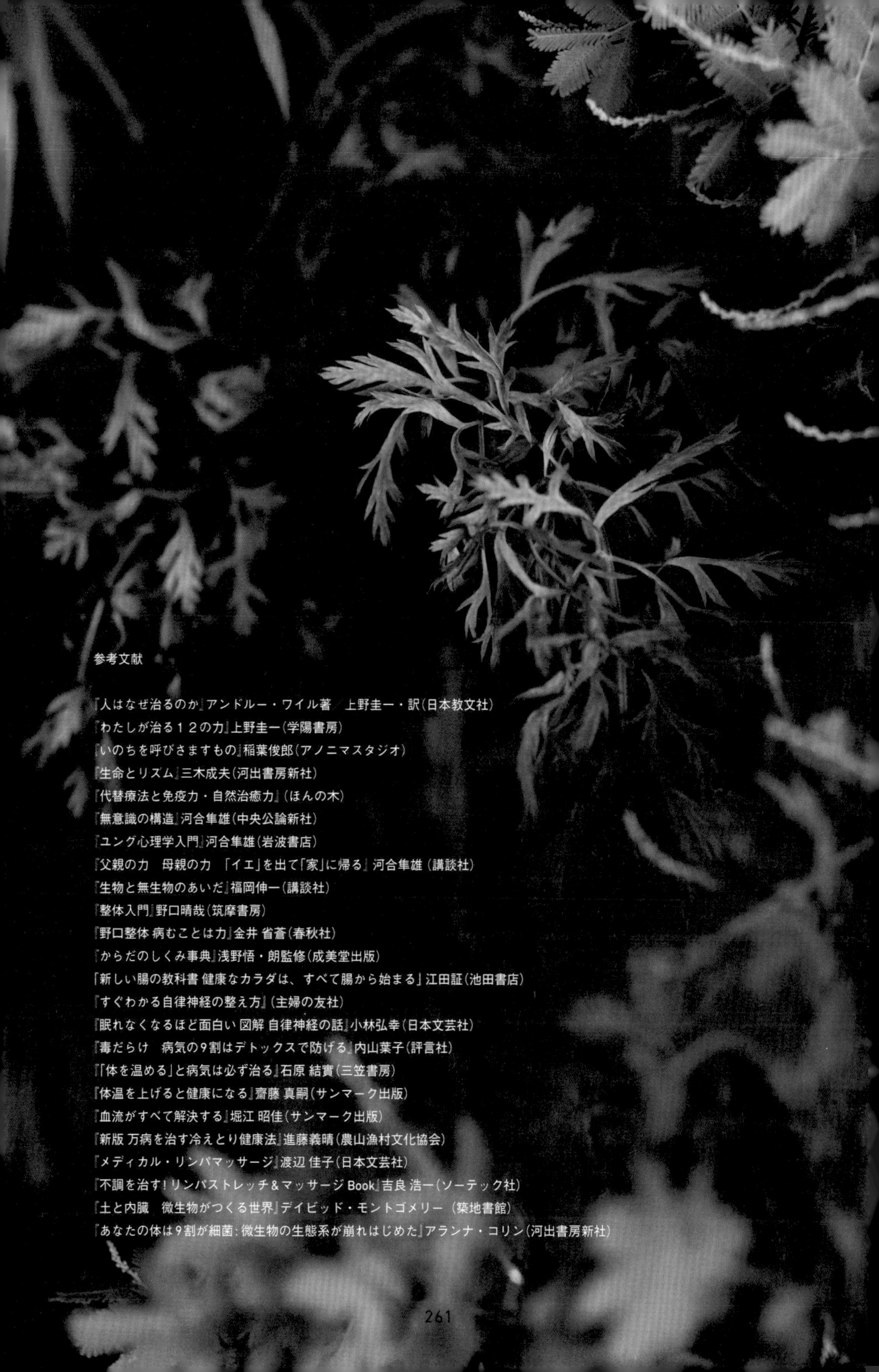

参考文献

『人はなぜ治るのか』アンドルー・ワイル著　上野圭一・訳（日本教文社）
『わたしが治る１２の力』上野圭一（学陽書房）
『いのちを呼びさますもの』稲葉俊郎（アノニマスタジオ）
『生命とリズム』三木成夫（河出書房新社）
『代替療法と免疫力・自然治癒力』（ほんの木）
『無意識の構造』河合隼雄（中央公論新社）
『ユング心理学入門』河合隼雄（岩波書店）
『父親の力　母親の力　「イエ」を出て「家」に帰る』河合隼雄（講談社）
『生物と無生物のあいだ』福岡伸一（講談社）
『整体入門』野口晴哉（筑摩書房）
『野口整体 病むことは力』金井 省蒼（春秋社）
『からだのしくみ事典』浅野悟・朗監修（成美堂出版）
「新しい腸の教科書 健康なカラダは、すべて腸から始まる」江田証（池田書店）
『すぐわかる自律神経の整え方』（主婦の友社）
『眠れなくなるほど面白い 図解 自律神経の話』小林弘幸（日本文芸社）
『毒だらけ　病気の9割はデトックスで防げる』内山葉子（評言社）
『「体を温める」と病気は必ず治る』石原 結實（三笠書房）
『体温を上げると健康になる』齋藤 真嗣（サンマーク出版）
『血流がすべて解決する』堀江 昭佳（サンマーク出版）
『新版 万病を治す冷えとり健康法』進藤義晴（農山漁村文化協会）
『メディカル・リンパマッサージ』渡辺 佳子（日本文芸社）
『不調を治す！リンパストレッチ＆マッサージ Book』吉良 浩一（ソーテック社）
『土と内臓　微生物がつくる世界』デイビッド・モントゴメリー（築地書館）
『あなたの体は9割が細菌：微生物の生態系が崩れはじめた』アランナ・コリン（河出書房新社）

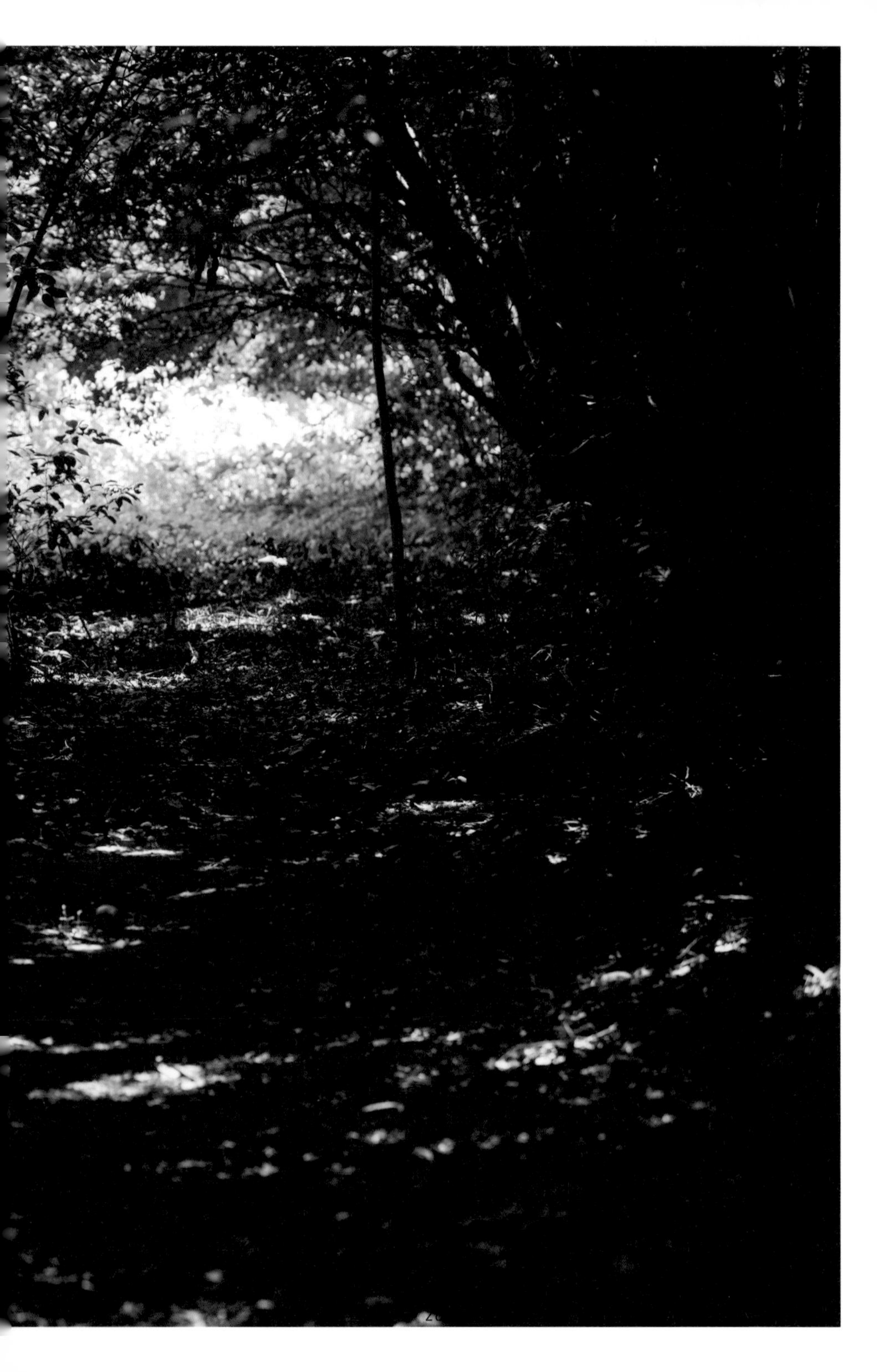

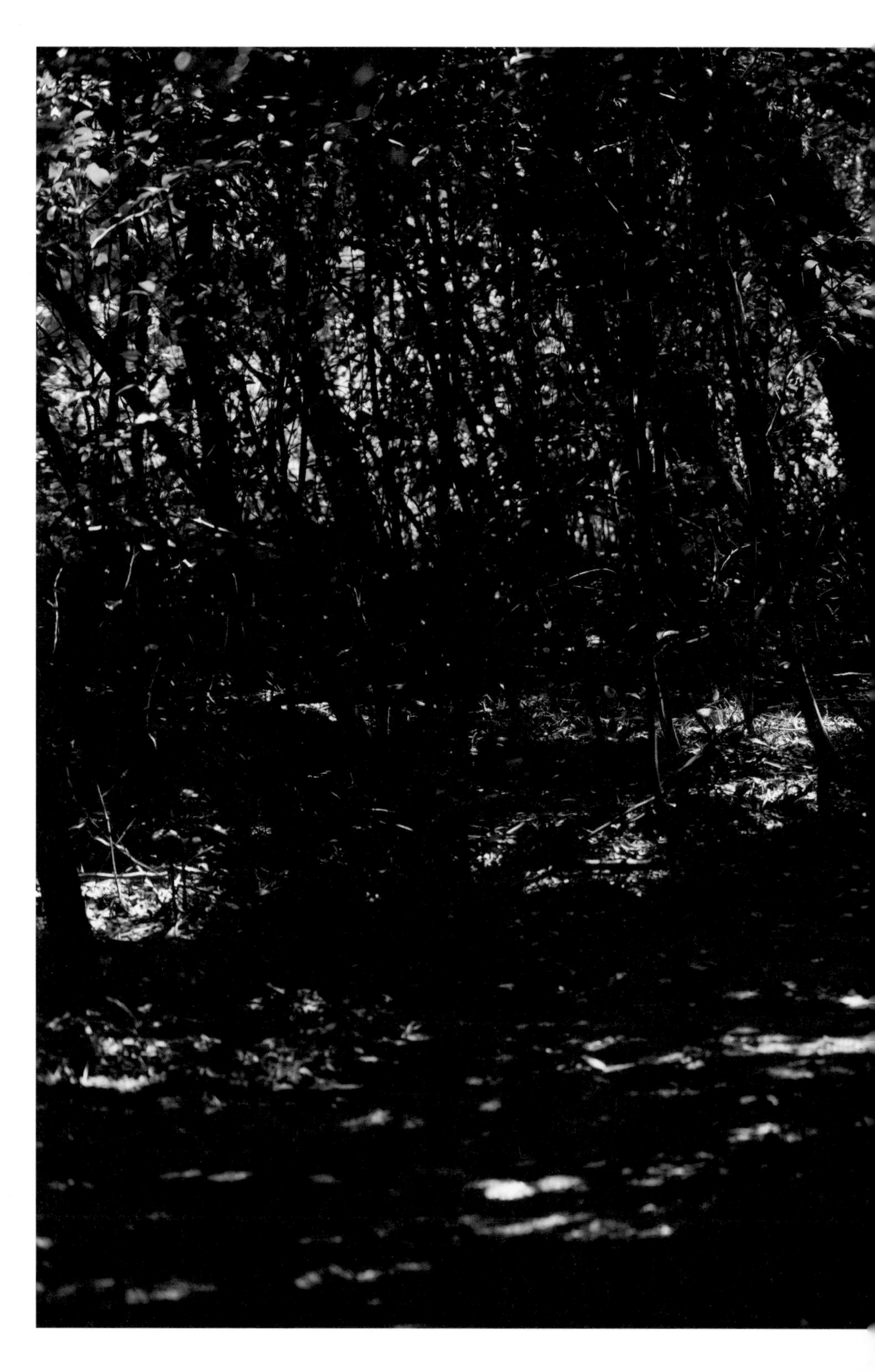

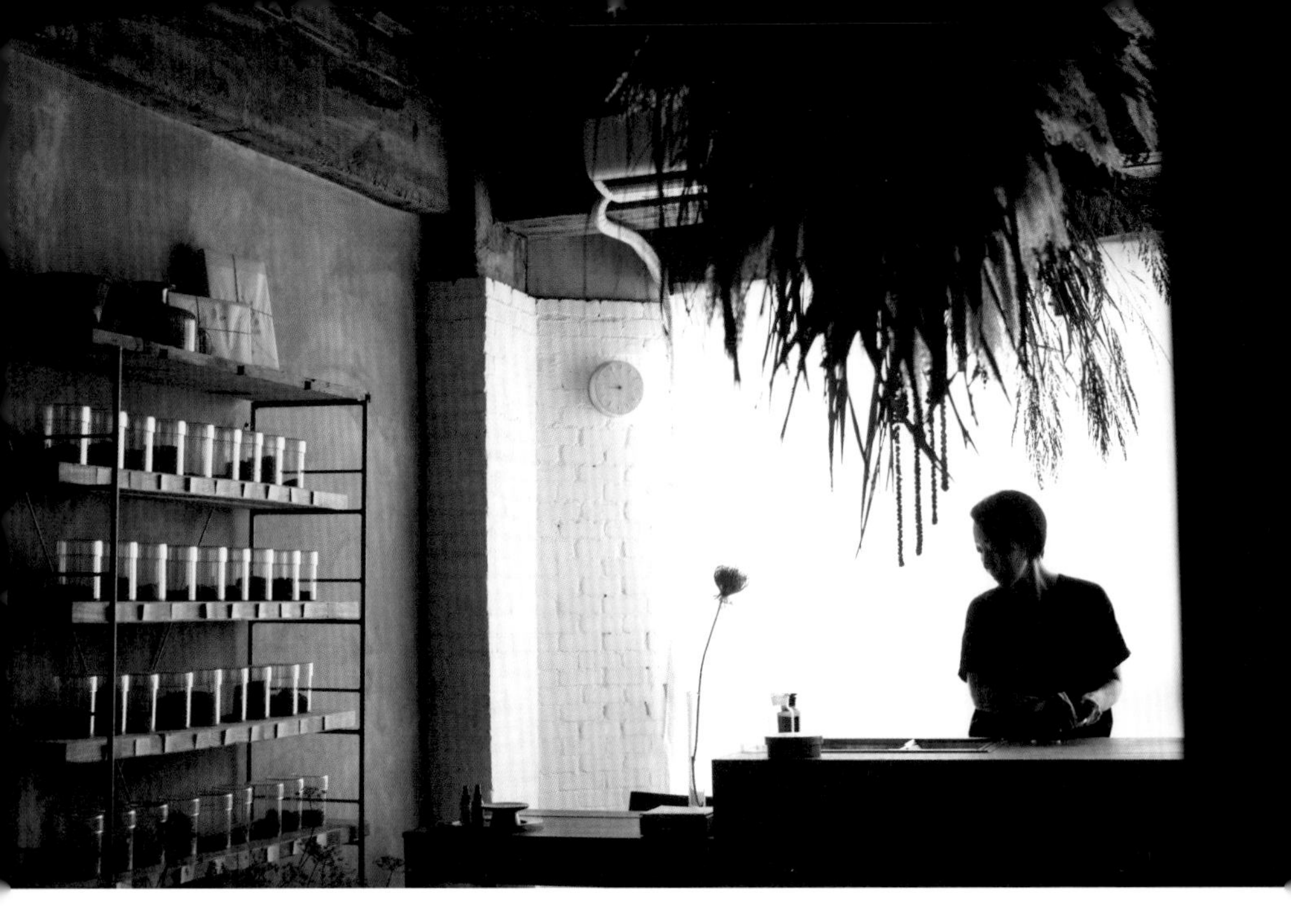

ゆるめる・温める・巡らせる

2020年12月 7 日　初版第一刷発行
2022年 2 月10日　　　第六刷発行

著　者　鈴木七重
発行者　澤井聖一
発行所　株式会社エクスナレッジ
〒106-0032
東京都港区六本木7-2-26
https://www.xknowledge.co.jp/

問い合わせ先

編　集　TEL 03-3403-6796
FAX 03-3403-1345
info@xknowledge.co.jp
販　売　TEL 03-3403-1321
FAX 03-3403-1829



**鈴木七重**
（すずき・ななえ）

静岡県浜松市出身。自身のアレルギー体質改善の為にハーブやアロマセラピーを用いた植物療法に出会い20年以上に渡り実践。生活をシンプルにし植物の力を取り入れるうちに、こころとからだが調和していく体験から本格的に植物療法を学ぶ。2009年より講座を開始。2013年より『チムグスイ』をスタート。のべ3000人以上の人に、植物療法を教えている。

『チムグスイ』とは沖縄の言葉で
『魂』の『くすり』の意。
https://chimugusui.com/

P.88 〜 95、P.150 〜 153
監修／鈴木里枝（ヨガシャラ浜松）

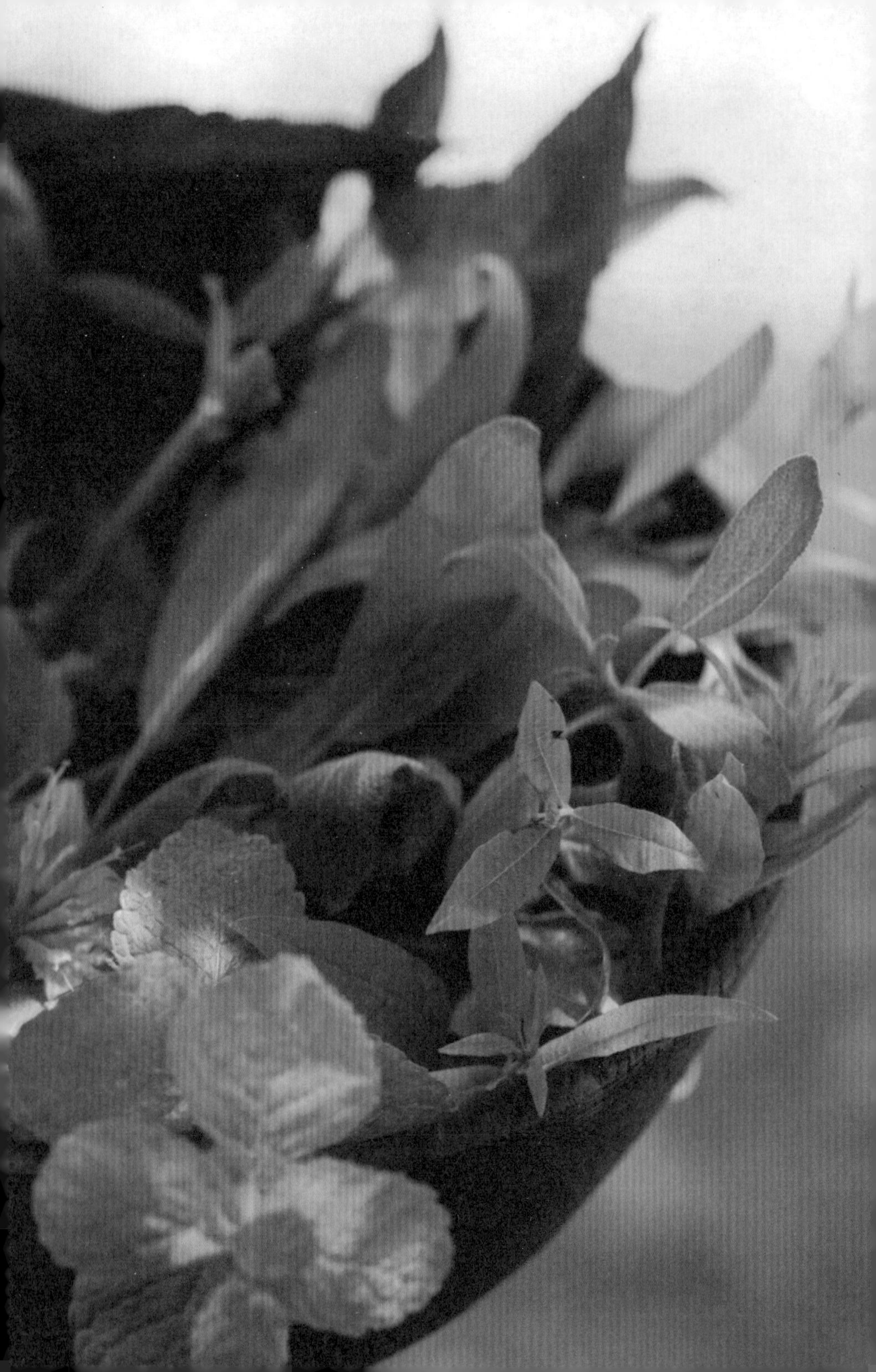